刘 磊 主审

常见传染病
消毒隔离
实用工作手册

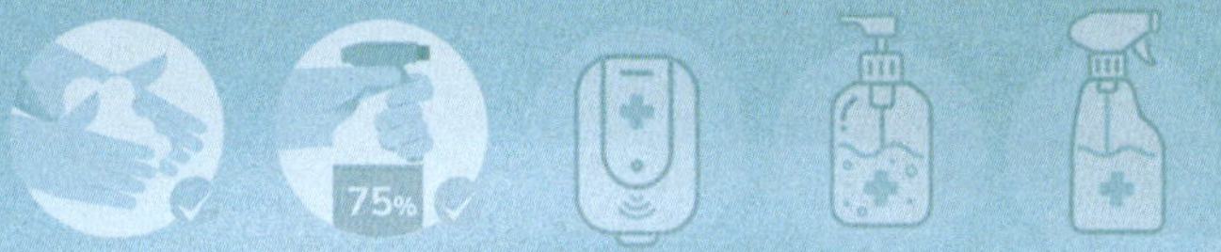

谢 懿 杨雨竹 / 主编

海南出版社
· 海口 ·

图书在版编目（CIP）数据

常见传染病消毒隔离实用工作手册 / 谢懿，杨雨竹主编. -- 海口 : 海南出版社，2023.11（2025.4重印）.
ISBN 978-7-5730-1388-0

Ⅰ. ①常… Ⅱ. ①谢… ②杨… Ⅲ. ①传染病–消毒–手册②传染病–隔离（防疫）–手册 Ⅳ. ①R187-62 ②R184.6-62

中国国家版本馆CIP数据核字（2023）第220173号

常见传染病消毒隔离实用工作手册

CHANGJIAN CHUANRANBING XIAODU GELI SHIYONG GONGZUO SHOUCE

主　　审：刘　磊
主　　编：谢　懿　杨雨竹
策划编辑：吴　键
责任编辑：许　颖　杨　帆
封面设计：颜晓彦
出版发行：海南出版社
地　　址：海南省海口市金盘开发区建设三横路2号
电　　话：（0898）66822109
印刷装订：北京兰星球彩色印刷有限公司
开　　本：787 mm × 1 092 mm　1/16
印　　张：18.25
字　　数：320千字
版　　次：2023年11月第1版
印　　次：2025年4月第2次印刷
书　　号：ISBN 978-7-5730-1388-0
定　　价：86.80元

《常见传染病消毒隔离实用工作手册》

编委会

主　审：刘　磊

主　编：谢　懿　杨雨竹

副主编：庄晋峰　郭竹英　毕晓媛

编　委：（以姓氏笔画为序）

李铭舜　张玄玲　赵　强　钟培玲

黄梅玲　蒋东贤　蓝志明

前 言

近年来，新发或再发重大传染病公共卫生事件此起彼伏，其中不乏像2003年的严重急性呼吸综合征、2014年的西非埃博拉出血热、2015年的中东呼吸综合征、2020年伊始席卷全球的新型冠状病毒感染，这些传染病对全球公共卫生健康和医院感染防控产生重大威胁。与此同时，一些既往已得到基本控制的传染病，如鼠疫、猴痘等也在卷土重来，传染病始终是人类面临的严峻挑战。如何有效地遏制或预防传染病，降低患者病死率，是传染病防控的重要举措，更是临床救治中亟待解决的关键问题。医疗机构作为传染病患者诊治的重要场所，如何避免成为传染病疫情扩散的“放大器”，也是当前面临的一个重要课题。

随着传染病的发现和流行，医院感染已成为现代医院管理的重点和难点之一。消毒隔离在预防和控制医院感染中具有特别重要的作用。匈牙利医生塞梅尔魏斯·伊格纳兹·菲利普是提倡手卫生的先驱者，1847年，他提出产科医生接生和检查患者前必须用漂白粉溶液消毒双手，这一措施使诊所第一病区的患者死亡率从18.27%下降到1.27%。约瑟夫·李斯特发明了外科消毒法，要求医生术前洗手，手术工具高温消毒，患者伤口消毒和绑绷带，等等。这一方法挽救了无数外科手术患者和产妇的生命，他也因此被称为“外科消毒之父”。伊本·西那提出建立一种对患者进行四十天隔离的体系，这种体系成了现代隔离检疫的基础，对防止疾病传播极为有效。由于我国医院感染研究工作起步较晚，医院消毒隔离知识普及不够，人们对消毒隔离的认识仍存在较多误区，包括对室外空气进行大规模消毒，用消毒剂直接对人喷洒，等等。医院管理人员和一线工作人员亟需实用性高、可操作性强的消毒隔离技术指导用书。

本书主要面向医院管理者、一线医务人员及保洁人员等，内容包括传染病概述、手卫生、各种防护用品选用与穿脱等。本书图文并茂，简洁明了，涵盖了医院感染与控制的基本消毒隔离技术知识。

虽然编者在本书的编写过程中查询了许多相关文献资料，也尽可能地引用和参考了最新的疾病指南、法律法规等文件，力求科学、实用，但是，随着时间的推移，有些文献资料和法律法规、疾病指南等文件可能已经发生了修改或更新，因此，我们提醒读者在阅读本书的过程中，不应单纯地依赖本书中所引用的相关文件，而应随时查阅最新的官方版本。同时，由于编写时间仓促，编者水平有限，错漏之处在所难免，这里也恳请广大读者批评指正。

最后，向致力于本书编撰、审核的所有编者和专家致以衷心的感谢，同时也向本书的出版社表达衷心的感谢。

目录 | CONTENTS

第一章　传染病概述

传染病（communicable diseases）是指由病原微生物，如朊粒（prion）、病毒（virus）、衣原体（chlamydia）、立克次体（rickettsia）、支原体（mycoplasma）、细菌（bacteria）、真菌（fungus）、螺旋体（spiral collecting organ）和寄生虫［parasite，如原虫（protozoa）、蠕虫（helminth）、医学节肢动物（medical arthropod）］感染人体后产生的有传染性、在一定条件下可造成流行的疾病。感染性疾病（infectious diseases）是指由病原体感染所致的疾病，包括传染性和非传染性感染性疾病。

第一节　分类

2020年10月2日，中华人民共和国国家卫生健康委员会（简称国家卫健委）法规司发布新修订版《中华人民共和国传染病防治法》（修订草案征求意见稿）。其中关于传染病的分类，分为甲类、乙类和丙类，共40种，其中甲类传染病2种，乙类传染病27种，丙类传染病11种。根据《中华人民共和国传染病防治法》相关规定，自2023年9月20日起将猴痘纳入乙类传染病进行管理，采取乙类传染病的预防、控制措施，乙类传染病增至28种。

一　甲类传染病

对人体健康和生命安全危害特别严重，可能造成重大经济损失和社会影响，需要采取强制管理、强制隔离治疗、强制卫生检疫措施，控制疫情蔓延的传染病，包括鼠疫、霍乱。

二 乙类传染病

对人体健康和生命安全危害严重，可能造成较大经济损失和社会影响，需要严格管理，落实各项防控措施，降低发病率，减少危害的传染病，包括严重急性呼吸综合征（曾称：传染性非典型肺炎）、艾滋病、病毒性肝炎、脊髓灰质炎、人感染高致病性禽流感、麻疹、流行性出血热、狂犬病、流行性乙型脑炎、登革热、炭疽、细菌性和阿米巴性痢疾、肺结核、伤寒和副伤寒、流行性脑脊髓膜炎、百日咳、白喉、新生儿破伤风、猩红热、布鲁氏菌病、淋病、梅毒、钩端螺旋体病、血吸虫病、疟疾、人感染H7N9禽流感、新型冠状病毒感染（曾称：新型冠状病毒肺炎）。

乙类传染病中的严重急性呼吸综合征、炭疽中的肺炭疽，采取的是甲类传染病的预防、控制措施。

三 丙类传染病

常见多发、对人体健康和生命安全造成危害，可能造成一定程度的经济损失和社会影响，需要监测管理，关注流行趋势，控制暴发流行的传染病，包括流行性感冒、流行性腮腺炎、风疹、急性出血性结膜炎、麻风病、流行性和地方性斑疹伤寒、黑热病、包虫病、丝虫病，除霍乱、细菌性和阿米巴性痢疾、伤寒和副伤寒以外的感染性腹泻病、手足口病。

第二节　传染病的流行过程

传染病的流行过程就是传染病在人群中发生、发展和转归的过程。传染病的流行需要有三个基本条件，也称为三个基本环节，包括传染源、传播途径和人群易感性。这三个环节必须同时存在，切断任何一个环节，流行即可终止。流行过程本身又受自然因素、社会因素和人为因素的影响。

一 流行的基本条件

（一）传染源

传染源（source of infection）是指体内有病原体寄居、生长、繁殖并能将病原体排出体外的人或动物。传染源包括下列四个方面：

1. 患者。患者通过咳嗽、呕吐、腹泻等方式播散病原体，是大多数传染病重要的传染源。不同病期的患者传染强度可有不同，一般情况下，发病早期的患者传染性最强。慢性传染病患者可长期排出病原体，可成为长期传染源。

2. 隐性感染者。某些传染病患者，如流行性脑脊髓膜炎、脊髓灰质炎等的隐性感染者在病原体被清除前是重要的传染源。

3. 病原携带者。指无明显临床症状而长期排出病原体的人。在某些传染病中，如伤寒、细菌性痢疾，病原携带者具有重要的流行病学意义。

4. 受感染的动物。某些动物间的传染病，如狂犬病、鼠疫等，也可传给人类，引起严重疾病，以啮齿动物最为常见，其次是家畜、家禽。这些以动物为传染源传播的疾病，称为动物源性传染病。有些是动物自身的疾病，如鼠疫、狂犬病、布鲁氏菌病等；有些动物自身不发病，表现为病原携带状态，如地方性斑疹伤寒、恙虫病、流行性乙型脑炎等。以野生动物为传染源传播的疾病，称为自然疫源性疾病，如鼠疫、钩端螺旋体病、肾综合征出血热、森林脑炎等。由于动物源性传染病受地理、气候等自然因素的影响较大，因此常存在于一些特定的地区，并具有严格的季节性。

（二）传播途径

病原体离开传染源后，传播到达另一个易感者的途径称为传播途径（route of transmission）。一种传染病可以通过多种传播途径传播。

1. 空气传播：带有病原微生物的微粒子（≤5μm）通过空气流动导致的疾病传播。

2. 飞沫传播：带有病原微生物的飞沫核（>5μm）在空气中短距离（1m内）移动到易感者的口、鼻、眼角膜或眼结膜等导致的疾病传播。

3. 接触传播：病原体通过手、媒介物直接或间接接触导致的传播。易感者与被病原体污染的水或土壤接触时可被感染，如钩端螺旋体病、血吸虫病和钩虫病等。日常生活的密切接触也有可能被感染，如麻疹、白喉、流行性感冒等。不洁性行为（包括同性恋、多个性伴侣的异性恋及商业性行为）可传播人类免疫缺陷病毒（human immunodeficiency virus，HIV）、乙型肝炎病毒（hepatitis B virus，HBV）、丙型肝炎病毒（hepatitis C virus，HCV）、梅毒螺旋体、淋病奈瑟球菌等。

4. 虫媒传播：被病原体感染的吸血节肢动物，如按蚊、人虱、鼠蚤、白蛉、硬蜱和恙螨等，可在叮咬时把病原体传给易感者，引起疟疾、流行性斑疹伤寒、地方性斑疹伤寒、黑热病、莱姆病和恙虫病等。根据节肢动物的生活习性，传播往往有严格的季节性，有些还与感染者的职业及地区相关。

（三）人群易感性

对某种传染病缺乏特异性免疫力的人称为易感者（susceptible person），易感者在某一特定人群中的比例决定该人群的易感性（susceptibility）。当易感者在某一特定人群中的比例达到一定水平，且又有某种传染病的传染源和合适的传播途径时，则很容易发生该传染病的流行。某些感染后免疫力很巩固的传染病（如麻疹、水痘、乙型脑炎），经过一次流行之后，需待几年当易感者比例再次上升至一定水平时，才会发生另一次流行，这种现象被称为传染病流行的周期性（periodicity）。在普遍推行人工主动免疫的情况下，可把某种传染病的易感者水平始终保持在很低的状态，从而阻止这种传染病流行周期性的发生。

二 影响流行过程的因素

（一）自然因素

自然环境中的各种因素，包括地理、气候和生态等，对传染病流行过程的发生和发展都有重要影响。寄生虫病和由虫媒传播的传染病对自然条件的依赖性尤为明显。传染病的地区性和季节性与自然因素（natural factors）关系密切，如我国北方有黑热病地方性流行区，南方有血吸虫病地方性流行区，疟疾、乙型脑炎在夏秋季的发病率较高，等等。这些都与自然因素有关。自然因素可直接影响病原体在自然环境中的生存能力，如钩虫病少见于干旱地区。自然因素也可通过降低机体的非特异性免疫力来促进传染病流行过程的发展，如寒冷会减弱人体呼吸道抵抗力，炎热会减少人体胃酸的分泌。某些自然生态环境也为传染病在野生动物之间的传播创造了良好条件，如人类进入鼠疫、恙虫病和钩端螺旋体病等流行地区时也可被感染，这些传染病被称为自然疫源性疾病或人兽共患病（zoonosis）。

（二）社会因素

社会因素（social factors）包括社会制度、经济状况、生活条件和文化水平等，对传染病流行过程有重大影响。中华人民共和国成立后，我国人民的生活水平、文化水平不断提高。计划免疫的实施，使许多传染病的发病率明显下降，有些传染病甚至接近被消灭。改革开放后，我国实施市场化经济政策，国民经济水平日益提高，但因人口流动、生活方式改变、饮食习惯的变化和环境污染等，也使某些传染病的发病率升高，如结核病、艾滋病、肺吸虫病和疟疾等。这应引起我们的重视。

（三）人为因素

人类自身不文明、不科学的行为和生活习惯，也有可能造成传染病的发生与传播，这些行为和习惯往往出现在旅游、打猎、集会、日常生活、豢养动物等过程中。因此，对个人的防病教育、卫生防范教育、居家卫生教育、自身健康教育就显得尤其重要。

第三节 传染病的基本特征

传染病与其他疾病的主要区别在于其具有以下四个基本特征。对这些基本特征不能孤立地看而应综合地考虑。

一 病原体

每种传染病都是由特异性病原体（pathogen）引起的。病原体可以是微生物，也可以是某些寄生虫。近年还证实一种不同于微生物和寄生虫、缺乏核酸结构的、具有感染性的变异蛋白质——朊粒，是人类几种中枢神经系统退行性疾病：克-雅病（Creutzfeldt-Jakob disease，CJD）、库鲁病及新变异型克-雅病（new variant Creutzfeldt-Jakob disease，nvCJD，即人类疯牛病）等的病原体。历史上，大多数的传染病都是先认识其临床和流行病学特征，然后才认识其病原体。随着研究水平的不断提高和深入，我们对各种传染病病原体的认识也逐渐加深。特定病原体的检出在诊断传染病和确定其流行过程中有着重大意义。随着新技术的发展和应用，新的传染病病原体也可能被发现。

二 传染性

传染性（infectivity）是传染病与其他感染性疾病的主要区别。例如，耳源性脑膜炎和流行性脑脊髓膜炎在临床上都表现为化脓性脑膜炎，但前者无传染性，无须隔离，后者则具有传染性，必须隔离。传染性意味着病原体能通过某种途径感染他人。传染病患者排出病原体的时期称为传染期，在每种传染病中，传染期都相对固定，可作为隔离患者的依据之一。

三 流行病学特征

传染病的流行过程在自然因素和社会因素的影响下，表现出各种流行病学特征（epidemiologic feature）。

（一）流行性

可分为散发、暴发、流行和大流行。散发（sporadic）是指某传染病的发病率呈历年的一般水平，各病例间在发病时间和地点方面无明显联系，表现为散在发生的特点。可能是由于人群对某传染病的免疫水平较高，或某传染病的隐性感染率较高，或某传染病不容易传播等。暴发（outbreak）是指在某一局部地区或集体单位中，短期内突然出现许多同一传染性疾病的患者。大多是同一传染源或同一传播途径，如食物中毒、流行性感冒等。流行（epidemic）是指某传染病发病率显著超过该病历年发病率水平或为散发发病率的数倍。大流行（pandemic）是指某传染病在一定时间内迅速传播，波及全国各地，甚至超出国界或洲界时的状态，或称世界性流行。如2003年的严重急性呼吸综合征（传染性非典型肺炎）大流行、2009年的甲型H1N1流行性感冒大流行。

（二）季节性

不少传染病的发病率会出现季节性升高，主要与气温的高低和昆虫媒介的有无有关。如呼吸道传染病常发生在寒冷的冬、春季节，肠道传染病及虫媒传染病好发于炎热的夏、秋季节。

（三）地方性

有些传染病或寄生虫病由于中间宿主的存在和地理条件、气温条件、人们生活习惯等原因，常在一定的地理范围内发生，如恙虫病、疟疾、血吸虫病、丝虫病、黑热病等。以野生动物为主要传染源的自然疫源性疾病也属于地方性传染病。

（四）外来性

指在某国或某地区原来不存在，但通过外来人口或物品从国外或外地传入的传染病，如霍乱等。

四 感染后免疫

感染后免疫（postinfection immunity）指免疫功能正常的人体经显性或隐性感染某种病原体后，能产生针对该病原体及其产物（如毒素）的特异性免疫。通过检测血清中特异性抗体可知人体是否具有免疫力。感染后获得的免疫力和疫苗接种一样都属于主动免疫。通过直接输入免疫物质或从母体获得抗体的免疫力都属于被动免疫。感染后免疫的保持时间在不同传染病中有很大差异。有些传染病，如麻疹、脊髓灰质炎和流行性乙型脑炎等，感染后免疫持续时间较长，甚至能保持终生；但有些传染病，如流行性感冒、细菌性痢疾和阿米巴痢疾，感染后免疫持续时间较短。临床上，感染后免疫如果持续时间较短，可出现下列现象。

（一）再感染

指一种传染病在痊愈后，经过长短不等时间再度感染，如反复出现的感冒、细菌性痢疾。

（二）重复感染

指疾病处在发病过程中，而同一种病原体再度侵袭并导致感染，这种现象在蠕虫病（如血吸虫病、肺吸虫病、丝虫病等）感染中较为常见。因为感染后通常不产生保护性免疫，所以是传染病发展为重症的主要原因。

第四节 传染病的预防

传染病的预防（prevention）也是传染病工作者的一项重要任务。作为传染源的传染病患者通常是被传染病临床工作者首先发现，所以及时报告和隔离传染病患者就成为临床工作者不可推卸的责任。应当针对造成传染病流行的三个基本环节采取综合性预防措施。同时，应根据各种传染病的特点，针对传播的主导环节采取适当的措施，防止传染病继续传播。应将常规的传染病预防措施和在传染病发生后所采取的、有针对性的预防措施相结合，也就是采取“平战结合”的原则。

一 管理传染源

早期发现传染源才能及时进行管理，这对感染者个体及未感染的群体都很重要。

传染病报告制度是早期发现、控制传染病发展流行的重要措施，可使防疫部门及时掌握疫情，以采取必要的流行病学调查和防疫措施。根据《中华人民共和国传染病防治法》以及《突发公共卫生应急事件与传染病疫情监测信息报告管理办法》，将40种法定传染病依据其传播方式、速度及对人类危害程度的不同，分为甲类、乙类和丙类，实行分类管理。

2种甲类传染病：为强制管理的烈性传染病，要求发现后2小时内通过传染病疫情监测信息系统上报。

27种乙类传染病：为严格管理的传染病，要求诊断后24小时内通过传染病疫情监测信息系统上报。

11种丙类传染病：为监测管理的传染病，采取乙类传染病的报告、控制措施。

值得注意的是，在乙类传染病中，严重急性呼吸综合征（传染性非典型肺炎）、炭疽中的肺炭疽必须采取甲类传染病的报告、控制措施。

对传染病的接触者，应根据其接触的传染病的潜伏期，按具体情况采取检查、防疫措施，密切观察，并适当给予药物预防或预防接种。

应及早地在人群中检出病原携带者，并进行治疗、教育、调整工作岗位和随访观察。特别是对食品制作供销人员、炊事员、保育员，应定期做带菌检查，及时发现，及时治疗及调换工作。

对被传染病病原体污染的场所、物品及医疗废弃物，必须按照法律法规相关规定，实施消毒和无害化处理。

对动物传染源，如属有经济价值的家禽、家畜，应尽可能地进行救治，必要时进行宰杀，宰杀后进行消毒处理；如属无经济价值的野生动物则予以捕杀，然后消毒处理。

二 切断传播途径

对于消化道传染病、虫媒传染病和寄生虫病，切断传播途径通常是起主导作用的预防措施，包括隔离和消毒。

（一）隔离

隔离是指将处于传染期的患者或病原携带者妥善地安排在指定的隔离单位，暂时与其他人群隔离，并对其进行积极的治疗、护理，同时将具有传染性的分泌物、排泄物、用具等进行必要的消毒处理，防止病原体向外扩散。要特别重视医院内的标准预防制度。

（二）消毒

消毒是切断传播途径的重要措施之一。狭义的消毒是指消灭污染环境中的病原体，广义的消毒则包括消灭传播媒介。消毒分为疫源地消毒（包括随时消毒与终末消毒）及预防性消毒两大类。消毒方法包括物理消毒法和化学消毒法等，可根据不同的传染病选择不同的消毒方法。

开展爱国卫生运动、搞好环境卫生是预防传染病的重要措施。

三 保护易感人群

保护易感人群的措施分为特异性和非特异性两个方面。非特异性保护易感人群的措施包括增强营养、锻炼身体和提高生活水平等，可提高机体的非特异性免疫力。在传染病流行期间，应保护好易感人群，避免易感人群与传染病患者接触。对有职业性感染可能的高危人群，应及时给予预防性保护措施，一旦发生职业暴露，立即进行有效的预防接种或服药。

特异性保护易感人群的措施是指采取有重点、有计划地预防接种，提高人群的特异性免疫水平。人工主动免疫是有计划地对易感者进行疫苗、菌苗、类毒素的接种，使人体在1～4周内主动产生免疫力，维持数月至数年，免疫次数为1～3次，主要用于预防传染病。人工被动免疫采用的是含特异性抗体的免疫血清，包括抗毒血清、人类免疫球蛋白等，给人体注射后免疫立即出现，但持续时间仅2～3周，免疫次数多为1次，主要用于治疗某些外毒素引起的疾病，或与某些传染病患者接触后的应急措施。预防接种对传染病的控制和消灭起着关键性作用。由于人类普遍接种了牛痘疫苗，现已在全球范围内消灭了曾对人类危害很大的天花；由于我国在儿童中坚持实行计划免疫，全面推广服用脊髓灰质炎疫苗，目前我国已基本消灭脊髓灰质炎。

第五节 流行病学调查

流行病学调查（简称流调），是指用流行病学的方法进行的调查研究。主要用于研究疾病、健康和卫生事件的分布及其决定因素。流调是传染病防控中非常重要的工作，更是疫情控制的关键。

一 流调的意义

流调的目的是要掌握在过去一定的时间段内重点人群的行动轨迹、遇到的人和发生的事，为了病例或跟病例密切接触人群的健康，弄清楚病例的暴露情况、接触情况、活动轨迹与就医情况等。寻找与传染源、传播途径有关的蛛丝马迹，厘清传播链，为判定密切接触者、采取隔离措施以及划定消毒范围提供依据。所以说，流调也是为了保护其他人不被传染，控制疫情传播。

二 流调的步骤

流调收集的信息能够起到有效遏制疫情的关键作用。流调的必要性和重要性有以下几点：

第一，能追踪传染源，发现潜在的病例密切接触者。

第二，是开展医学隔离、医学观察的基础。

第三，是描述性/分析性流行病学重要的基础数据来源。

第四，是挖掘信息、发现疾病传播规律、控制疫情扩散的基础。

第五，是卫生部门科学决策的重要信息来源。

三 流调的方法

（一）核实

流调人员需要核实的内容有：

1. 个人基本信息，包括姓名、身份证号码、联系方式（常用的手机号）、家庭住址、家庭成员等。

2. 健康状况，包括近期是否有不适症状、核酸检测情况等。

3. 近期行程，包括14天内具体行程、乘坐的交通工具、接触过谁（与谁共同生活、学习、工作、娱乐或其他近距离接触，是否采取了有效防护措施）。

4. 其他对疾病防控有用的信息，不涉及金融信息。

（二）研究

1. 观察性研究：是指研究者不对被观察者的暴露情况加以限制，只通过现场调查分析的方法进行流行病学研究。在概念上与实验性研究相对立。观察性研究主要包括横断面研究、病例对照研究和定群研究三种方法。

2. 实验性研究：是指在研究者控制下，对研究对象施加或消除某种因素或措施，以观察此因素或措施对研究对象的影响。实验性研究可划分为临床试验、现场试验和社区干预试验三种试验方式。

3. 数学模型研究：又称理论流行病学研究，即通过数学模型的方法来模拟疾病流行的过程，以探讨疾病流行的动力学，从而为疾病的预防和控制、卫生策略的制定服务。例如人们通过模拟HIV在不同人群中和社会经济状况下的流行规律来预测HIV对人类的威胁并比较不同干预策略对预防和控制HIV的效果。

第六节　传染病的消毒

消毒（disinfection）是指通过物理、化学或生物学方法，消除或杀灭外界环境中病原微生物（病原体）的一系列方法。其目的在于通过清除病原体来阻止其向外界传播，达到控制传染病发生与蔓延的目的。

一 消毒的种类

（一）预防性消毒

预防性消毒指在未发现传染源的情况下，对可能受病原体污染的场所、物品和人体进行的消毒措施。如日常卫生消毒、饮水消毒、餐具消毒、粪便垃圾无害化处理、饭前便后洗手、公共场所消毒、运输工具消毒等。医院中手术室消毒、免疫缺陷患者（如骨髓移植患者）层流生物洁净病房的消毒也属于预防性消毒。预防性消毒能控制或减少未被发现或未被管理的传染源污染所引起的传染病传播。

（二）疫源地消毒

疫源地消毒是指对目前或曾经存在传染源的地区进行消毒。可分为随时消毒与终末消毒。

1. 随时消毒：指在传染源仍然存在的疫源地内，对传染源的排泄物、分泌物及其污染过的物品进行的及时性消毒处理。如患者住院时的卫生处理（沐浴、更衣等）；对患者呕吐物、痰液、粪便及卫生敷料的消毒处理；对病房空气、地面、家具的消毒和接触患者及其污染物品后的洗手等。不同的传染病，病原体的排出途径不同，随时消毒的范围、对象与采用的方法也不同。如肠道传染病，应及时对患者排出的粪便进行消毒，还要定时对可能被粪便或被患者手污染的衣服、床单、日用品、门把手、家具等进行消毒。随时消毒是防止交叉感染的重要措施之一。

2. 终末消毒：指传染源离开疫源地（如患者转送、痊愈出院或死亡），对传染源曾经产生的含有病原体的排泄物、分泌物以及被排泄物、分泌物所污染的物品及场所进行的最后一次彻底消毒。终末消毒包括对患者的终末处理和对原居住地或病房单位的终末处理。

（1）患者的终末处理。患者转科或出院前个人用品须消毒后方能带离隔离区。死亡患者应用消毒剂浸湿的棉球塞住口、鼻、肛门及阴道，尸体用消毒剂浸湿的尸单包裹，放入有“传染”标记字样的不透水袋子内送火葬。

（2）病房单位的终末处理。被服放入污物袋，消毒后再清洗。将棉被展开，床垫、枕芯竖放，打开抽屉、柜门，紧闭门窗，然后用紫外线灯或消毒剂熏蒸消毒病房。消毒后打开门窗通风，用消毒剂擦拭家具、墙面及地面。

（3）终末消毒的目的是完全杀灭和清除患者所播散遗留的病原体。终末消毒应在患者离开后立即进行。

二 消毒的方法

（一）物理消毒法

1. 热力灭菌法：通过高温使病原微生物的蛋白质及酶发生变性或凝固，导致病原微生物新陈代谢发生障碍而死亡。具体的方法包括：

（1）煮沸消毒：本方法主要适用于食物、器皿、衣物及金属器械等的消毒。在100℃水中煮沸10分钟左右即可杀死细菌繁殖体，但不能杀灭细菌芽孢，煮沸法杀死芽孢需要数十分钟甚至数小时。对于被乙型肝炎病毒等病毒污染的物品，煮沸消毒的时间也应该适当延长至15～20分钟。

（2）高压蒸汽灭菌：效果可靠，既可杀灭细菌的繁殖体，也可杀灭细菌的芽孢。本方法适用于一切耐热、耐潮物品的消毒。通常压力为98kPa，温度为121℃～126℃，时间为15～20分钟。

（3）预真空压力消毒：指先将灭菌器利用机械抽为真空，使灭菌器内形成负压，再导入蒸汽，蒸汽压力为205.8kPa①（2.1kg/cm^2），温度为132℃，2分钟内能杀灭细菌芽孢。

（4）火烧消毒：对被细菌芽孢污染的器具，先用95%乙醇火烧后再行高压蒸汽灭菌消毒，以防止细菌芽孢污染的扩散。

（5）巴氏消毒法：指利用热力灭菌与蒸汽消毒，温度为65℃～75℃，10～15分钟能杀灭细菌繁殖体，但不能杀死细菌芽孢。

2. 辐射消毒法：

（1）非电离辐射消毒：包括紫外线、红外线和微波等。紫外线常用于室内空气、水和一般物品表面消毒。紫外线为低能量电磁波辐射，杀菌作用强、杀菌谱广，可杀灭细菌繁殖体、真菌、分枝杆菌、病毒、立克次体和支原体等。但紫外线消毒穿透力差，对真菌孢子、细菌芽孢的杀灭效果差，紫外线照射不到的部位也无杀菌作用。因此，只能对小件物品消毒，紫外线直接照射人体可产生皮肤红斑、电光性眼炎和臭氧中毒等病症。红外线和微波主要靠产热杀菌，但有机物品的消毒应避免高温（>170℃），以免有机物炭化。

（2）电离辐射消毒：用于消毒的有γ射线和高能电子束（β射线）两种。可在常温下对不耐热物品进行灭菌、又称“冷灭菌”。该方法杀菌谱广、剂量易控制，但会对人及物品造成一定损害。多用于精密医疗器械、生物医学制品（人工器官、移植器官等）和一次性医疗用品等的消毒。

（二）化学消毒法

是指用化学消毒剂使病原体蛋白质变性而致其死亡的方法。根据消毒效能可将化

①1kg/cm^2=98kPa

学消毒剂分为三类。

1. 高效消毒剂：能杀灭包括细菌芽孢、真菌孢子在内的各种病原微生物。常用的有2%碘酊、戊二醛、过氧乙酸、甲醛、环氧乙烷、过氧化氢等消毒剂。

2. 中效消毒剂：能杀灭除细菌芽孢以外的各种病原微生物。常用的有乙醇、氧化剂、溴剂等消毒剂。含氯制剂和碘伏则居于高效与中效消毒效能之间。

3. 低效消毒剂：只能杀灭细菌繁殖体和亲脂类病毒，对真菌有一定灭杀作用。常用的有汞、氯己定（洗必泰）及某些季铵盐类消毒剂，对皮肤黏膜无刺激性，对金属和织物无腐蚀性，稳定性好。

常用的化学消毒剂有以下几类：

（1）含氯消毒剂：常用的有漂白粉、次氯酸钠、氯胺及二氯异氰尿酸钠等。这类消毒剂在水中产生次氯酸，有杀菌作用强、杀菌谱广、作用快、余氯毒性低及价廉等特点，但对金属制品有腐蚀作用。适用于餐（茶）具、环境、水、疫源地等的消毒。

（2）氧化剂类消毒剂：常用的有过氧乙酸、过氧化氢、臭氧、高锰酸钾等。主要靠其强大的氧化能力灭菌，其杀菌谱广、速效，但对金属、织物等有较强腐蚀性与刺激性。

（3）醛类消毒剂：常用的有甲醛和戊二醛等，具有广谱、高效、快速杀菌的作用。戊二醛对橡胶、塑料、金属器械等物品无腐蚀性，适用于精密仪器、内镜消毒，但对皮肤黏膜有刺激性。

（4）杂环类气体消毒剂：常用的有环氧乙烷、环氧丙烷等，为广谱高效消毒剂，杀灭细菌芽孢能力强，对一般物品无损害。常用于电子设备、医疗器械、精密仪器及皮毛类物品等的消毒。可将惰性气体和二氧化碳加入环氧乙烷中混合使用，以减少环氧乙烷燃爆危险。

（5）含碘消毒剂：常用的有2%碘酊及0.5%碘伏，有广谱、快速杀菌的作用。碘伏是碘与表面活性剂、灭菌增效剂经独特工艺制成的一种高效、广谱、无毒、稳定性好的新型消毒剂。该产品对有害细菌及细菌繁殖体等具有较强的杀灭作用，并对创伤伤口具有消炎、止血、加快黏膜再生的功能，对皮肤及黏膜无刺激性、易脱碘。碘伏适用于手术前医务人员手消毒、手术及注射部位的消毒，皮肤烧伤、烫伤、划伤等伤口的清洗消毒，还可用于妇产科阴道黏膜冲洗、感染部位消毒、器皿消毒等。

（6）醇类消毒剂：常用的有75%乙醇及异丙醇。乙醇可迅速杀灭细菌繁殖体，但对HBV及细菌芽孢作用较差；异丙醇杀菌作用大于乙醇，但毒性较大。

（7）其他消毒剂：酚类，如来苏、苯酚等。季铵盐类，为阳离子表面活性杀菌剂，如新洁尔灭（苯扎溴铵）、消毒净等。氯己定，可用于皮肤、医疗器械等的消毒。这些消毒剂均不能杀灭细菌芽孢，均属低效消毒剂。

第七节　传染病的隔离

隔离（isolation）是指采用科学的方法和有效措施，把处于传染期的患者或病原携带者与其他人群分开，置于特定医疗机构、病房或其他不能传染给别人的环境中，防止病原体向外扩散和传播，以便于管理、消毒和治疗。隔离是预防和控制传染病的重要措施。

对于不明原因的突发传染病，有效的隔离措施对控制其播散往往起决定性作用。根据不同的传染病病原学和流行病学特点，采取的隔离措施和隔离检疫期限也有所不同，一般应将传染源隔离至不再排出病原体为止。

患者在隔离期间，应严格遵守传染病医院或隔离病房的消毒隔离制度，自觉地接受医护人员的管理。患者应在规定的场所内活动，不能随意离开隔离范围、不能随意会客、不能将使用过的物品或剩余食品到处乱丢，应在指定的厕所大小便或消毒处理排泄物等。

一　隔离原则

第一，隔离病房应有隔离标志，并限制人员的出入。根据标准预防原则，黄色标志为空气传播的隔离，粉色标志为飞沫传播的隔离，蓝色标志为接触传播的隔离。

第二，传染病患者或可疑传染病患者应安置在单人隔离房间，避免与其他人群尤其与易感人群进行不必要的接触。与传染病患者接触时应采取防护措施，如戴口罩、帽子，穿隔离衣、靴子，接触前后进行手清洁与消毒等。还要严格执行陪护和探视制度。

第三，一种传染病可能有多种传播途径时，应在标准预防的基础上，根据传染病传播途径的不同，采取相应的隔离与消毒措施。如呼吸道传染病患者的隔离应注意房内空气及痰液等呼吸道分泌物的消毒，消化道传染病患者的隔离应注意水源、食物等的消毒。

第四，根据隔离时间或连续多次的病原检测结果，确定隔离者不再排出病原体时才能解除隔离。

二 隔离方法

根据传染病传播的强度及传播途径的不同，采用不同的隔离方法。

（一）接触传播的隔离与预防（见图1-1）

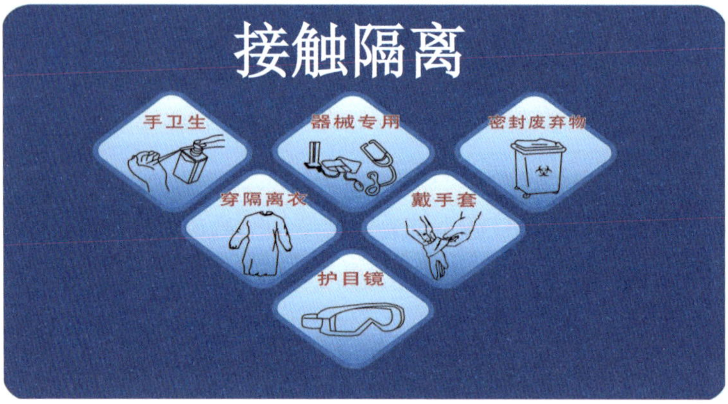

图1-1　接触隔离

接触经接触传播的疾病患者，如肠道感染、多重耐药菌感染、皮肤感染等的患者，在标准预防的基础上，还应采用接触传播的隔离与预防方法。

1. 患者的隔离：

（1）应限制患者的活动范围。

（2）应减少转运，如需要转运时，应采取有效措施，减少传染病患者与其他患者、医务人员和环境表面的不必要接触。

2. 医务人员的防护：

（1）接触隔离患者的血液、体液、分泌物、排泄物等物质时，应佩戴手套；离开隔离病房前、接触污染物品后应摘除手套，洗手和/或手消毒。手上有伤口时应佩戴双层手套。

（2）进入隔离病房，从事可能污染工作服的操作时，应穿隔离衣；离开隔离病房前，脱下隔离衣，按要求悬挂，每天更换清洗与消毒；或使用一次性隔离衣，用后按医疗废物管理要求进行处置。接触甲类传染病患者时，应按要求穿脱防护服，离开隔离病房前，脱去防护服，防护服按医疗废物管理要求进行处置。

（二）空气传播的隔离与预防（见图1-2）

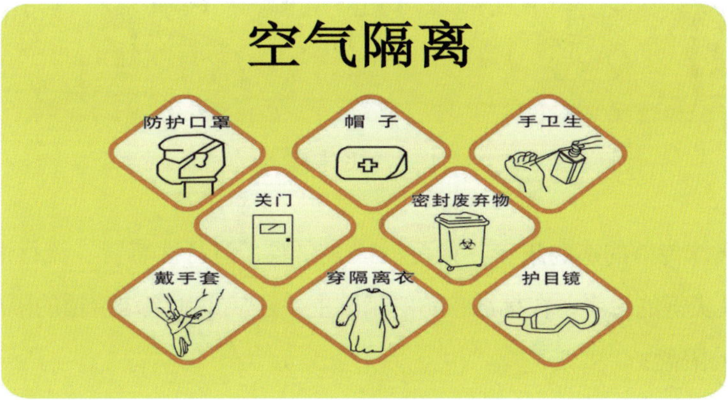

图1-2　空气隔离

接触经空气传播的疾病患者，如肺结核、水痘等的患者，在标准预防的基础上，还应采用空气传播的隔离与预防方法。

1. 患者的隔离：

（1）无条件收治患者时，应尽快将患者转送至有条件收治呼吸道传染病患者的医疗机构进行收治，负责转运工作的医务人员应注意在转运过程中做好个人防护。

（2）当患者病情容许时，应给患者佩戴医用外科口罩，定期更换，并限制患者的活动范围。

（3）应严格对空气进行消毒。

2. 医务人员的防护：应严格按照区域流程，在不同的区域，穿戴不同的防护用品，离开时按要求摘脱，并正确处理使用后的物品。进入确诊或可疑传染病患者房间时，应佩戴帽子、医用防护口罩。进行可能产生喷溅的诊疗操作时，应佩戴护目镜或防护面屏、穿隔离衣。当接触患者及其血液、体液、分泌物、排泄物等物质时应戴上手套。

(三)飞沫传播的隔离与预防(见图1-3)

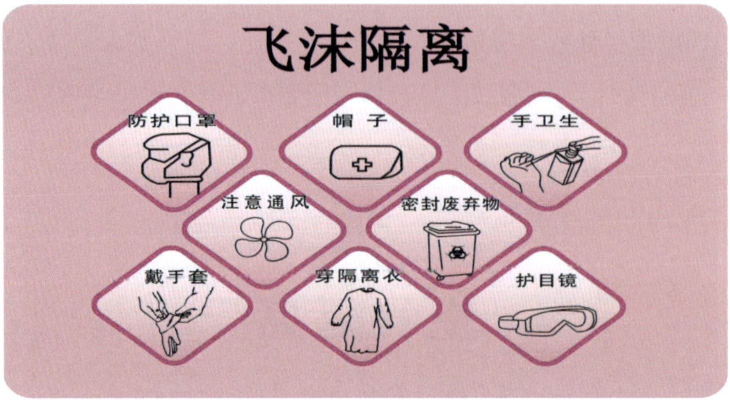

图1-3 飞沫隔离

接触经飞沫传播的疾病患者，如百日咳、白喉、流行性感冒、流行性腮腺炎、流行性脑脊髓膜炎等的患者，在标准预防的基础上，还应采用飞沫传播的隔离预防方法。

1. 患者的隔离：

(1) 遵循职业防护的要求对患者进行隔离。

(2) 应减少转运，当需要转运时，医务人员应注意在转运过程中做好个人防护。

(3) 当患者病情容许时，应给患者佩戴医用外科口罩，定期更换，并限制患者的活动范围。

(4) 患者与患者之间、患者与探视者之间相隔距离应在1m以上，探视者应佩戴医用外科口罩。

(5) 加强病房内通风，或定期对空气进行消毒。

2. 医务人员的防护：

(1) 应严格按照区域流程，在不同的区域，穿戴不同的防护用品，离开时按要求摘脱，并正确处理使用后的物品。

(2) 与患者近距离(1m以内)接触时，应佩戴帽子、医用防护口罩；进行可能产生喷溅的诊疗操作时，应佩戴护目镜或防护面屏、穿隔离衣；当接触患者及其血液、体液、分泌物、排泄物等物质时应戴上手套。

（四）虫媒传播的隔离与预防（见图1-4）

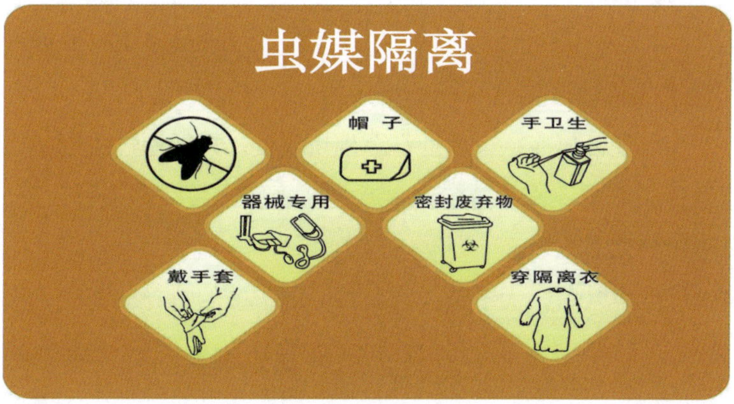

图1-4 虫媒隔离

接触经蚊子、蚤、虱、蜱、恙螨等医学节肢动物叮咬传播的疾病患者，如疟疾、斑疹伤寒等的患者，应采用的隔离方法主要是完善病房内的防蚊设施，以预防叮咬及杀灭上述医学节肢动物。

第八节 传染病的五大结局

病原体通过各种途径进入人体后就开始了感染过程。在一定的环境条件影响下，根据人体防御功能的强弱和病原体数量的多少及毒力的强弱，感染可以出现五种不同的结局，即感染谱。

一 清除病原体

清除病原体（elimination of pathogen）是通过以下两种机制实现的。一是病原体进入人体后可被人体非特异性防御能力所清除，这种非特异性防御能力包括皮肤和黏膜的屏障作用、胃酸的杀菌作用、正常体液的溶菌作用、组织内细胞的吞噬作用等。二是病原体进入人体后可由事先存在于人体内的特异性体液免疫与细胞免疫物质（特异性免疫球蛋白与细胞因子）所清除。

二 隐性感染

隐性感染（covert infection）又称亚临床感染（subclinical infection），是指病原体侵入人体后，仅诱导机体产生特异性免疫应答，而不引起或只引起轻微的组织损伤，因而在临床上不会出现任何症状、体征甚至生化改变，只能通过免疫学检查才能发现。在大多数病毒性传染病中，隐性感染是最常见的表现，隐性感染者数量常远远超过显性感染者数量（10倍以上）。

隐性感染过程结束以后，大多数人会获得不同程度的特异性免疫，病原体被清除。少数患者会转变为病原携带状态，病原体持续存在于体内，成为无症状携带者（asymptomatic carrier），如伤寒沙门菌、志贺菌和乙型肝炎病毒等感染的患者。一方面，隐性感染在传染病流行期间，对防止传染病的扩散有积极意义。因为某种传染病的隐性感染者一旦增多，人群对这种传染病的易感性就会降低，该种传染病的发病率也就下降。另一方面，隐性感染者也可能处于病原携带状态，在传染病流行期间会成为重要的传染源。

三 显性感染

显性感染（overt infection），又称临床感染（clinical infection），是指病原体侵入人体后，不但诱导机体发生免疫应答，还通过病原体本身的作用或机体的变态反应导致组织损伤，引起病理改变和出现一系列临床表现。在大多数传染病中，显性感染者只占全部受感染者的小部分。但在少数传染病中，如麻疹、水痘等，大多数感染者会表现为显性感染。同一种传染病由于病原体致病力与人体抗病能力的差异，显性过程又可呈现轻、重型与急、慢性等各种类型。有些传染病在显性感染过程结束后，病原体可被清除，感染者可获得较为稳固的免疫力，如麻疹、甲型肝炎和伤寒等，不易再受感染。但另有一些传染病患者病后的免疫力并不牢固，可能会再受感染而发病，如细菌性痢疾、阿米巴痢疾等。小部分显性感染者亦可成为慢性病原携带者。

四 病原携带状态

病原携带状态（carrier state）是指病原体侵入人体后，可以停留在入侵部位或侵入较远的脏器，继续生长、繁殖，而人体不出现任何的疾病症状，但人体会携带并排出病原体，成为传染病流行的传染源。这是在感染过程中人体防御能力与病原体处于相持状态的表现。按感染病原体的种类不同，可以将病原携带者分为带病毒者、带菌者或带虫者等。按感染发生和持续时间的长短可将病原携带者分为潜伏期携带者、恢复期携带者或慢性携带者。一般来说，若患者携带病原体的持续时间短于3个月，则称为急性病原携带者；若长于3个月，则称为慢性病原携带者。对乙型肝炎病毒感染患者来说，超过6个月才算慢性携带者。所有病原携带者都有一个共同的特点，即无明显临床症状但携带病原体，因而，在许多传染病中，如伤寒、细菌性痢疾、霍乱、白喉、流行性脑脊髓膜炎和乙型肝炎等传染病，病原携带者是重要的传染源。并非所有的传染病都会出现慢性病原携带者，如恙虫病、甲型病毒性肝炎、登革热和流行性感冒等传染病中，慢性病原携带者极为罕见。

五 潜伏性感染

潜伏性感染（latent infection）又称潜在性感染。病原体感染人体后，寄生在人体的某些部位，虽然机体免疫功能足以将病原体局限化而不引起显性感染，但机体又不足以将病原体清除，这时病原体便可长期潜伏起来，待机体免疫功能下降时，就可引起显性感染。常见的潜伏性感染有单纯疱疹病毒、水痘-带状疱疹病毒、疟原虫和结核分枝杆菌等感染。潜伏性感染期间，病原体一般不排出体外，这是与病原携带状态不同之处。潜伏性感染并不是在每种传染病中都存在。

除清除病原体外，另外四种感染的表现形式在不同传染病中各有侧重，一般来说，隐性感染最常见，病原携带状态次之，潜伏性感染再次，显性感染所占比重最低，但一旦出现，最容易识别。同时，上述感染的五种表现形式不是一成不变的，在一定条件下是可相互转变的，并且同一种疾病的不同阶段也可以有不同的表现形式。

第二章 常见传染病

第一节 新型冠状病毒感染

新型冠状病毒感染（Corona Virus Disease 2019，COVID-19）是由新型冠状病毒感染导致的传染病。以发热、干咳、乏力等为主要临床表现，少数患者伴有鼻塞、流涕、腹泻等上呼吸道和消化道感染症状。重症病例多在1周后出现呼吸困难，严重者快速进展为急性呼吸窘迫综合征、感染性休克、难以纠正的代谢性酸中毒、凝血功能障碍及多器官功能衰竭等。

一 病原学

新型冠状病毒（简称新冠病毒，SARS-CoV-2）为β属的冠状病毒，有包膜，病毒颗粒呈圆形或椭圆形，直径60～140nm。病毒颗粒中包含四种结构蛋白：纤突（刺突）（spike，S）、包膜（envelope，E）、膜（membrane，M）、核壳（nucleocapsid，N）蛋白。新型冠状病毒基因组为单股正链RNA，全长约29.9kb①，基因组所包含的开放读码框架依次排列为5’-复制酶（ORF1a/ORF1b）-S-ORF3a-ORF3b-E-M-ORF6-ORF7a-ORF7b-ORF8-N-ORF9a-ORF9b-ORF10-3’。核壳蛋白包裹着病毒RNA形成病毒颗粒的核心结构——核衣壳，核衣壳再由双层脂质膜包裹，双层脂质膜上镶嵌有新型冠状病毒的S、M、N蛋白。新型冠状病毒入侵人体呼吸道后，主要依靠其表面的S蛋白上的受体结合域（receptor binding domain，RBD）识别宿主细胞受体血管紧张素转换酶2（angiotensin-converting enzyme 2，ACE2），并与之结合感染宿主细

①kb，kilobase，千碱基，描述多核苷酸链的长度单位，相当于单链核酸中1000个碱基。

胞。新型冠状病毒在人群中流行和传播过程中基因频繁发生突变，当新型冠状病毒不同的亚型或子代分支同时感染人体时，还会发生重组，产生重组病毒株；某些突变或重组的病毒株会影响病毒生物学特性，如S蛋白上特定的氨基酸突变后，会导致新型冠状病毒与ACE2亲和力增强，在细胞内复制和传播力增强；S蛋白一些氨基酸突变也会增加新型冠状病毒对疫苗的免疫逃逸能力和降低不同亚分支变异株之间的交叉保护能力，导致突破感染和一定比例的再感染。截至2022年底，世界卫生组织（WHO）提出的“关切变异株”（variant of concern，VOC）有5个，分别为阿尔法（alpha，B.1.1.7）、贝塔（beta，B.1.351）、伽马（gamma，P.1）、德尔塔 （delta，B.1.617.2）和奥密克戎（omicron，B.1.1.529）。奥密克戎变异株于2021年11月在人群中出现，相比delta等其他VOC变异株，其传播力和免疫逃逸能力显著增强，在2022年初迅速取代delta变异株成为全球绝对优势流行株。

据统计，奥密克戎5个亚型（BA.1、BA.2、BA.3、BA.4、BA.5）已经先后演变成系列子代亚分支，共709个，其中重组分支72个。随着新型冠状病毒在全球的持续传播，新的奥密克戎亚分支将会继续出现。数个月以来，全球流行的奥密克戎变异株主要为 BA.5.2，但是2022年10月份以来免疫逃逸能力和传播力更强的BF.7、BQ.1和BQ.1.1等亚分支及重组变异株（XBB）的传播优势迅速增加，在部分国家和地区已经取代BA.5.2成为优势流行株。

国内外证据显示奥密克戎变异株对肺部的致病力明显减弱，临床表现已从肺炎为主衍变为以上呼吸道感染为主。我国境内常规使用的聚合酶链反应（polymerase chain reaction，PCR）检测方法的诊断准确性未受到影响，但一些已研发上市的单克隆抗体药物对其中的作用已明显下降。分别针对N、E、M和S 4种结构蛋白及依赖于RNA的RNA聚合酶。核蛋白包裹RNA基因组构成核衣壳，外面围绕着病毒包膜，病毒包膜包埋有膜蛋白和纤突蛋白等，纤突蛋白通过结合ACE2进入细胞。体外分离培养时，培养96个小时左右即可在人呼吸道上皮细胞内发现新型冠状病毒，而在非洲绿猴肾细胞（Vero E6）和人肝癌细胞（Huh-7）细胞系中分离培养需4～6天。

与其他病毒一样，新型冠状病毒基因组也会发生变异，某些变异会影响病毒生物学特性，如S蛋白与ACE2亲和力的变化将会影响病毒入侵细胞、复制、传播的能力和康复者恢复期、疫苗接种后抗体的产生，以及抗体药物的中和能力，进而引起广泛关注。

新型冠状病毒对紫外线、有机溶剂（乙醚、75%乙醇、过氧乙酸和氯仿等）以及含氯消毒剂敏感，75%乙醇以及含氯消毒剂较常用于临床及实验室新型冠状病毒的灭活，但氯已定（洗必泰）不能有效灭活新型冠状病毒。

二 流行病学

（一）传染源

传染源主要是新型冠状病毒感染者，在潜伏期即有传染性，发病后3天内传染性最强。

（二）传播途径

1. 呼吸道飞沫和密切接触传播是主要的传播途径。
2. 在相对封闭的环境中经气溶胶传播。
3. 接触被病毒污染的物品后也可造成感染。

（三）人群易感性

人群普遍易感。感染后或接种新型冠状病毒疫苗后可获得一定的免疫力。老年人及伴有严重基础疾病患者感染后的重症率、病死率高于一般人群，接种疫苗后可降低重症及死亡风险。

三 医院感染预防与控制标准操作规程

表2-1 新型冠状病毒医院感染预防与控制标准操作规程表

<table>
<tr><td colspan="2">制订部门：</td><td colspan="2">修订日期：</td></tr>
<tr><td colspan="2">审核部门：</td><td colspan="2">审核日期：</td></tr>
<tr><td colspan="2">实施日期：</td><td>版次：</td><td>文件页数：</td></tr>
<tr><td>适用范围</td><td colspan="3">全院</td></tr>
<tr><td>措施类别</td><td colspan="3">干预措施</td></tr>
<tr><td>预检分诊</td><td colspan="3">1. 对有发热、呼吸道感染等症状或重症高风险住院的患者应当及时筛查新型冠状病毒抗原或检测核酸
2. 发现新型冠状病毒抗原或核酸检测结果为阳性者，实施乙类传染病管理</td></tr>
</table>

续表

患者安置	1. 执行“飞沫隔离”“接触隔离”，加强手卫生、环境卫生，经常通风 2. 患者可集中安置，非必要不离开病房 3. 患者病情允许的情况下，应佩戴医用外科口罩、遵循咳嗽礼仪 4. 原则上不探视，陪护人员尽量固定，首选身体健康、完成全程疫苗接种及加强接种人员
职业防护	1. 注意呼吸道及黏膜防护，落实手卫生，每次诊疗操作和脱卸防护用品时应做手卫生（洗手或手消毒），防护用品全部脱除后应洗手 2. 每次佩戴医用防护口罩后应做密合性检查。工作期间需佩戴医用防护口罩的工作人员应每年进行一次防护口罩适合性测试 3. 医务人员应根据实际工作场景、暴露风险选择个人防护用品。科室应指导保洁员正确选择和使用个人防护用品 4. 本土出现疫情期间工作人员应规范佩戴医用防护口罩 5. 发生职业暴露人员应做好健康监测，一旦出现症状或抗原、核酸检测阳性，立即自我隔离，按要求进行核酸检测
患者转运	1. 尽量减少患者的转运，避免不必要的外出检查 2. 患者离开病房外出检查或转院时，必须预先通知相关检查科室 3. 患者病情允许的情况下，转运时应佩戴医用外科口罩 4. 转运后对转运设备，如转运床、轮椅及诊疗设备等进行彻底清洁消毒
环境清洁与消毒	1. 日常物表消毒根据材质可选用有效氯500mg/L含氯消毒剂，或一次性消毒湿巾、75%乙醇等。有明显污染时先清除污染再消毒 2. 预防消毒与随时消毒相结合。医疗区域预防消毒至少1次/天，感染高风险部门每班次1次。有明显污染区域随时消毒 3. 本土出现疫情期间需增加公共区域高频接触物表（如电梯按钮、门把手等）的清洁消毒频次，每日至少3次，随脏随擦 4. 科室应预先评估仪器设备是否耐受所用的消毒剂。科室仪器设备物体表面清洁消毒由科室人员完成或指导保洁员完成 5. 对确诊患者经过和停留的潜在污染区域及接触过的物品进行终末消毒，并做好消毒记录 6. 病房有人的情况下，进行自然通风或机械排风，气候条件允许下，可全天开窗通风，保持房内空气流通；无人情况下，可采用紫外线消毒30分钟，终末消毒时紫外线照射时间应延长至1小时以上 7. 拆除患者使用过的织物时动作要轻柔，禁止大力抖动。织物应使用水溶性织物袋“鹅颈结”式包扎，密闭收集，密闭转运。不能水洗织物应使用床单位消毒机消毒

续表

复用医疗器械消毒	1. 中低度危险诊疗器械应专人专用，无可见污染、不耐受含氯消毒剂的中低度危险物品的处理方法参考《WS/T 367—2012医疗机构消毒技术规范》 2. 尽量选择一次性使用的诊疗用品 3. 复用医疗器械常规预处理后，首选送消毒供应中心清洗、消毒、灭菌
解除隔离	1. 患者不用退烧药无发热至少24小时，其他症状大幅度改善。出现症状或抗原、核酸检测结果阳性的患者在发现的第0天、第6天、第7天各开展一次抗原或核酸检测（首选核酸检测，采样时间间隔至少24小时），结果阴性可解除隔离 2. 除非核酸检测结果阴性，否则阳性者在未解除隔离前必须在公共场所规范佩戴口罩10天。如患者症状再次出现或症状加重，隔离期需从0开始重新计算 3. 患者康复后味觉、嗅觉减退可能会持续数周或数月，不影响解除隔离 4. 没有出现中度或重度免疫功能低下的重症感染患者至少需隔离10天，部分患者10天后如果仍有传染性，那么就可能需要延长至20天。在不用退烧药、无发热至少24小时及其他症状大幅度改善情况下，连续两次抗原或核酸检测结果阴性（首选核酸检测，采样至少间隔24小时）者，可解除隔离 5. 中度或重度免疫受损感染患者可能隔离20天后仍具有传染性，故该类患者至少需隔离20天，并根据抗原或核酸连续检测结果决定是否解除隔离
医疗废物	1. 确诊患者产生的废物均视为医疗废物 2. 使用双层黄色医疗废物袋收集，采用“鹅颈结”打包密封后转运
注意事项	1. 医院在紧急状况下，原则上同意身体状况允许的、处于隔离期的工作人员进入指定区域从事有关工作，但只能在吃饭、喝水或无人的独立空间中脱口罩。避免接触免疫力低下的患者和医护人员 2. 新型冠状病毒感染后的患者，发病后的3天内传染性最强

四 附表

表2-2　新型冠状病毒感染预防与控制措施落实情况督查表

<table>
<tr><td colspan="9">一、基本信息</td></tr>
<tr><td>科室</td><td colspan="2"></td><td>患者姓名</td><td></td><td>登记号</td><td colspan="3"></td></tr>
<tr><td>性别</td><td></td><td>年龄</td><td></td><td>入院诊断</td><td colspan="4"></td></tr>
<tr><td colspan="9">二、控制措施落实核查</td></tr>
<tr><td colspan="7">隔离措施落实情况（根据情况，在“是”“否”下打钩）：</td><td>是</td><td>否</td></tr>
<tr><td colspan="7">1. 执行“飞沫隔离”“接触隔离”，加强手卫生、环境卫生，经常通风。建议单间隔离，做好人员交接</td><td></td><td></td></tr>
<tr><td colspan="7">2. 确诊病例病情允许的情况下，应佩戴医用外科口罩、遵循咳嗽礼仪</td><td></td><td></td></tr>
<tr><td colspan="7">3. 患者可集中安置，非必要不离开病房，陪护人员尽量固定</td><td></td><td></td></tr>
<tr><td colspan="7">4. 医务人员佩戴医用防护口罩后应做密合性检查，定期做适合性测试</td><td></td><td></td></tr>
<tr><td colspan="7">5. 注意呼吸道及黏膜防护，落实手卫生，每次诊疗操作和脱卸防护用品时应做手卫生（洗手或手消毒），防护用品全部脱除后应洗手</td><td></td><td></td></tr>
<tr><td colspan="7">6. 医务人员应根据实际工作场景、暴露风险选择个人防护用品</td><td></td><td></td></tr>
<tr><td colspan="7">7. 加强医务人员健康监测，出现发热、呼吸道症状后及时上报</td><td></td><td></td></tr>
<tr><td colspan="7">8. 尽量减少患者的转运，避免不必要的外出检查。患者如需外出检查或转院时，必须预先通知相关科室</td><td></td><td></td></tr>
<tr><td colspan="7">9. 复用医疗器械尽量专人专用，预处理后送消毒供应中心清洗、消毒、灭菌，减少病房内医疗设备数量</td><td></td><td></td></tr>
<tr><td colspan="7">10. 日常物表消毒根据材质可选用有效氯500mg/L含氯消毒剂，或消毒湿巾、75%乙醇等。有明显污染时先清除污染再消毒</td><td></td><td></td></tr>
<tr><td colspan="7">11. 拆除患者使用过的织物时动作需轻柔，禁止大力抖动。织物应使用水溶性织物袋“鹅颈结”式包扎，密闭收集，密闭转运。不能水洗织物应使用床单位消毒机消毒</td><td></td><td></td></tr>
<tr><td colspan="7">12. 确诊患者产生的废物均视为医疗废物。医疗废物应使用双层黄色医疗废物袋收集，采用“鹅颈结”打包密封后转运</td><td></td><td></td></tr>
<tr><td colspan="7">13. 对确诊患者经过和停留的潜在污染区域及接触过的物品进行终末消毒，并做好消毒记录</td><td></td><td></td></tr>
</table>

核查者签名：

核查日期：

第二节 流行性感冒

流行性感冒（influenza）简称流感，是由甲（A）型、乙（B）型、丙（C）型流感病毒引起的急性呼吸道传染病。流感病毒中的甲型流感病毒易发生变异，传染性强，在人群中普遍易感，发病率高，曾在全世界引起多次暴发性流行，是全球关注的重要公共卫生问题之一。临床特点为上呼吸道卡他症状较轻，而高热、头痛、乏力等全身中毒症状较重。

一 病原学

人流感病毒为负链单链RNA病毒，属于正黏病毒科，病毒颗粒呈球形或杆状，直径80～120nm。病毒表面有一层包膜，由基质蛋白（matrix protein，M）、双层脂质膜和糖蛋白突起组成，膜上的糖蛋白突起由血凝素（hemagglutinin，HA）和神经氨酸酶（neuraminidase，NA）构成，二者均具有抗原性，是甲型流感病毒分亚型的主要依据。流感病毒的核心由核蛋白、聚合酶和RNA组成，其中核蛋白和RNA共同组成核糖核蛋白（ribonucleoprotein，RNP）。根据核蛋白和基质蛋白抗原性的不同，将流感病毒分为甲（A）型、乙（B）型、丙（C）型三种，其中，甲型和乙型流感病毒的主要抗原决定簇HA和NA均为跨膜糖蛋白。基于HA和NA抗原性的不同，现可将甲型流感病毒分为18个H亚型（H1～H18）和11个N亚型（N1～N11）。其中，人类流感主要与H1、H2、H3和N1、N2亚型有关。感染人和动物的甲型流感病毒有部分共同抗原成分但一般彼此之间不发生交叉感染。但是，近些年发现禽流感病毒某些亚型，如H5N1、H9N2、H7N7、H7N9型可通过抗原变异后直接感染人类。HA的抗体为中和性抗体，能够结合宿主细胞的病毒受体或阻止病毒包膜与细胞膜融合来抵抗流感病毒感染。NA可以促进子代病毒从宿主细胞内释放抗NA抗体，虽不具有保护性，但能在一定程度上限制病毒的复制，减轻病毒感染后病情的严重程度。

易发生变异是流感病毒的一大特点，其中甲型流感病毒尤甚，主要是血凝素和神经氨酸酶的变异。流感病毒发生变异的形式主要有抗原漂移（antigenic drift）和抗原转换（antigenic shift）两种。抗原漂移是基因组发生突变导致抗原发生小幅度的变异，不产生新的亚型，属于亚型内变异，其出现频率较高，有累积效应，当达到一定程度后可引起中小型的流感流行。而抗原转换是编码基因变异幅度大，往往产生强致病株，人体原免疫力对变异产生的新亚型可完全或部分无效，可引起大流行。病毒抗原变异发生很快，因此人类无法对流感病毒产生持久的免疫力，同时这也为疫苗的研制带来了困难。不过流感病毒发生抗原转换的频率较低，发生过程缓慢。

流感病毒不耐热，在100℃环境下1分钟或56℃环境下30分钟即可将其灭活。流感病毒对酸和乙酰不耐受，对紫外线、乙醇、碘伏、碘酊等常用消毒剂均很敏感。但流感病毒对干燥及低温有相当强的耐受力，能在真空干燥环境下或-20℃以下环境中长期存活。流感病毒能在鸡胚及活体组织中进行细胞分离培养，生长良好，可产生明显的致细胞病变效应。

二 流行病学

（一）传染源

主要为流感患者，其次为流感病毒隐性感染者。患者症状出现前2天到症状出现后大约1周均可传播流感病毒，儿童传播时间可达10天或更长。病初2～3天的传染性最强。患者以儿童和青少年为多。

（二）传播途径

主要经呼吸道飞沫传播，也可通过接触被流感病毒污染的手、日常用具等间接传播。

（三）人群易感性

人群对流感普遍易感，感染后对同一病毒亚型会获得一定程度的免疫力，但不同亚型间无交叉免疫，故人体可反复患病。

（四）流行特征

流感病毒具有较强的传染性，且抗原极易发生变异，加之以呼吸道传播为主，极易引起流行和大流行，且无明显季节性。在我国温带及寒温带地区，流感的散发流行多发生于冬春季；在亚热带及热带地区，则更多是在夏季流行。流行往往突然发生，迅速蔓延，于2~3周内病例数达高峰，一次流行可持续6~8周。流感发病率较高，流行过程持续时间较短。流感在人群中蔓延的速度和广度与人口密度有关，流行后人群会获得一定的免疫力。乙型流感与甲型流感相似，亦可引起流行，但丙型流感多为散发感染。

三 医院感染预防与控制标准操作规程

表2-3 流行性感冒医院感染预防与控制标准操作规程表

制订部门：		修订日期：
审核部门：		审核日期：
实施日期：	版次：	文件页数：
适用范围	全院	
措施类别	干预措施	
预检分诊	1. 流感高发季节对发热、有呼吸道症状患者加强流感筛查 2. 发现疑似患者后，应将患者引导至发热门诊就诊	
患者安置	1. 执行“飞沫隔离”“接触隔离”措施。加强环境卫生，经常通风 2. 疑似患者应单间隔离，经病原学确诊的患者可以同房安置 3. 患者病情允许的情况下应佩戴医用外科口罩、遵循咳嗽礼仪，减少外出 4. 做好陪护、探视人员的卫生健康宣教：手卫生与咳嗽礼仪 5. 疫情流行时，应设置一定区域以满足患者救治的需要	
职业防护	1. 执行“飞沫隔离”“接触隔离”措施 2. 医务人员进入隔离病房、接触患者时，应佩戴医用外科口罩；进行产生气溶胶的操作时，应佩戴医用防护口罩，佩戴护目镜、穿隔离衣 3. 落实手卫生 4. 推荐注射流感疫苗 5. 加强医务人员健康监测，出现发热及上呼吸道感染症状的医务人员不应坚持上班，应居家隔离治疗、休息	

续表

患者转运	1. 患者离开隔离病房外出检查或转运至其他科室前必须提前通知检查科室或接收科室 2. 患者病情允许的情况下，转运时应佩戴医用外科口罩 3. 转运后对转运床、轮椅等进行清洁消毒
环境清洁与消毒	1. 诊室病房通风良好，或使用空气消毒机消毒 2. 病区清洁应遵循清洁单元化操作，应有序进行，按照由上到下、由里到外、由轻度污染到重度污染的顺序进行 3. 床单位使用250～500mg/L含氯消毒剂擦拭，每日至少2次 4. 仪器设备表面：消毒时应根据材质选用合适的消毒方法，包括一次性消毒湿巾、75%乙醇或有效氯为250～500mg/L的含氯消毒剂擦拭消毒 5. 血液、体液等污染按“溅洒处理流程”处理。若溅洒量≥10mL，先用镊子清理玻璃等锐器后，再用含氯固化消毒粉覆盖污染物2分钟，污染物固化后再自外而内清理消毒。若溅洒量<10mL，则先用吸水纸或棉球吸附可见污染物，再用含氯消毒剂或湿巾进行清洁消毒。清洁用具使用后用500mg/L含氯消毒剂浸泡30分钟，洗净晾干 6. 终末消毒使用500mg/L含氯消毒剂彻底清洁床单位及仪器设备表面 7. 尽量减少病房内医疗设备数量 8. 所有织物均按照感染性织物管理，包装袋外标识清楚 9. 公共场所，特别是高频触摸的物表（门把手、电梯按钮、扶手等）需每日用有效氯为250～500mg/L的含氯消毒剂擦拭至少2次
复用医疗器械消毒	1. 中低度危险诊疗器械应专人专用，处理方法参考《WS/T 367—2012医疗机构消毒技术规范》 2. 高度危险诊疗器械应送消毒供应中心清洗、消毒、灭菌
解除隔离	1. 患者体温正常2天后或患病7天后解除隔离 2. 密切接触者需医学观察4天
医疗废物	患者产生的生活垃圾应作为感染性医疗废物处置
注意事项	无特殊

四 附表

表2-4　流行性感冒感染预防与控制措施落实情况督查表

一、基本信息						
科室			患者姓名		登记号	
性别		年龄		入院诊断		
二、控制措施落实核查						

隔离措施落实情况（根据情况，在“是”“否”下打钩）：	是	否
1. 执行“飞沫隔离”“接触隔离”措施。疑似患者应单间隔离，经病原学确诊的患者可以同房安置		
2. 病房通风良好，床旁放置速干手消毒剂		
3. 病情允许的患者应佩戴医用外科口罩		
4. 对患者及陪护人员进行手卫生及咳嗽礼仪的卫生宣教并督促落实		
5. 医务人员进入隔离间前应先佩戴医用外科口罩然后进入；进行产生气溶胶的操作时，应佩戴医用防护口罩，佩戴护目镜、穿隔离衣		
6. 落实手卫生，备速干手消毒剂		
7. 进行侵入性操作时应穿一次性隔离衣；可能发生血液、体液喷溅时，需佩戴防护面屏或护目镜		
8. 床单位使用250～500mg/L含氯消毒剂擦拭，每日至少2次		
9. 患者手术、转科、外出检查前需告知相关科室		
10. 复用医疗器械尽量专人专用，使用后送消毒供应中心清洗、消毒、灭菌		
11. 血液、体液等污染按“溅洒处理流程”处理		
12. 被血液、体液等污染的织物均应按照感染性织物处理，包装袋外标识清楚		
13. 终末消毒时，保持开窗通风，使用500mg/L含氯消毒剂彻底清洁床单位及仪器设备表面		

核查者签名：

核查日期：

第三节 水痘

水痘（varicella）是由水痘-带状疱疹病毒（varicella-zoster virus，VZV）感染所引起的常见疾病。水痘为原发性感染，多见于儿童，临床特征是全身同时出现丘疹、水疱及结痂。

一 病原学

水痘-带状疱疹病毒属疱疹病毒科，仅有一个血清型。病毒呈球形，直径150～200nm。病毒衣壳是由162个壳粒排成的对称20面体组成，外层为脂蛋白包膜，核心为双链DNA。病毒含有DNA聚合酶和胸腺嘧啶核苷激酶（thymidine kinase，TK），前者为合成DNA所必需的酶，系疱疹病毒属共有，后者仅存在于单纯疱疹病毒和水痘-带状疱疹病毒中。一般认为不能产生TK的病毒是不会造成潜伏性感染的，即感染后不会引起带状疱疹。病毒感染细胞后，多个受感染的细胞可融合形成多核巨细胞，细胞核内还可以出现嗜酸性包涵体。VZV本身对外界抵抗力弱，不耐热和酸，不能在痂皮中存活，能被乙醚等消毒剂灭活。人是已知自然界中VZV的唯一宿主。

二 流行病学

（一）传染源

水痘患者是唯一的传染源。病毒存在于上呼吸道黏膜和疱疹液中，发病前1～2天至皮疹完全结痂为止均有传染性。易感儿童接触带状疱疹患者后，也可发生水痘。

（二）传播途径

主要通过呼吸道飞沫和直接接触传播，亦可通过接触被病毒污染的用具间接传播。

（三）人群易感性

本病传染性强，人群对VZV普遍易感。易感儿童接触水痘患者后，有90%的发病概率，6个月以下婴儿较少见患水痘。孕妇患水痘时，胎儿和新生儿也可被感染而发病。病后可获得持久免疫，极少出现重复发病，但可反复发生带状疱疹。

（四）流行特征

本病一年四季均可发生，冬春季为发病高峰期。

三 医院感染预防与控制标准操作规程

表2-5　水痘医院感染预防与控制标准操作规程表

制订部门：		修订日期：	
审核部门：		审核日期：	
实施日期：		版次：	文件页数：
适用范围	全院		
措施类别	干预措施		
预检分诊	1. 在水痘高发季节，对发热、有红色斑疹和疱疹等症状的患者加强筛查 2. 发现疑似患者后，应引导其至发热门诊就诊		
患者安置	无负压病房及负压手术室时可采取以下安置措施： 1. 执行“飞沫隔离”“空气隔离”“接触隔离”措施 2. 疑似或确诊患者应单间隔离，隔离病房门应保持关闭，病房门口应设有明显的警示标志 3. 患者活动应限制在隔离病房内 4. 免疫功能低下者、孕妇以及儿童不宜探视患者 5. 宜安排对水痘有免疫力的医护人员专人负责 6. 对患者进行手卫生及咳嗽礼仪的卫生宣教并督促落实		
职业防护	1. 医务人员进入隔离病房时，应佩戴医用防护口罩，落实手卫生 2. 不应安排孕妇、免疫功能低下的医务人员为确诊或疑似水痘患者进行诊疗 3. 医务人员离开病房后，应脱除其他防护用品后再摘除医用防护口罩 4. 无水痘免疫力的工作人员暴露后须尽快（96小时内，最好72小时内）注射水痘-带状疱疹免疫球蛋白 5. 推荐无水痘免疫力工作人员注射水痘疫苗		

续表

患者转运	1. 减少患者非必要的转运，如确需转运，转运前必须通知接收科室，并明确接收科室有能力收治水痘患者 2. 患者病情允许的情况下，转运时应佩戴医用外科口罩 3. 转运宜选择负压转运车，如无负压转运车，转运途中应保持车内通风良好
环境清洁与消毒	1. 病房通风良好，保持房门关闭 2. 床单位使用250～500mg/L含氯消毒剂擦拭，每日至少2次 3. 仪器设备表面：根据材质选用合适的消毒方法，日常消毒可选用一次性消毒湿巾、75%乙醇或者可耐受含氯消毒剂擦拭，使用完毕需用250～500mg/L含氯消毒剂擦拭消毒 4. 血液、体液等污染按“溅洒处理流程”处理。若溅洒量≥10mL，先用镊子清理玻璃等锐器后，再用含氯固化消毒粉覆盖污染物2分钟，污染物固化后再自外而内清理消毒。若溅洒量<10mL，则先用吸水纸或棉球吸附可见污染物，再用含氯消毒剂或湿巾进行清洁消毒。清洁用具使用后用500mg/L含氯消毒剂浸泡30分钟，洗净晾干 5. 进行终末消毒时，可先用紫外线灯照射病房1小时，工作人员做好防护后再进入病房进行物表清洁消毒。使用500mg/L含氯消毒剂彻底清洁床单位及仪器设备表面 6. 尽量减少病房内医疗设备数量 7. 被血液、体液等污染的织物均应按照感染性织物管理，包装袋外标识清楚
复用医疗器械消毒	1. 中低度危险诊疗器械应专人专用，处理方法参考常《WS/T 367—2012医疗机构消毒技术规范》 2. 高度危险诊疗器械应送消毒供应中心清洗、消毒、灭菌
解除隔离	水痘疱疹完全结痂后可解除隔离，但不得少于发病后14日
医疗废物	患者产生的生活垃圾应作为感染性医疗废物处置
注意事项	1. 与水痘患者有过密切接触者，需医学观察3周 2. 带状疱疹患者可将病毒传染给血清反应阴性个体，血清反应阴性个体继而发生水痘。应执行“接触隔离”措施，避免无免疫力者接触水痘或带状疱疹患者

四 附表

表2-6 水痘感染预防与控制措施落实情况督查表

<table>
<tr><td colspan="6">一、基本信息</td></tr>
<tr><td>科室</td><td></td><td>患者姓名</td><td></td><td>登记号</td><td></td></tr>
<tr><td>性别</td><td></td><td>年龄</td><td></td><td>入院诊断</td><td></td></tr>
<tr><td colspan="6">二、控制措施落实核查</td></tr>
<tr><td colspan="4">隔离措施落实情况（根据情况，在“是”“否”下打钩）：</td><td>是</td><td>否</td></tr>
<tr><td colspan="4">1. 执行“飞沫隔离”“接触隔离”措施，疑似及确诊患者都应单间隔离</td><td></td><td></td></tr>
<tr><td colspan="4">2. 病房门应保持关闭状态，房门有警示标志</td><td></td><td></td></tr>
<tr><td colspan="4">3. 病情允许的患者应佩戴医用外科口罩</td><td></td><td></td></tr>
<tr><td colspan="4">4. 对患者进行手卫生及咳嗽礼仪卫生宣教并督促落实</td><td></td><td></td></tr>
<tr><td colspan="4">5. 医务人员进入隔离间前应先佩戴医用防护口罩，并检查口罩密闭性。离开病房后摘除医用防护口罩</td><td></td><td></td></tr>
<tr><td colspan="4">6. 进行产生气溶胶的操作时，应穿一次性隔离衣；进行可能发生血液、体液喷溅的操作时，需佩戴防护面屏或护目镜</td><td></td><td></td></tr>
<tr><td colspan="4">7. 落实手卫生，备速干手消毒剂</td><td></td><td></td></tr>
<tr><td colspan="4">8. 物体表面使用一次性消毒湿巾或250～500mg/L含氯消毒剂擦拭，每日至少2次</td><td></td><td></td></tr>
<tr><td colspan="4">9. 患者手术、转科、外出检查前告知相关科室</td><td></td><td></td></tr>
<tr><td colspan="4">10. 复用医疗器械尽量专人专用，使用后送消毒供应中心清洗、消毒、灭菌</td><td></td><td></td></tr>
<tr><td colspan="4">11. 血液、体液等污染按“溅洒处理流程”处理</td><td></td><td></td></tr>
<tr><td colspan="4">12. 被血液、体液等污染的织物按照感染性织物处理，包装袋外标识清楚</td><td></td><td></td></tr>
<tr><td colspan="4">13. 终末消毒时，先用紫外线灯照射病房1小时，工作人员做好防护后进入病房，使用500mg/L含氯消毒剂彻底清洁床单位及仪器设备表面</td><td></td><td></td></tr>
</table>

核查者签名：

核查日期：

第四节　手足口病

手足口病（hand-feet-mouth disease，HFMD）是由肠道病毒引起的急性传染病，其中以柯萨奇病毒A组16型（Coxsackie virus A16，Cox A16）和肠道病毒71型（enterovirus 71，EV 71）感染最常见。主要通过消化道、呼吸道和密切接触传播，一年四季都可发病，以夏秋季节为多。多发生于学龄前儿童，尤其3岁以下儿童发病率最高。以手、足、口腔等部位皮肤出现皮疹、疱疹为典型临床表现，多数患者症状轻，有自限性，1周左右可自愈，部分EV 71感染者可出现无菌性脑膜炎、脑干脑炎、脑脊髓炎、神经源性肺水肿、心肌炎、循环障碍等严重并发症，并可导致死亡。目前EV 71灭活疫苗已经运用于临床，但治疗上仍缺乏特效药物，还是以对症治疗为主。本病传染性强，易引起暴发或流行，我国卫健委（原卫生部）于2008年5月2日起，将之列为丙类传染病管理。

一　病原学

手足口病病原体多样，均为单股正链RNA病毒，属微小RNA病毒科、肠道病毒属。其中引起手足口病的肠道病毒有71型、柯萨奇病毒和埃可病毒的某些血清型。其中EV 71和Cox A16为引起手足口病最常见的病原体。病毒颗粒呈立体对称的20面体球形结构，无包膜，直径20～30nm，其衣壳由VP[①]1、VP2、VP3、VP4拼装而成，VP1、VP2、VP3位于病毒衣壳表面，VP4位于病毒衣壳内部。其基因组为单股正链RNA，长7.4～7.5kb。

手足口病病毒对外界环境的抵抗力较强，室温下可存活数日，污水和粪便中可存活数月。在pH 3～9的环境中可稳定生存，不易被胃酸和胆汁灭活。该病毒对乙醚、脱氧胆酸钠、去污剂、弱酸等有抵抗力，能抵抗70%乙醇和5%甲酚皂溶液，对紫外线及干燥环境敏感，对多种氧化剂（1%高锰酸钾溶液、1%过氧化氢溶液、含氯消毒剂等）、甲醛和碘酒等也都比较敏感。该病毒在50℃环境中可被迅速灭活，在4℃环境中可存活1年，可长期存活在-20℃环境中。

①VP为英文viral protein的缩写，即病毒蛋白。

二 流行病学

（一）传染源

本病的传染源包括患者和隐性感染者。手足口病流行期间，患者为主要传染源；散发期间，隐性感染者为主要传染源。手足口病无明显前驱期，病毒主要存在于血液、鼻咽分泌物及粪便中，其中粪便中的病毒排毒时间为4～8周，一般以发病后1周内传染性最强。

（二）传播途径

手足口病主要经粪-口途径传播，其次是经呼吸道飞沫传播和密切接触（口鼻分泌物、疱疹液及被污染的手及物品）传播。本病传染性强，患者和病毒携带者的粪便、呼吸道分泌物及患者的黏膜疱疹液中含有大量病毒，接触被病毒污染的患者的手、日常用具、患者的衣物以及医疗器具等均可感染。其中，被病毒污染的患者的手是该病传播的关键媒介。在手足口病流行地区，苍蝇、蟑螂可机械性携带病毒，也起一定的传播作用。据报道，发生的EV 71流行中，家庭内传播和幼儿园内传播是EV 71最主要的传播场所，且儿童传播病毒能力比成人强。

（三）人群易感性

人群对引起手足口病的肠道病毒普遍易感，隐性感染与显性感染人数之比约为100：1，感染后可获得一定免疫力，免疫持续时间不明确。低年龄组儿童（5岁以下儿童为主，3岁以下发病率最高）最为易感，成人大部分为隐性感染。感染后可产生具有型特异性和亚组特异性的中和抗体及肠道局部抗体，各型之间鲜有交叉免疫保护，可发生再次感染（概率为3%），因此，机体可先后或同时感染多种不同血清型或亚组病毒。由于肠道病毒分布广泛、传染性强，多数人在婴幼儿时期已经感染过当地流行的各种肠道病毒，到青少年和成年时期，这些人就已通过感染获得相应的免疫力。

（四）流行特征

手足口病流行形式多样，在世界各地分布广泛，热带和亚热带地区一年四季均可发生EV 71流行；中温带地区冬季感染较少，夏季5～7月可出现明显的感染高峰。引起本病的肠道病毒型别众多，传染性强，感染者排毒期较长，传播途径复杂，传播速度快，控制难度大，故在流行期间常可发生幼儿园和托儿所集体感染和家庭聚集发病，有时可在短时间内造成较大范围的流行。EV 71和Cox A16为主要病原体，重症及死亡病例中EV 71感染者占大多数。EV 71因其传染性强、传播速度快及隐性感染者比例大，短期内易造成暴发流行；大规模流行多发生于暴发后，周期为2~4年。

三　医院感染预防与控制标准操作规程

表2-7　手足口病医院感染预防与控制标准操作规程表

<table>
<tr><td colspan="2">制订部门：</td><td colspan="2">修订日期：</td></tr>
<tr><td colspan="2">审核部门：</td><td colspan="2">审核日期：</td></tr>
<tr><td colspan="2">实施日期：</td><td>版次：</td><td>文件页数：</td></tr>
<tr><td>适用范围</td><td colspan="3">全院</td></tr>
<tr><td>措施类别</td><td colspan="3">干预措施</td></tr>
<tr><td>预检分诊</td><td colspan="3">手足口病流行季节（5~7月）在儿科门诊设置手足口病专用诊室或接诊台，尽早分流患儿</td></tr>
<tr><td>患儿安置</td><td colspan="3">1. 应执行“飞沫隔离”“接触隔离（粪-口、口-口传播）”措施
2. 疑似患儿应单间隔离，确诊为轻症的患儿可同房安置，重症患儿应单间隔离
3. 病房外设立隔离标志
4. 患儿及陪护人员应注意个人卫生，重点包括手卫生、处理排泄物和患儿使用过的物品、排泄物的清洁消毒
5. 暂停使用室内儿童游乐设施</td></tr>
<tr><td>职业防护</td><td colspan="3">1. 执行“飞沫隔离”“接触隔离”措施，戴医用外科口罩，进行需接触患儿分泌物、排泄物的操作时应戴手套，脱手套后应立即洗手，必要时穿隔离衣
2. 推荐流动水加洗手液洗手。单方醇类手消毒剂对肠道病毒无效。给患儿换尿片、处理患儿粪便，或进行直接接触患儿分泌物、血液、口腔黏膜、皮肤疱疹等高危操作后，必须洗手</td></tr>
</table>

续表

患儿转运	1. 转运前必须通知接收科室、医院，做好防护及清洁消毒工作 2. 转运后做好转运床、轮椅、救护车等的清洁消毒
环境清洁与消毒	1. 诊室、病房通风良好，可进行自然通风或机械通风 2. 病区清洁应遵循清洁单元化操作，应有序进行，按照由上到下、由里到外、由轻度污染到重度污染顺序进行 3. 床单位使用500mg/L含氯消毒剂擦拭，每日至少2次。增加卫生间的清洁消毒频次，备1000mg/L含氯消毒剂，在患儿便后冲洗马桶及周边 4. 仪器设备表面：消毒时应根据材质选用合适的消毒方法，包括一次性消毒湿巾（选择具杀灭肠道病毒作用的产品）或有效氯为500mg/L的含氯消毒剂擦拭消毒 5. 血液、体液等污染按“溅洒处理流程”处理。若溅洒量≥10mL，先用镊子清理玻璃等锐器后，再用含氯固化消毒粉覆盖污染物2分钟，污染物固化后再自外而内清理消毒。若溅洒量<10mL，则先用吸水纸或棉球吸附可见污染物，再用含氯消毒剂或湿巾进行清洁消毒。清洁用具使用后用500mg/L含氯消毒剂浸泡30分钟，洗净晾干 6. 患儿出院后应严格终末消毒，使用500mg/L含氯消毒剂彻底清洁床单位及仪器设备表面，更换床单被套。床褥、枕芯使用床单位消毒机消毒，如被患儿排泄物污染应丢弃 7. 尽量减少病房内医疗设备数量 8. 被血液、体液等污染的织物均应按照感染性织物处理，包装袋外标识清楚 9. 公共场所，特别是高频触摸的物表（门把手、电梯按钮、扶手等）需每日用有效氯为250~500mg/L的含氯消毒剂擦拭至少2次 10. 单方醇类消毒剂对肠道病毒无效
复用医疗器械消毒	1. 中低度危险诊疗器械应专人专用，处理方法参考《WS/T 367—2012医疗机构消毒技术规范》 2. 高度危险诊疗器械应送消毒供应中心清洗、消毒、灭菌
解除隔离	患儿治愈后可解除隔离。与患儿密切接触者需医学观察7天
医疗废物	患儿产生的生活垃圾应作为感染性医疗废物处置
注意事项	儿童可接种EV 71疫苗，但EV 71疫苗只对EV 71感染引起的手足口病具有保护作用，不能预防Cox A16或其他肠道病毒感染引起的手足口病

四 附表

表2-8 手足口病感染预防与控制措施落实情况督查表

<table>
<tr><td colspan="6">一、基本信息</td></tr>
<tr><td>科室</td><td colspan="2"></td><td>患者姓名</td><td></td><td>登记号</td></tr>
<tr><td>性别</td><td></td><td>年龄</td><td></td><td>入院诊断</td><td></td></tr>
<tr><td colspan="6">二、控制措施落实核查</td></tr>
</table>

隔离措施落实情况（根据情况，在“是”“否”下打钩）：	是	否
1. 执行“飞沫隔离”“接触隔离”措施		
2. 疑似患儿应单间隔离，确诊为轻症的患儿可同房安置，重症患儿应单间隔离		
3. 病房通风良好		
4. 对患儿及陪护人员进行手卫生、处理排泄物的卫生宣教，并督促落实		
5. 落实手卫生，推荐流动水加洗手液洗手		
6. 医务人员应戴医用外科口罩，进行需接触患儿分泌物、排泄物的操作时应戴手套，脱手套后应立即洗手，必要时穿隔离衣		
7. 床单位使用500mg/L含氯消毒剂擦拭，每日至少2次。增加卫生间的清洁消毒频次，备1000mg/L含氯消毒剂，在患儿便后冲洗马桶及周边		
8. 复用医疗器械尽量专人专用，使用后送消毒供应中心清洗、消毒、灭菌		
9. 被血液、体液等污染的织物均应按照感染性织物处理，包装袋外标识清楚		
10. 患儿手术、转科、外出检查前需告知相关科室		
11. 终末消毒时，使用500mg/L含氯消毒剂彻底清洁床单位及仪器设备表面。被患儿排泄物污染的枕头、床垫、被褥等，无法清洗时应丢弃		
12. 公共场所，特别是高频触摸的物表（门把手、电梯按钮、扶手等）需每日用有效氯为250～500mg/L的含氯消毒剂擦拭至少2次		

核查者签名：

核查日期：

第五节 登革热

登革热（dengue fever）是由登革病毒（dengue virus，DENV）引起的、经伊蚊传播的急性传染病。临床特点为突起发热，全身肌肉、骨骼、关节疼痛，极度疲乏，出现皮疹、淋巴结肿大，以及白细胞减少。重型登革热是登革热的一种严重类型，起病类似典型登革热，发热2~5天后病情突然加重，可出现多器官大量出血和休克，血液浓缩、血小板减少、白细胞增多，肝大，多见于儿童，病死率高。

登革热主要在热带和亚热带地区流行，多发生在城市和半城市地区，近几十年的发病率在全球大幅度上升。全世界40%以上的人口面临患病危险。据WHO统计，世界上每年可能有5000万至1亿登革热感染病例。20世纪70年代，世界上只有9个国家登革热流行较重，而现在，登革热已经流行至非洲、美洲、东地中海、东南亚和西太平洋等地区，流行国家已经超过100个，美洲、东南亚和西太平洋地区是流行最严重的几个地区。

我国首次经病原学证实的登革热流行发生于1978年，在广东省佛山市。我国的广东省、台湾地区、香港特别行政区、澳门特别行政区是我国登革热几个主要流行区，但随着气候变暖和交通发展，近年发现登革热的流行有向北扩展的趋势，已知的4种血清型登革病毒也均已在我国被发现。2014年，广东全年报告的登革热病例超过4万例，预示我国登革热的防治工作仍面临着巨大挑战。

1950年，泰国首先发现重症登革热病例，之后在东南亚、太平洋岛屿及加勒比海地区相继发生重症登革热的流行。

一 病原学

登革病毒归为黄病毒科中的黄病毒属。病毒颗粒呈哑铃状、棒状或球形，直径40~50nm。基因组为单股正链RNA，长约1kb，编码3个结构蛋白和7个非结构蛋白，基因组与核心蛋白一起装配成20面对称体的核衣壳。外层为脂蛋白组成的包膜，包膜含有型特异性抗原和群特异性抗原。根据抗原性的差异，登革病毒可分为4种血清型（DENV-1、DENV-2、DENV-3和DENV-4），各型之间及与乙型脑炎病毒之间有部分交叉免疫反应。4种类型的登革病毒均可引起重症登革热，但以第2型最常见。1985年在我国海南省出现的重症登革热也是由第2型登革病毒引起的。

登革病毒在伊蚊胸肌细胞、绿猴肾细胞及新生小白鼠的脑中生长良好，病毒在细胞质中增殖，细胞病变恒定。目前，常用C6/36细胞（幼蚊细胞）株来分离登革病毒。登革病毒不耐热，60℃环境下30分钟或100℃环境下2分钟即可灭活，但耐低温，在人血清中于-20℃环境中可存活5年，在-70℃环境中可存活8年以上。登革病毒对酸、洗涤剂、乙醚、紫外线等敏感。

二 流行病学

（一）传染源

患者和隐性感染者是主要传染源。患者在潜伏期末及发热期内有传染性，主要局限于发病前6～18小时至发病后第3天，少数患者在病程第6天仍可在血液中分离出病毒。在流行期间，轻型患者和隐性感染者数量较多。本病尚未发现有慢性患者和病毒携带者。曾在野外捕获的猴子、蝙蝠等动物体内分离出登革病毒，但还未确定这些动物有传染源的作用。

（二）传播途径

埃及伊蚊和白纹伊蚊是本病的主要传播媒介。在东南亚地区和我国海南地区，以埃及伊蚊传播为主；在太平洋岛屿地区和我国广东、广西地区，则以白纹伊蚊传播为主。在非流行期间，伊蚊可能是病毒的储存宿主。

（三）人群易感性

在新出现的流行区，人群普遍易感，但发病是以成人为主。在地方性流行区，当地成年居民的血清中几乎都可检出抗登革病毒的中和抗体，故发病是以儿童为主。感染恢复后，人体会对同型病毒有巩固免疫力，并可维持多年；对异型病毒也会有部分免疫力，但只维持数月；对其他黄病毒属的病毒，如乙型脑炎病毒和圣路易斯脑炎病毒，有一定的交叉免疫力。此外，初次感染恢复后若再感染其他血清型的登革病毒会增加罹患重症登革热或登革休克综合征的风险。

（四）流行特征

1. 地理分布。登革热主要在北纬25°到南纬25°的热带和亚热带地区流行，尤其是在东南亚、太平洋岛屿和加勒比海地区。在我国主要发生于海南省、台湾省、广东省、广西壮族自治区和香港、澳门特别行政区。登革病毒常先流行于城镇，后向农村蔓延。由于现代交通工具的便利与人员的频繁流动，登革热的远距离（如城市间、国家间）传播已逐渐引起人们的重视。重症登革热多发生于登革热地方性流行区的当地居民之中，外来人很少发生，可能与多数当地居民的血液中存在促进性抗体（enhancing antibody）有关。在东南亚，本病好发于14岁儿童，在我国海南省则好发于15～30岁的人群。

2. 季节性。登革热流行与伊蚊滋生有关，主要发生在夏秋雨季。在广东省为5～11月，海南省为3～12月。

3. 周期性。在地方性流行区有隔年发病率升高的趋势，但近年来流行周期常不规则。

三 医院感染预防与控制标准操作规程

表2-9　登革热医院感染预防与控制标准操作规程表

制订部门：	修订日期：	
审核部门：	审核日期：	
实施日期：	版次：	文件页数：
适用范围	全院	
措施类别	干预措施	
预检分诊	1. 登革热流行季节，对突发高热、皮疹、头痛、眼眶痛、全身肌肉痛的患者及时进行特异性抗原、抗体检测 2. 发现疑似患者后，应先隔离在有防蚊措施的空间（装有纱窗、纱门、蚊帐）	

续表

患者安置	1. 控制虫媒传播 2. 疑似患者与确诊患者分开收治。疑似患者应单独隔离（单间或蚊帐内），确诊患者可隔离在同一房间 3. 隔离室应安装纱窗、纱门、蚊帐，并用蚊香驱蚊 4. 患者需穿长袖长裤，限制患者活动范围，避免陪护
职业防护	1. 控制虫媒传播 2. 医务人员办公室、值班室应安装纱窗、纱门，值班室应安装蚊帐，用蚊香驱蚊 3. 医务人员穿长袖工作服及长腿工作裤。喷涂防蚊液，减少和避免被蚊虫叮咬 4. 加强医务人员健康监测，出现发热立即排查登革热
患者转运	患者转院或到其他科室检查时要注意防蚊虫叮咬，穿长袖长裤、喷涂防蚊液
环境清洁与消毒	1. 病区及隔离室周围100m范围室内外进行紧急杀蚊、灭蚊，每3天一次，3次后每周一次，至少持续25天 2. 重点喷洒消杀绿化带，清理积水（室内水生植物的栽培瓶积水、花盆和垫盆积水及室内外洼地的小型积水），插花水每周更换2次 3. 清理沟渠，清除蚊虫滋生地，特别是天台、地下车库、下水道等区域的死角位置
复用医疗器械消毒	无特殊
解除隔离	病程超5天，且无发热24小时以上
医疗废物	无特殊
注意事项	无特殊

四 附表

表2-10 登革热感染预防与控制措施落实情况督查表

<table>
<tr><td colspan="8">一、基本信息</td></tr>
<tr><td>科室</td><td colspan="2"></td><td>患者姓名</td><td></td><td>登记号</td><td colspan="2"></td></tr>
<tr><td>性别</td><td></td><td>年龄</td><td></td><td>入院诊断</td><td colspan="3"></td></tr>
<tr><td colspan="8">二、控制措施落实核查</td></tr>
<tr><td colspan="6">隔离措施落实情况（根据情况，在“是”“否”下打钩）：</td><td>是</td><td>否</td></tr>
<tr><td colspan="6">1. 疑似患者应单独隔离（单间或蚊帐内），确诊患者可隔离在同一房间</td><td></td><td></td></tr>
<tr><td colspan="6">2. 隔离室应安装纱窗、纱门、蚊帐，并用蚊香驱蚊</td><td></td><td></td></tr>
<tr><td colspan="6">3. 患者需穿长袖长裤，限制患者活动范围，避免陪护</td><td></td><td></td></tr>
<tr><td colspan="6">4. 医务人员办公室、值班室应安装纱窗、纱门，值班室应安装蚊帐，用蚊香驱蚊</td><td></td><td></td></tr>
<tr><td colspan="6">5. 医务人员穿长袖工作服及长腿工作裤。喷涂防蚊液，减少和避免被蚊虫叮咬</td><td></td><td></td></tr>
<tr><td colspan="6">6. 加强医务人员健康监测，出现发热立即排查登革热</td><td></td><td></td></tr>
<tr><td colspan="6">7. 病区及隔离室周围100m范围室内外进行紧急杀蚊、灭蚊，每3天一次，3次后每周一次，至少持续25天</td><td></td><td></td></tr>
<tr><td colspan="6">8. 清理室内水生植物的栽培瓶积水、花盆和垫盆积水及室内外洼地的小型积水</td><td></td><td></td></tr>
<tr><td colspan="6">9. 终末消毒物体表面使用500mg/L含氯消毒剂擦拭</td><td></td><td></td></tr>
</table>

核查者签名：

核查日期：

第六节 疟疾

疟疾（malaria）是由疟原虫感染引起的传染病，主要由雌性按蚊叮咬传播。疟原虫先侵入肝细胞发育、繁殖，再侵入红细胞繁殖，引起红细胞成批破裂而发病。临床上以反复发作的间歇性寒战、高热，继之大汗出后症状缓解为特点。间日疟及卵形疟可出现复发；恶性疟发热常不规则，病情较重，并可引起脑型疟等凶险病症发作。

一 病原学

疟疾的病原体为疟原虫。疟原虫属于真球虫目疟原虫科疟原虫属。疟原虫种类繁多，虫种宿主特异性强。能感染人类的疟原虫共有4种，即间日疟原虫、恶性疟原虫、三日疟原虫和卵形疟原虫，可分别引起间日疟、恶性疟、三日疟和卵形疟。在我国，主要流行的是间日疟原虫和恶性疟原虫，三日疟原虫少见，卵形疟原虫罕见。

疟原虫的生活史包括在人体内和在蚊体内两个阶段。

（一）人体内阶段

疟原虫在人体内的裂体增殖阶段为无性繁殖期。寄生于雌性按蚊体内的感染性疟原虫子孢子（sporozoite）会在按蚊叮咬吸血时随唾液腺分泌物进入人体，并经血液循环迅速进入肝脏，在肝细胞内经9～16天从裂殖子（merozoite）发育为成熟的裂殖体（schizont）。当被寄生的肝细胞破裂时，会释放出大量裂殖子。它们很快进入血液循环，侵犯红细胞，并开始在红细胞内进入无性繁殖周期。裂殖子侵入红细胞后发育为早期滋养体（即环状体），然后经滋养体发育为成熟的裂殖体。裂殖体内含数个至数十个裂殖子，当被寄生的红细胞破裂时，会释放出裂殖子及代谢产物，引起疟疾发作。被释放出来的裂殖子会再侵犯未被感染的红细胞，并开始新一轮的无性繁殖，导致疟疾出现周期性发作。间日疟原虫及卵形疟原虫在红细胞内的发育周期约为48小时；三日疟原虫的发育周期约为72小时；恶性疟原虫的发育周期为36～48小时，且发育先后不一，故临床发作症状亦不规则。

间日疟原虫和卵形疟原虫既含有速发型子孢子，又有迟发型子孢子。速发型子孢子在肝细胞内的发育较快，只需经12～20天就能发育为成熟的裂殖体。迟发型子孢子则发育较缓慢，需经6～11个月才能发育为成熟的裂殖体。迟发型子孢子亦称为休眠子（hypnozoite），是间日疟与卵形疟复发的根源。三日疟原虫和恶性疟原虫无迟发型子孢子，故无复发。

部分疟原虫裂殖子在红细胞内经3～6代增殖后发育为雌配子体（female gametophyte）与雄配子体（male gametophyte）。配子体在人体内的存活时间为30～60天。

（二）蚊体内阶段

疟原虫在按蚊体内的繁殖阶段被称为有性繁殖期。当雌性按蚊叮咬吸血疟疾患者或携带疟原虫者时，疟原虫配子体会被吸入按蚊体内，疟原虫开始进入有性繁殖期。雌、雄配子体在按蚊体内分别发育为雌、雄配子，雌、雄配子结合后形成合子（zygote），发育后成为动合子（ookinete），侵入按蚊的肠壁会发育为合子囊（oocyst）。每个合子囊中含有数千个子孢子母细胞，发育后会形成具感染能力的子孢子。这些子孢子会主动地移行到按蚊的唾液腺中，当按蚊再次叮人吸血时，子孢子就会进入人体，并进入其无性繁殖周期。

二 流行病学

（一）传染源

疟疾患者和带疟原虫者。

（二）传播途径

疟疾的传播媒介为雌性按蚊，经叮咬人体传播。少数病例可因输入带有疟原虫的血液或经母婴传播后发病。母婴传播的疟疾称为先天性疟疾或经胎盘传播的疟疾。

在我国，最重要的疟疾传播媒介是中华按蚊，也是我国平原地区间日疟的主要传播媒介。我国山区的疟疾传播以微小按蚊为主，我国丘陵地区疟疾传播则以嗜人按蚊为主。在我国海南省的山林地区，疟疾的主要传播媒介是大劣按蚊。此外，我国传播疟疾的媒介还包括多斑按蚊、巴拉巴按蚊和嵌斑按蚊等。

（三）人群易感性

人对疟疾普遍易感。感染后虽可获得一定程度的免疫力，但不持久。再次感染同种疟原虫则临床症状较轻，甚至可无症状。当来自非疟疾流行区的人员感染疟原虫后，临床表现常较严重。各型疟疾之间无交叉免疫性。

（四）流行特征

疟疾主要流行于热带和亚热带地区，其次为温带地区。这与按蚊的生活及繁殖环境密切相关。间日疟的流行区最广，恶性疟主要流行于热带地区，三日疟和卵形疟相对较少见。我国云南和海南两省为间日疟及恶性疟混合流行区，其余地区主要以间日疟流行为主。疟疾在热带地区全年均可发病，在其他地区以夏秋季发病较多。

疟疾在全球致死性寄生虫病中居第一位。目前全球约有93个国家27亿人居住在疟疾流行区，每年新发的疟疾病例为1.4亿～2.9亿例，病死病例有21万～63万例，死亡病例中约2/3的病例为5岁以下的幼儿。超过85%的死亡病例发生在撒哈拉以南的非洲地区。随着国际交流日益频繁，我国已出现不少输入性病例。

疟原虫对各种抗疟药的耐药性在增强，包括对青蒿琥酯的耐药性。

三　医院感染预防与控制标准操作规程

表2-11　疟疾医院感染预防与控制标准操作规程表

制订部门：		修订日期：
审核部门：		审核日期：
实施日期：	版次：	文件页数：
适用范围	全院	
措施类别	干预措施	
预检分诊	1. 对反复发作的间歇性寒战、高热、继而大汗出后缓解的患者及时进行疟疾筛查 2. 发现确诊或疑似患者后，应立即将患者隔离在有防蚊措施（纱窗、纱门、蚊帐）的单间	
患者安置	1. 控制虫媒传播 2. 隔离室应安装纱窗、纱门、蚊帐，并用蚊香驱蚊 3. 患者需穿长袖长裤，限制患者活动范围，严禁患者离开病房，避免陪护	

续表

职业防护	1. 出入病房的医务人员须佩戴帽子、口罩、手套，穿长袖工作服、长腿工作裤和工作鞋；在颈部、袖口等皮肤裸露处涂抹风油精等蚊虫驱避剂，以防蚊虫叮咬；接触患者后须进行手卫生 2. 办公室、值班室应安装纱窗、纱门，值班室应安装蚊帐，用蚊香驱蚊 3. 应加强医务人员健康监测，高风险人群可应用药物进行预防
患者转运	1. 患者转院或到其他科室检查时要注意防蚊虫叮咬，穿长袖长裤、喷涂防蚊液 2. 转运前必须通知接收科室、医院，做好防护及清洁消毒工作 3. 转运后做好转运床、轮椅、救护车等的清洁消毒
环境清洁与消毒	1. 病区及隔离室周围100m范围室内外进行紧急杀蚊、灭蚊，每3天一次，3次后每周一次，至少持续25天 2. 重点喷洒消杀绿化带，清理积水（室内水生植物的栽培瓶积水、花盆和垫盆积水及室内外洼地的小型积水），插花水每周更换2次 3. 清理沟渠，清除蚊虫滋生地，特别是天台、地下车库、下水道等区域的死角位置 4. 血液、体液等污染按“溅洒处理流程”处理。若溅洒量≥10mL，先用镊子清理玻璃等锐器后，再用含氯固化消毒粉覆盖污染物2分钟，污染物固化后再自外而内清理消毒。若溅洒量<10mL，则先用吸水纸或棉球吸附可见污染物，再用含氯消毒剂或湿巾进行清洁消毒。清洁用具使用后用500mg/L含氯消毒剂浸泡30分钟，洗净晾干
复用医疗器械消毒	1. 尽量使用一次性物品。中低度危险诊疗器械应专人专用，处理方法参考《WS/T 367—2012医疗机构消毒技术规范》 2. 高度危险诊疗器械应送消毒供应中心清洗、消毒、灭菌
解除隔离	患者离院
医疗废物	无特殊
注意事项	1. 潜伏期：恶性疟原虫7～9天，间日疟原虫11～13天，三日疟原虫18～35天，卵形疟原虫11～16天。但间日疟原虫温带株的潜伏期可长达数月 2. 血样随时可采，但恶性疟患者在发热期或退热后数小时内采样可提高阳性检出率 3. 以经按蚊叮咬传播为主，少数可经输血传播，偶有患病孕妇经胎盘感染胎儿。目前尚缺乏持续人-蚊-人传播的流行病学证据

四 附表

表2-12　疟疾感染预防与控制措施落实情况督查表

一、基本信息					
科室		患者姓名		登记号	
性别		年龄		入院诊断	

二、控制措施落实核查		
隔离措施落实情况（根据情况，在“是”“否”下打钩）：	是	否
1. 执行“虫媒隔离”措施，确诊或疑似患者应单独隔离		
2. 隔离室应安装纱窗、纱门、蚊帐，并用蚊香驱蚊，防蚊灭蚊		
3. 患者需穿长袖长裤，限制患者活动范围，避免陪护		
4. 医务人员办公室、值班室应安装纱窗、纱门，值班室应安装蚊帐，用蚊香驱蚊		
5. 医务人员穿长袖工作服及长腿工作裤。喷涂防蚊液，减少和避免被蚊虫叮咬		
6. 加强医务人员健康监测，高风险人群可应用药物进行预防		
7. 病区及隔离室周围100m范围室内外进行紧急杀蚊、灭蚊，每3天一次，3次后每周一次，至少持续25天		
8. 清理室内水生植物的栽培瓶积水、花盆和垫盆积水及室内外洼地的小型积水		
9. 血液、体液等污染按“溅洒处理流程”处理。大量溅洒物用含氯固化消毒粉覆盖污染物2分钟，污染物固化后再自外而内清理消毒		
10. 终末消毒物体表面使用500mg/L含氯消毒剂擦拭		

核查者签名：

核查日期：

第七节　狂犬病

狂犬病（rabies）是由狂犬病毒（rabies virus）引起的一种人兽共患的中枢神经系统急性传染病。狂犬病毒通常由病兽以咬伤方式通过唾液传给人类。临床表现分为狂躁型和麻痹型，狂躁型包括特有的恐水、怕风、恐惧不安、咽肌痉挛、进行性瘫痪等症状，狂躁型因有典型的恐水症状又名恐水症（hydrophobia）。至今该病无特效药物治疗，一旦发病，病死率达100%。法国学者巴斯德在1885年发明了狂犬病减毒活疫苗并应用于该病的预防，现在我们接种的狂犬病疫苗大多为灭活疫苗。

一　病原学

狂犬病毒属弹状病毒科（Rhabdoviridae）拉沙病毒属，形似子弹，直径65~80nm，长130~240nm，病毒中心为负链单链RNA，外层为核衣壳和含脂蛋白及糖蛋白的包膜。狂犬病毒易被紫外线、苯扎溴铵（新洁尔灭）、碘酒、高锰酸钾、乙醇、甲醛等灭活；100℃加热2分钟可被灭活。狂犬病毒可接种于鸡胚、鼠脑等组织中进行培养，也可在地鼠肾细胞、人二倍体细胞培养中增殖、传代。从患者或患病动物细胞中直接分离得到的狂犬病毒被称为野生型毒株（wild virus）或街毒株（street virus），致病力强，能在唾液腺中繁殖。街毒株在动物脑内传代50次后毒力减弱，对人和犬失去致病力，但仍然有免疫原性，可供制备疫苗，称为固定毒株（fixed virus）。

狂犬病毒含5个结构基因，为G、N、L、P和M基因，分别编码糖蛋白、核蛋白、转录酶大蛋白、磷蛋白和基质蛋白。糖蛋白能与乙酰胆碱受体结合，决定了狂犬病毒的嗜神经性，能刺激抗体产生保护性免疫反应。狂犬病毒的致病性与糖蛋白的表达水平及诱导细胞凋亡的能力关系密切。核蛋白是荧光免疫法检测的靶抗原，有助于临床诊断。

二　流行病学

（一）传染源

带狂犬病毒的动物是本病的传染源，我国狂犬病的主要传染源是病犬，其次为病猫、猪、牛、马等患病家畜。发达国家和地区对流浪狗的管控及对家养狗的强制免疫情况较好，故携带有狂犬病毒的蝙蝠、浣熊、臭鼬、狼、狐狸等野生动物也可成为当地狂犬病的主要传染源。一般来说，狂犬病患者不是传染源，因患者唾液中所含病毒量较少，不会形成人与人之间的传染。一些看似健康的犬或其他动物的唾液中也可能携带狂犬病毒，因此也能传播狂犬病。

（二）传播途径

狂犬病毒主要通过患病动物咬伤人类进行传播，也可由带狂犬病毒的犬的唾液经各种伤口（抓伤、舔伤）入侵，少数可在宰杀、剥皮、切割病犬等过程中被感染。蝙蝠群居洞穴中的含狂犬病毒的气溶胶也可经呼吸道传播传染给人类。器官移植也可传播狂犬病。

（三）人群易感性

人群普遍易感，兽医与动物饲养员尤其易感。人被病犬咬伤后，狂犬病的发病率为15%～20%。被病兽咬伤后是否发病与下列因素有关：①咬伤部位。头、面、颈、手指等处被咬伤后发病率高。②咬伤的严重性。伤口深而大者发病率高。③局部处理情况。咬伤后迅速彻底清洗者发病率会下降。④及时、全程、足量注射狂犬病疫苗和免疫球蛋白者发病率低。⑤被咬伤者免疫功能低下或免疫缺陷者发病率高。

三　医院感染预防与控制标准操作规程

表2-13　狂犬病医院感染预防与控制标准操作规程表

<table>
<tr><td colspan="2">制订部门：</td><td colspan="2">修订日期：</td></tr>
<tr><td colspan="2">审核部门：</td><td colspan="2">审核日期：</td></tr>
<tr><td colspan="2">实施日期：</td><td>版次：</td><td>文件页数：</td></tr>
<tr><td>适用范围</td><td colspan="3">全院</td></tr>
<tr><td>措施类别</td><td colspan="3">干预措施</td></tr>
<tr><td>预检分诊</td><td colspan="3">1. 对恐水、怕风、有被狂犬、疑似狂犬或者不能确定健康的狂犬病宿主动物咬伤或抓伤的患者筛查狂犬病
2. 发现确诊或疑似患者后，应立即单间隔离</td></tr>
<tr><td>患者安置</td><td colspan="3">1. 疑似或确诊患者应单间隔离，隔离室门应保持关闭，隔离室门口应有明显警示标志
2. 患者活动应限制在隔离室内，避免陪护</td></tr>
</table>

续表

职业防护	1. 进行产生气溶胶的操作时，应穿隔离衣；进行可能发生血液、体液喷溅的操作时，需佩戴防护面屏或护目镜 2. 不应安排皮肤有破损或孕妇等体质较弱的医务人员为确诊或疑似患者进行诊疗 3. 推荐参与诊疗的医务人员预防接种狂犬病疫苗
患者转运	1. 患者转院或到其他科检查时应预防唾液污染，减少光、风、声等对患者的刺激 2. 转运前必须通知接收科室、医院，做好防护及清洁消毒工作 3. 转运后做好转运床、轮椅、救护车等的清洁消毒
环境清洁与消毒	1. 床单位使用一次性消毒湿巾或500mg/L含氯消毒剂擦拭，每日至少2次 2. 仪器设备表面：消毒时应根据材质选用合适的消毒方法，包括一次性消毒湿巾、75%乙醇或者可耐受含氯消毒剂擦拭。仪器设备使用后应用500mg/L含氯消毒剂擦拭消毒 3. 血液、体液等污染按“溅洒处理流程”处理。若溅洒量≥10mL，先用镊子清理玻璃等锐器后，再用含氯固化消毒粉覆盖污染物2分钟，污染物固化后再自外而内清理消毒。若溅洒量<10mL，则先用吸水纸或棉球吸附可见污染物，再用含氯消毒剂或湿巾进行清洁消毒。清洁用具使用后用500mg/L含氯消毒剂浸泡30分钟，洗净晾干 4. 患者出院后应严格终末消毒，使用500mg/L含氯消毒剂彻底清洁床单位及仪器设备表面 5. 尽量减少病房内医疗设备数量
复用医疗器械消毒	1. 中低度危险诊疗器械应专人专用，处理方法参考《WS/T 367—2012医疗机构消毒技术规范》 2. 高度危险诊疗器械应送消毒供应中心清洗、消毒、灭菌
解除隔离	患者离院
医疗废物	无特殊
注意事项	如果被病犬咬伤或抓伤，或伤口黏膜被病犬的唾液污染，应该立即用20%的肥皂水反复冲洗伤口并及时接种狂犬病疫苗

四 附表

表2-14　狂犬病感染预防与控制措施落实情况督查表

一、基本信息						
科室		患者姓名		登记号		
性别		年龄		入院诊断		
二、控制措施落实核查						
隔离措施落实情况（根据情况，在“是”“否”下打钩）：					是	否
1. 狂犬病为人畜共患的急性传染病，疑似或确诊患者应单间隔离						
2. 隔离室门应保持关闭状态，门口应有明显警示标志						
3. 进行产生气溶胶的操作时，应穿隔离衣；进行可能发生血液、体液喷溅的操作时，需佩戴防护面屏或护目镜						
4. 推荐参与诊疗的医务人员预防接种狂犬病疫苗						
5. 落实手卫生，备速干手消毒剂						
6. 床单位使用一次性消毒湿巾或500mg/L含氯消毒剂擦拭，每日至少2次						
7. 患者手术、转科、外出检查前需告知相关科室						
8. 复用医疗器械尽量专人专用，使用后送消毒供应中心清洗、消毒、灭菌						
9. 血液、体液等污染按“溅洒处理流程”处理。大量溅洒物用含氯固化消毒粉覆盖污染物2分钟，污染物固化后再自外而内清理消毒						
10. 终末消毒物体表面使用500mg/L含氯消毒剂擦拭						

核查者签名：

核查日期：

第八节　霍乱

霍乱（cholera）是由霍乱弧菌（Vibrio cholerae）引起的烈性肠道传染病，为我国甲类传染病，也是国际检疫传染病。霍乱可通过污染的水或食物传播，在亚洲、非洲、拉丁美洲等地区为高发的感染性腹泻病因之一。霍乱患者典型的临床表现为起病急，剧烈腹泻、呕吐，可引起脱水及肌肉痉挛，严重者可发生循环衰竭和急性肾衰竭。

一 病原学

（一）霍乱弧菌的分类

WHO腹泻控制中心根据霍乱弧菌的O抗原（菌体抗原）特异性、生物学性状、致病性等不同，将其分为以下三群。

1. O1群霍乱弧菌：O1群是霍乱的主要致病菌，可分为古典生物型（classical biotype）和埃尔托生物型（El Tor biotype）。O1群根据不同的O抗原血清型又可分为以下三种。一是小川型（异型，Ogawa）：含A、B抗原。二是稻叶型（原型，Inaba）：含A、C抗原。三是彦岛型（中间型，Hikojima）：含A、B、C三种抗原。B、C抗原可因弧菌的变异而互相转化，如小川型和稻叶型之间可以互相转化。

2. 不凝集弧菌（非O1群霍乱弧菌）：不能被O1群霍乱弧菌的多价血清所凝集，故统称为不凝集弧菌（non-agglutinating vibrio）。不能被O1群和非O1群的O2～O138群霍乱弧菌诊断血清所凝集的，称为O139群。因O139群含有与O1群霍乱弧菌相同的毒素基因，能引起流行性腹泻，故O139群所引起的腹泻与O1群霍乱弧菌引起的腹泻需同样对待。

3. 不典型O1群霍乱弧菌：本群弧菌可被O1群多价血清所凝集，但本群弧菌在体内外均不产生肠毒素，因此没有致病性。

（二）霍乱弧菌生物学特点

霍乱弧菌为革兰氏染色阴性菌，是呈弧形或逗点状的杆菌，一般长1.5～3.0μm，宽0.3～0.4μm，尾端有一鞭毛，菌体运动活跃，暗视野显微镜下悬滴镜检呈穿梭状运动，粪便直接涂片时可见弧菌纵列呈“鱼群”样。另外，O139群霍乱弧菌的菌体外有荚膜。霍乱弧菌属兼性厌氧菌，能在普通培养基中生长很好，在碱性环境中繁殖更快，故可使用pH 8.4～8.6的1%碱性蛋白胨水行增菌培养。

霍乱弧菌有耐热的菌体抗原（O抗原）和不耐热的鞭毛抗原（H抗原）。H抗原为霍乱弧菌属所共有；O抗原特异性高，有群特异性和型特异性两种抗原，是霍乱弧菌分群和分型的基础。

霍乱弧菌的致病力包括鞭毛运动、霍乱肠毒素、内毒素、黏蛋白溶解酶、黏附素、弧菌的代谢产物以及其他毒素。霍乱弧菌体表有一种特殊的菌毛，能与霍乱肠毒素协同调节表述，被称为毒素协同调节菌毛（toxin coregulated pilus，Tcp），其主要亚单位为Tcp A，在霍乱弧菌定居于人类肠道中起重要作用，被称为“定居因子”。

霍乱弧菌对热、干燥、酸性环境和消毒剂均敏感，在煮沸的开水中仅能存活1分钟，干热消毒需2小时，在正常胃酸中能存活5分钟，在含有0.5ppm氯的自来水及深井水中可生存15分钟。霍乱弧菌在自然环境中存活时间较长，如埃尔托生物型霍乱弧菌在河水、海水和井水中一般可存活1～3周，在鱼、虾和贝类食物中可存活1～2周，在合适的外环境中可存活1年以上。

二 流行病学

霍乱在人群中流行已有两个多世纪。自1817年以来，全球共发生了七次世界性霍乱大流行。

1820年霍乱传入我国。在1924～1948年间，我国几乎每年都会发生古典生物型霍乱流行，病死率也常超过30%。1949年后，我国未再出现古典生物型霍乱。1961年起，在我国南方地区开始流行埃尔托生物型霍乱。此后，埃尔托生物型霍乱在我国由南而北、由东而西逐渐播散，流行时起时伏，至今尚无停息的迹象，先后发生过3次较大流行。1993年5月，我国新疆南部的柯坪县出现O139型霍乱暴发，发病以青壮年为主。新疆这一次O139型霍乱流行地区较为局限。其后在我国其他一些地区也有报告发生O139型霍乱病例。我国从疫区及东南亚一些国家进口的海（水）产品中也曾查出过O139型霍乱弧菌。

（一）传染源

主要传染源为霍乱患者和带菌者。患者在发病期一般可连续排菌5天，也有排菌2周以上者。患者呕吐物中含有大量霍乱弧菌，为10^7～10^9个/mL。值得重视的是，霍乱的轻型患者和隐性感染者因诊断较困难，常得不到及时的隔离和治疗，这对霍乱的传播也有重要作用。

（二）传播途径

被霍乱弧菌污染的水源和食物可引起霍乱暴发流行，日常生活接触和苍蝇亦可引起间接传播。此外，霍乱弧菌也能通过被污染的鱼、虾等水产品引起传播。

（三）人群易感性

人群对霍乱弧菌普遍易感，本病隐性感染者较多。病后人体可获一定免疫力，能产生抗菌抗体和抗肠毒素抗体，但亦有再感染的报道。

（四）流行特征

在我国霍乱流行季节为夏秋季，以7～10月为多。流行地区主要是沿海一带，以广东、广西、浙江、江苏、上海等地为多。

三 医院感染预防与控制标准操作规程

表 2–15 霍乱医院感染预防与控制标准操作规程表

<table>
<tr><td colspan="2">制订部门：</td><td colspan="2">修订日期：</td></tr>
<tr><td colspan="2">审核部门：</td><td colspan="2">审核日期：</td></tr>
<tr><td colspan="2">实施日期：</td><td>版次：</td><td>文件页数：</td></tr>
<tr><td>适用范围</td><td colspan="3">全院</td></tr>
<tr><td>措施类别</td><td colspan="3">干预措施</td></tr>
<tr><td>预检分诊</td><td colspan="3">1. 对有腹泻、“米泔水”样粪便、呕吐、脱水、肌肉痉挛等症状的患者进行霍乱筛查
2. 发现确诊或疑似患者后，应立即单间隔离</td></tr>
<tr><td>患者安置</td><td colspan="3">1. 执行“接触隔离（粪–口）”措施
2. 确诊或疑似患者应单间隔离，病房外设立隔离标志
3. 患者应注意个人卫生，对患者进行手卫生、处理排泄物的卫生宣教，并督促落实
4. 病房限制人员进出，谢绝访客
5. 病区安装纱窗、纱门，发放驱蝇水，消灭苍蝇等传播媒介</td></tr>
<tr><td>职业防护</td><td colspan="3">1. 执行“接触隔离”措施。医务人员进入隔离病房时应佩戴手套。手套有可见污染、接触被粪便污染的物体表面或物品后、进行从污染到清洁的操作时应该立即更换
2. 进行可能会被床单位或患者排泄物污染的操作时，应穿一次性隔离衣，如有必要，可提高防护级别
3. 医务人员进行诊疗护理操作后，推荐用流动水加洗手液洗手，执行到位
4. 办公室、值班室应安装纱窗、纱门，值班室应安装蚊帐，发放驱蝇水，消灭苍蝇等传播媒介
5. 加强医务人员健康监测，如出现腹泻、呕吐等症状时要及时上报，预防性使用霍乱活菌苗</td></tr>
</table>

续表

患者转运	1. 转运前必须通知接收科室、医院，做好防护及清洁消毒工作 2. 转运后做好转运床、轮椅、救护车等的清洁消毒
环境清洁与消毒	1. 病房常见的污染表面包括：卫生间、便盆、地面、床栏、呼叫按钮、水槽、床头桌等。应使用500mg/L含氯消毒剂消毒，每日至少2次 2. 仪器设备表面：消毒时应根据材质选用合适的消毒方法，包括一次性消毒湿巾、75%乙醇或500mg/L含氯消毒剂擦拭消毒 3. 患者使用马桶后应盖好马桶盖再冲水。每次使用后应对马桶表面进行清洁和消毒，马桶刷不交叉使用。不使用喷洒式水龙头来清洁便盆和马桶，避免污染周围环境 4. 血液、体液等污染按“溅洒处理流程”处理。若溅洒量≥10mL，先用镊子清理玻璃等锐器后，再用含氯固化消毒粉覆盖污染物2分钟，污染物固化后再自外而内清理消毒。若溅洒量<10mL，则先用吸水纸或棉球吸附可见污染物，再用含氯消毒剂或湿巾进行清洁消毒。清洁用具使用后用500mg/L含氯消毒剂浸泡30分钟，洗净晾干 5. 被排泄物污染的枕头、床垫、被褥等无法清洗时应丢弃 6. 病区及隔离室周围100m范围室内外进行紧急杀蝇、灭蝇，消灭苍蝇等传播媒介 7. 患者出院后应严格终末消毒，使用500mg/L含氯消毒剂彻底清洁床单位及仪器设备表面
复用医疗器械消毒	1. 中低度危险诊疗器械应专人专用，处理方法参考《WS/T 367—2012医疗机构消毒技术规范》 2. 高度危险诊疗器械应送消毒供应中心清洗、消毒、灭菌
解除隔离	1. 患者症状消失后，隔天粪便培养一次，连续两次粪便培养阴性可解除隔离 2. 慢性带菌者：粪便培养连续7天阴性，胆汁培养每周一次，连续两次阴性可解除隔离 3. 密切接触者要严格检疫5天，留便培养并服药预防
医疗废物	患者产生的生活垃圾应按感染性医疗废物处置
注意事项	1. 治疗霍乱的关键是及时给患者补液，纠正脱水、电解质失衡和酸中毒，使患者心功能改善 2. 应用抗菌药物。仅作为液体疗法的辅助治疗，常用药物为环丙沙星，成人每次口服250～500mg，每日2次 3. 霍乱可通过水、食物、日常生活接触和苍蝇传播

四 附表

表2-16 霍乱感染预防与控制措施落实情况督查表

一、基本信息					
科室		患者姓名		登记号	
性别		年龄		入院诊断	

二、控制措施落实核查		
隔离措施落实情况（根据情况，在“是”“否”下打钩）：	是	否
1. 执行“接触隔离”措施，单间隔离		
2. 对患者进行手卫生、处理排泄物的卫生宣教，并督促落实		
3. 患者需穿长袖长裤，限制患者活动范围，避免陪护		
4. 医务人员办公室、值班室应安装纱窗、纱门，值班室应安装蚊帐，驱蝇灭蝇		
5. 加强医务人员健康监测，出现腹泻或呕吐症状应及时上报		
6. 病区及隔离室周围100m范围室内外进行紧急杀蝇、灭蝇		
7. 医务人员进入隔离病房时应佩戴手套。手套有可见污染、接触被粪便污染的表面或物品后、进行从污染到清洁的操作时应该立即更换		
8. 复用医疗器械尽量专人专用，使用后送消毒供应中心清洗、消毒、灭菌。尽量减少病房内医疗设备数量		
9. 进行产生气溶胶的操作时，应穿一次性隔离衣；进行可能发生血液、体液喷溅的操作时，需佩戴防护面屏或护目镜		
10. 床单位使用500mg/L含氯消毒剂擦拭，每日至少2次。增加卫生间的清洁消毒频次，备1000mg/L含氯消毒剂便后冲洗马桶及周边		
11. 被血液、体液等污染的织物均应按照感染性织物处理，包装袋外标识清楚		
12. 患者手术、转科、外出检查前需告知相关科室		
13. 终末消毒时，病房应保持开窗通风，使用500mg/L含氯消毒剂彻底清洁床单位及仪器设备表面		

核查者签名：

核查日期：

第九节 鼠疫

鼠疫（plague）是由鼠疫耶尔森菌（Yersinia pestis）引起的烈性传染病，主要流行于鼠类、旱獭及其他啮齿类动物间，属于自然疫源性疾病。人感染后的临床主要表现为高热、淋巴结肿痛、出血倾向、肺部特殊炎症等。人类主要通过被带菌的鼠蚤叮咬皮肤感染腺鼠疫，或者经呼吸道感染肺鼠疫。鼠疫严重者可发展为败血症。鼠疫传染性强，病死率高，属国际检疫传染病和我国法定的甲类传染病。我国有12种类型鼠疫自然疫源地，分布于19个地区。近十年，全世界的鼠疫病例数在逐年增多，且以腺鼠疫为主，需引起我们的高度重视。

一 病原学

鼠疫耶尔森菌亦称鼠疫杆菌，属肠杆菌科、耶尔森菌属，革兰氏染色阴性。外观为两端钝圆、两极浓染的椭圆形小杆菌。长1～1.5μm，宽0.5～0.7μm，有荚膜、无鞭毛、无芽孢。能在普通培养基上生长，培养的适宜温度为28℃～30℃，酸碱度为pH 6.9～7.2。

细菌的抗原成分：①荚膜FI（fraction I）抗原，分为两种，一种是多糖蛋白质（F~I），另一种为蛋白质（F~IB）。抗原性较强，特异性较高，有白细胞吞噬作用，可通过凝集试验、补体结合试验或间接血凝试验检测。②毒力V/W抗原，为菌体表面抗原。V抗原可使机体产生保护性抗体；W抗原为脂蛋白，不能使机体产生有保护力的抗体。V/W抗原结合物有促使产生荚膜、抑制吞噬的作用，与细菌的侵袭力相关。

鼠疫耶尔森菌产生两种毒素，一种为鼠毒素，是鼠疫耶尔森菌产生的外毒素（毒性蛋白质），对小鼠和大鼠有很强毒性；另一种为内毒素（脂多糖），较其他革兰氏阴性菌内毒素毒性强，能引起人体出现发热、弥散性血管内凝血、组织器官内溶血、中毒休克、局部及全身施瓦茨曼反应。本菌对外界抵抗力较弱，对光、热、干燥及一般消毒剂均敏感。日光直射鼠疫耶尔森菌4～5小时，55℃ 15分钟或100℃ 1分钟、5%苯酚、5%甲酚皂，5%～10%氯胺均可将其杀死。但鼠疫耶尔森菌在潮湿、低温、有机物内存活时间较长，在痰和脓液中可存活10～20天，在鼠蚤体内可存活1个月，在尸体内可存活数周至数月。

二 流行病学

（一）传染源

鼠疫为典型的自然疫源性疾病，自然中感染鼠疫的动物都可作为鼠疫的传染源，主要是鼠类和其他啮齿类动物。黄鼠属和旱獭属为主要储存宿主；褐家鼠、黄胸鼠为次要储存宿主，但却是人间鼠疫的主要传染源。其他如猫、羊、兔、骆驼、狼、狐等也可以成为传染源。各型鼠疫患者均为传染源，以肺鼠疫最为主要；鼠疫败血症患者早期的血液有传染性；腺鼠疫患者仅在脓肿破溃后或被蚤叮咬时才起传染源作用。

（二）传播途径

1. 动物间和人间鼠疫的传播。主要以鼠蚤为媒介，构成“啮齿动物-鼠蚤-人”的传播方式。鼠蚤叮咬是主要传播途径。

2. 经皮肤传播。少数患者可因直接接触鼠疫患者的痰液、脓液或病兽的皮、血、肉经破损皮肤或黏膜感染。

3. 呼吸道飞沫传播。肺鼠疫患者痰中的鼠疫耶尔森菌可借飞沫进行人与人之间的传播，造成鼠疫的大流行。

（三）人群易感性

人群对鼠疫普遍易感，无性别年龄差异，存在一定数量的隐性感染。患者病后可获持久免疫力。预防接种可获一定免疫力，能降低易感性。

（四）流行特征

1. 流行情况。鼠疫耶尔森菌感染以非洲、亚洲、美洲发病最多。亚洲主要在越南、尼泊尔、缅甸、印度、俄罗斯和蒙古国有流行或病例发生。近年来，我国有19个地区发生鼠疫疫情，发病最多的是云南西部黄胸鼠鼠疫疫源地和青藏高原喜马拉雅旱獭鼠疫疫源地。

2. 流行性。本病多通过交通工具由疫区向外传播，形成外源性鼠疫，引起流行。

3. 人间鼠疫与鼠间鼠疫的关系。人间鼠疫流行，均发生于动物间鼠疫之后。人间鼠疫多由野鼠传至家鼠，再由家鼠传染于人引起。

4. 季节性。与鼠类活动和鼠蚤繁殖情况有关。人间鼠疫多发生在6～9月。肺鼠疫多在10月以后流行。

5. 隐性感染。职业感染的差异与接触传染源的机会和频次有关。

三 医院感染预防与控制标准操作规程

表2-17　鼠疫医院感染预防与控制标准操作规程表

<table>
<tr><td colspan="2">制订部门：</td><td colspan="2">修订日期：</td></tr>
<tr><td colspan="2">审核部门：</td><td colspan="2">审核日期：</td></tr>
<tr><td colspan="2">实施日期：</td><td>版次：</td><td>文件页数：</td></tr>
<tr><td>适用范围</td><td colspan="3">全院</td></tr>
<tr><td>措施类别</td><td colspan="3">干预措施</td></tr>
<tr><td>预检分诊</td><td colspan="3">1. 对有高热、淋巴结肿大、恶寒等症状的患者加强筛查
2. 发现确诊或疑似患者后，应立即送往发热门诊隔离就诊</td></tr>
<tr><td>患者安置</td><td colspan="3">1. 执行“飞沫隔离”“接触隔离”措施，加强环境卫生。病区内严格做到无鼠、无蚤，有条件的可将患者安置在负压病房，特别是进行吸痰、气管插管等操作时，应在负压病房操作
2. 免疫功能低下的疑似患者和确诊患者应单人单间隔离，隔离间应配独立卫生间。病房门应保持关闭（确保患者安全）。除非诊疗需要，不应将患者转移到病房外
3. 执行不探视、不陪护管理</td></tr>
<tr><td>职业防护</td><td colspan="3">1. 医务人员执行标准预防，佩戴一次性乳胶手套、医用防护口罩、防护面屏或护目镜，穿防护服、鞋套等，同时做好手卫生
2. 经专家评估后，可考虑为一线诊疗人员安排接种鼠疫菌苗</td></tr>
<tr><td>患者转运</td><td colspan="3">1. 减少患者非必要的转运，如确需转运，转运前必须通知接收科室，并明确接收科室有能力收治鼠疫患者
2. 患者病情允许的情况下，转运时应佩戴医用外科口罩
3. 转运宜选择负压转运车，如无负压转运车，转运途中应保持车内通风良好</td></tr>
</table>

续表

环境清洁与消毒	1. 病房通风良好，保持房门关闭 2. 床单位使用500mg/L含氯消毒剂擦拭，每日至少2次 3. 仪器设备表面消毒：根据材质选用合适的消毒方法，日常消毒可选用一次性消毒湿巾、75%乙醇或者可耐受含氯消毒剂擦拭，使用完毕需用500mg/L含氯消毒剂擦拭消毒 4. 血液、体液等污染按“溅洒处理流程”处理。若溅洒量≥10mL，先用镊子清理玻璃等锐器后，再用含氯固化消毒粉覆盖污染物2分钟，污染物固化后再自外而内清理消毒。若溅洒量<10mL，则先用吸水纸或棉球吸附可见污染物，再用含氯消毒剂或湿巾进行清洁消毒。清洁用具使用后用500mg/L含氯消毒剂浸泡30分钟，洗净晾干。患者排泄物和分泌物可用含氯石灰或甲酚皂液彻底消毒 5. 进行终末消毒时，可先用紫外线灯照射病房1小时，工作人员做好防护后再进入病房进行物表清洁消毒。使用500mg/L含氯消毒剂彻底清洁床单位及仪器设备表面 6. 终末消毒时应更换空气消毒机滤网 7. 尽量减少病房内医疗设备数量 8. 被血液、体液等污染的织物均应按照感染性织物处理，包装袋外标识清楚 9. 对鼠疫患者周围环境进行灭蚤行动，防止鼠疫耶尔森菌通过跳蚤叮咬传播给其他人
复用医疗器械消毒	1. 中低度危险诊疗器械应专人专用，处理方法参考《WS/T 367—2012医疗机构消毒技术规范》 2. 高度危险诊疗器械应送消毒供应中心清洗、消毒、灭菌
解除隔离	1. 腺鼠疫患者隔离至淋巴结肿大完全消散后再观察7天 2. 肺鼠疫患者隔离至痰培养6次阴性 3. 密切接触者需医学观察9天 4. 曾接受预防者应检疫12天
医疗废物	患者产生的生活垃圾应作为感染性医疗废物处置
注意事项	1. 死于鼠疫者的尸体应用尸袋严密包扎后焚烧 2. 鼠疫的病原体治疗原则是早期、足量和联合应用敏感的抗菌药物，如链霉素、磺胺类、四环素、庆大霉素、β-内酰胺类、喹诺酮类和第三代头孢菌素等

四 附表

表2-18　鼠疫感染预防与控制措施落实情况督查表

一、基本信息					
科室		患者姓名		登记号	
性别		年龄		入院诊断	

二、控制措施落实核查

隔离措施落实情况（根据情况，在“是”“否”下打钩）：	是	否
1. 执行“飞沫隔离”“接触隔离”措施，疑似及确诊患者都应单人单间隔离		
2. 病房门应保持关闭，房门有警示标志		
3. 病情允许的患者应佩戴医用外科口罩。患者需穿长袖长裤或用床单、隔离衣覆盖在暴露的皮肤部位		
4. 执行不探视、不陪护管理		
5. 医务人员进入隔离间前应先佩戴医用防护口罩，并检查口罩密闭性。离开病房后摘除医用防护口罩，落实二级防护措施		
6. 进行产生气溶胶的操作时，应穿防护服；进行可能发生血液、体液喷溅的操作时，需佩戴防护面屏或护目镜		
7. 落实手卫生，备速干手消毒剂		
8. 物体表面使用500mg/L含氯消毒剂擦拭，每日至少2次		
9. 患者手术、转科、外出检查前需告知相关科室		
10. 尽量使用一次性物品。复用医疗器械专人专用，使用后送消毒供应中心清洗、消毒、灭菌		
11. 血液、体液等污染按“溅洒处理流程”处理，大量溅洒物用含氯固化消毒粉覆盖污染物2分钟，污染物固化后再自外而内清理消毒。患者排泄物和分泌物可用含氯石灰或甲酚皂液彻底消毒		
12. 被血液、体液等污染的织物按照感染性织物处理，包装袋外标识清楚		
13. 终末消毒时，先用紫外线灯照射病房1小时，工作人员做好防护后进入病房，使用500mg/L含氯消毒剂彻底清洁床单位及仪器设备表面		
14. 对鼠疫患者周围环境进行灭蚤行动，防止鼠疫耶尔森菌通过跳蚤叮咬传播给其他人		

核查者签名：

核查日期：

第十节　猴痘

猴痘[①]（mpox，曾称monkeypox）是由猴痘病毒感染所致的一种病毒性人兽共患病，主要临床表现为发热、皮疹、淋巴结肿大。既往疫情主要发生在中非和西非，病死率为1%~10%，通过接种疫苗可获得有效保护。世界卫生组织在1980年宣布天花已经在世界范围内被消灭，随后人类停止接种天花疫苗，故猴痘就成了世界公共卫生领域最主要的正痘病毒。2022年5月以来，已有20多个非地方性流行国家发现猴痘病例，且已出现人际传播。

猴痘病毒于1958年在绿猴中被发现。1970年，刚果民主共和国在一名疑似天花患者的血液样本中分离出猴痘病毒，为首例确诊的人类猴痘病例。人类猴痘病例主要分布在非洲中、西部热带雨林地区。1970年以来，已有11个非洲国家（贝宁共和国、刚果民主共和国、刚果共和国、喀麦隆共和国、中非共和国、尼日利亚共和国、科特迪瓦共和国、利比里亚共和国、塞拉利昂共和国、加蓬共和国和南苏丹共和国）报告人类猴痘病例。1996年至1997年，刚果民主共和国曾发生一次大规模猴痘疫情暴发，累计报告病例511例，死亡5例。2001年至2002年，刚果民主共和国再次报告猴痘疫情暴发，确诊病例485例，死亡25例。2017年至2018年，尼日利亚联邦共和国报告该国历史上规模最大的猴痘疫情，累计报告病例122例，死亡7例。2021年至2022年非洲共有5个国家报告猴痘病例，分别为刚果民主共和国（2022年1月1日至5月8日报告1238例，死亡57例）、尼日利亚联邦共和国（2022年1月1日至5月30日报告46例，无死亡病例）、喀麦隆共和国（2021年12月15日至2022年5月1日报告25例，死亡9例）、中非共和国（2022年3月4日至5月17日报告8例，死亡2例）和刚果共和国（2022年5月21日至5月23日报告2例，无死亡病例）。

非洲以外地区的猴痘疫情较少，且本地传播有限。美国2003年暴发猴痘疫情并波及6个州，累计报告病例47例，为非洲以外首次报告猴痘病例的国家，调查显示多数病例有草原犬鼠接触史，这些草原犬鼠曾接触过从加纳共和国进口已感染猴痘病毒的动物。2021年7月和11月，美国各报告1例尼日利亚联邦共和国输入病例。英国于

①注：根据《中华人民共和国传染病防治法》相关规定，自2023年9月20日起将猴痘纳入乙类传染病进行管理，采取乙类传染病的预防、控制措施。

2018年、2019年和2021年累计报告7例猴痘确诊病例，其中的输入病例均有尼日利亚联邦共和国旅行史，回到英国后发生有限续发传播。2022年5月7日至26日，全球已有23个国家报告猴痘疫情，累计确诊病例257例和疑似病例约120例，波及欧洲、北美洲、南美洲、大洋洲（澳大利亚）和亚洲（阿联酋）。多国疫情显示，猴痘病毒已发生人际传播，主要为男男同性恋聚集性疫情，需要动态密切关注并分析感染和流行态势。

一 病原学

猴痘病毒是全长约为197kb的双链DNA病毒，属于痘病毒科、正痘病毒属，该病毒很容易人工培养，在人、猴、鼠、兔等的细胞和鸡胚绒毛尿囊膜中都能很好地生长并可引起细胞病变。猴痘病毒的形态与其他正痘病毒属病毒一致，外形为圆角砖形或卵圆形，大小为200nm×250nm，外周有30nm的外膜，环绕匀质的核心体。猴痘病毒与天花病毒、痘苗病毒和牛痘病毒是正痘病毒属中对人类致病的4种病毒，它们都含有可溶性抗原、核蛋白抗原和红细胞凝集素，抗原性质基本相同，彼此之间有交叉免疫性。猴痘病毒存在西非和刚果盆地两个分支，两者具有明确的流行病学和临床转归差异，西非分支猴痘患者的病死率约为3.6%，刚果盆地分支猴痘患者的病死率可达10.6%。2022年5月以来的猴痘疫情经测序分析，病毒属于西非分支。

猴痘病毒耐干燥和低温，在土壤、痂皮和衣被上可生存数月。该病毒对热敏感，在56℃环境下30分钟或60℃环境下10分钟即可被灭活，紫外线和一般消毒剂均可使之灭活，对次氯酸钠、氯二甲酚、戊二醛、甲醛和聚甲醛等敏感。

二 流行病学

（一）传染源

猴痘病毒的主要宿主为非洲啮齿类（松鼠、冈比亚有袋鼠、睡鼠等）和灵长类（多种猴类和猿类）动物，与感染的啮齿类动物接触偶可感染。携带有猴痘病毒的动物及猴痘病毒感染者是主要传染源。

（二）传播途径

病毒经黏膜和破损皮肤侵入人体。主要通过接触感染动物的呼吸道分泌物、病变渗出物、血液、其他体液，或被感染动物咬伤、抓伤而感染。人与人之间主要通过密切接触传播，亦可在长时间近距离接触时通过飞沫传播，接触病毒污染的物品也有可能被感染。病毒还可通过胎盘从孕妇传播给胎儿。

（三）人群易感性

既往接种过天花疫苗者对猴痘病毒存在一定程度的交叉保护力，因此，未接种过天花疫苗的人群对猴痘病毒普遍易感。

二 医院感染预防与控制标准操作规程

表2-19 猴痘医院感染预防与控制标准操作规程表

<table>
<tr><td colspan="3">制订部门：</td><td colspan="2">修订日期：</td></tr>
<tr><td colspan="3">审核部门：</td><td colspan="2">审核日期：</td></tr>
<tr><td colspan="2">实施日期：</td><td colspan="2">版次：</td><td>文件页数：</td></tr>
<tr><td>适用范围</td><td colspan="4">全院</td></tr>
<tr><td>措施类别</td><td colspan="4">干预措施</td></tr>
<tr><td>预检分诊</td><td colspan="4">1. 对出现发热、浅表淋巴结肿大伴有皮肤黏膜皮疹等症状或发病前21天内接触过啮齿类、非人类灵长类动物等的患者加强筛查
2. 发现确诊或疑似患者后，应立即送往发热门诊隔离就诊</td></tr>
<tr><td>患者安置</td><td colspan="4">1. 执行“飞沫隔离”“接触隔离”措施，加强环境卫生。有条件的可将患者安置在负压病房，特别是进行吸痰、气管插管等操作时，应在负压病房操作
2. 疑似患者和确诊患者应单人单间隔离，隔离间应配独立卫生间。病房门保持关闭（确保患者安全）。除非诊疗需要，不应将患者转移到病房外
3. 执行不探视、不陪护管理</td></tr>
<tr><td>职业防护</td><td colspan="4">1. 医务人员执行标准预防，佩戴一次性乳胶手套、医用防护口罩、防护面屏或护目镜，穿防护服或隔离衣、鞋套等，同时做好手卫生
2. 经专家评估后，可考虑为一线诊疗人员安排接种天花疫苗</td></tr>
<tr><td>患者转运</td><td colspan="4">1. 减少患者非必要的转运，如确需转运，转运前必须通知接收科室，并明确接收科室有能力收治猴痘患者
2. 患者病情允许的情况下，转运时应佩戴医用外科口罩。患者需穿长袖长裤或用床单、隔离衣覆盖在暴露的皮肤部位
3. 转运宜选择负压转运车，如无负压转运车，转运途中应保持车内通风良好</td></tr>
</table>

续表

环境清洁与消毒	1. 病房通风良好，保持房门关闭 2. 床单位使用1000mg/L含氯消毒剂擦拭，每日至少2次 3. 仪器设备表面消毒：根据材质选用合适的消毒方法，日常消毒可选用一次性消毒湿巾、75%乙醇或者可耐受含氯消毒剂擦拭，使用完毕需用1000mg/L含氯消毒剂擦拭消毒 4. 血液、体液等污染按“溅洒处理流程”处理。若溅洒量≥10mL，先用镊子清理玻璃等锐器后，再用含氯固化消毒粉覆盖污染物2分钟，污染物固化后再自外而内清理消毒。若溅洒量<10mL，则先用吸水纸或棉球吸附可见污染物，再用含氯消毒剂或湿巾进行清洁消毒。清洁用具使用后用1000mg/L含氯消毒剂浸泡30分钟，洗净晾干 5. 进行终末消毒时，可先用紫外线灯照射病房1小时，工作人员做好防护后再进入病房进行物表清洁消毒。使用1000mg/L含氯消毒剂彻底清洁床单位及仪器设备表面 6. 终末消毒时应更换空气消毒机滤网 7. 尽量减少病房内医疗设备数量，尽量选择一次性诊疗用品 8. 医疗废物使用双层感染性医疗废物袋“鹅颈结”密闭打包，扎口喷1000mg/L含氯消毒剂消毒。患者出院后，更换并拆除所有床上用品、窗帘、隔帘等。注意动作轻柔，禁止大力抖动
复用医疗器械消毒	1. 中低度危险诊疗器械应专人专用，处理方法参考《WS/T 367—2012医疗机构消毒技术规范》 2. 高度危险诊疗器械应送消毒供应中心清洗、消毒、灭菌
解除隔离	1. 确诊患者需隔离至体温恢复正常、结痂完全脱落，才可解除隔离 2. 密切接触者需医学观察21天（自最后接触之日算起）
医疗废物	患者产生的生活垃圾应作为感染性医疗废物处置
注意事项	1. 既往接种过天花疫苗者对猴痘病毒存在一定程度的交叉保护力 2. 猴痘病毒的潜伏期为5～21天，多为6～13天 3. 目前国内尚无抗猴痘病毒药物。治疗主要包括对症支持治疗和对继发性细菌感染的治疗

四 附表

表2-20　猴痘感染预防与控制措施落实情况督查表

<table>
<tr><td colspan="7">一、基本信息</td></tr>
<tr><td>科室</td><td colspan="2"></td><td>患者姓名</td><td></td><td>登记号</td><td></td></tr>
<tr><td>性别</td><td></td><td>年龄</td><td></td><td>入院诊断</td><td colspan="2"></td></tr>
<tr><td colspan="7">二、控制措施落实核查</td></tr>
<tr><td colspan="5">隔离措施落实情况（根据情况，在“是”“否”下打钩）：</td><td>是</td><td>否</td></tr>
<tr><td colspan="5">1. 执行“飞沫隔离”“接触隔离”措施，疑似及确诊患者都应单人单间隔离</td><td></td><td></td></tr>
<tr><td colspan="5">2. 病房门应保持关闭，房门有警示标志</td><td></td><td></td></tr>
<tr><td colspan="5">3. 病情允许的患者应佩戴医用外科口罩。患者需穿长袖长裤或用床单、隔离衣覆盖在暴露的皮肤部位</td><td></td><td></td></tr>
<tr><td colspan="5">4. 执行不探视、不陪护管理</td><td></td><td></td></tr>
<tr><td colspan="5">5. 医务人员应佩戴一次性乳胶手套、医用防护口罩、防护面屏或护目镜，穿防护服或隔离衣、鞋套等，同时做好手卫生</td><td></td><td></td></tr>
<tr><td colspan="5">6. 加强医务人员健康监测，有需要时可预防接种天花疫苗</td><td></td><td></td></tr>
<tr><td colspan="5">7. 落实手卫生，备速干手消毒剂</td><td></td><td></td></tr>
<tr><td colspan="5">8. 物体表面使用1000mg/L含氯消毒剂擦拭，每日至少2次</td><td></td><td></td></tr>
<tr><td colspan="5">9. 患者手术、转科、外出检查前需告知相关科室</td><td></td><td></td></tr>
<tr><td colspan="5">10. 尽量使用一次性物品。复用医疗器械专人专用，使用后送消毒供应中心清洗、消毒、灭菌</td><td></td><td></td></tr>
<tr><td colspan="5">11. 血液、体液等污染按“溅洒处理流程”处理，大量溅洒物用含氯固化消毒粉覆盖污染物2分钟，污染物固化后再自外而内清理消毒。患者排泄物和分泌物可用含氯石灰或甲酚皂液彻底消毒</td><td></td><td></td></tr>
<tr><td colspan="5">12. 被血液、体液等污染的织物按照感染性织物处理，包装袋外标识清楚</td><td></td><td></td></tr>
<tr><td colspan="5">13. 终末消毒时，先用紫外线灯照射病房1小时后，工作人员做好防护后进入病房，使用1000mg/L含氯消毒剂彻底清洁床单位及仪器设备表面</td><td></td><td></td></tr>
<tr><td colspan="5">14. 对患者周围环境进行灭鼠行动，防止猴痘病毒通过鼠类传播给其他人</td><td></td><td></td></tr>
</table>

核查者签名：

核查日期：

第十一节 细菌性痢疾

细菌性痢疾（bacillary dysentery）简称菌痢，是由志贺菌属（Shigella）又称痢疾杆菌引起的急性肠道传染病。主要表现为直肠、乙状结肠的炎症和溃疡，有腹痛、腹泻、排黏液脓血便、里急后重等症状，严重者可出现感染性休克和（或）中毒性脑病。少数患者可演变为慢性细菌性痢疾。

一 病原学

志贺菌属隶属于肠杆菌科，为革兰氏阴性杆菌，无芽孢、无荚膜、无鞭毛，多数有菌毛，为兼性厌氧菌。

（一）抗原结构

O抗原为糖脂蛋白的复合物，具有特异性，可分为型特异性抗原、群特异性抗原两种。依据抗原类型可将志贺菌属分为4个群（即痢疾志贺菌、福氏志贺菌、鲍氏志贺菌、宋内氏志贺菌，可依次称为A、B、C、D群）和47个血清型或亚型。痢疾志贺菌是在全球范围内的主要流行菌属，而发达国家则以宋内氏志贺菌较常见。近年来，随着工业化的进展，亚洲、拉丁美洲部分发展中国家和地区，宋内氏志贺菌正逐渐蔓延增多。我国以福氏和宋内氏志贺菌为主，经济发达地区宋内氏志贺菌逐渐占优势。福氏志贺菌感染易转为慢性；宋内氏志贺菌感染往往症状较轻，多呈不典型发作；痢疾志贺菌的毒力最强，病情最重。

（二）抵抗力

志贺菌属存在于患者与带菌者的粪便中，对酸和一般消毒剂敏感，60℃环境下10分钟即可被杀死，在粪便中数小时内会死亡。但在污染物品及瓜果、蔬菜上可存活10～20天。志贺菌属的抵抗力以宋内氏志贺菌最强，痢疾志贺菌最弱。

（三） 致病力

志贺菌属侵入人肠黏膜上皮细胞后，可在细胞内繁殖并播散到邻近细胞，通过毒素作用引起邻近细胞死亡。志贺菌属中所有的菌都能产生内毒素，内毒素是引起人体全身反应（如发热、毒血症及休克）的重要因素。痢疾志贺菌还可产生外毒素，又称为志贺毒素（Shiga toxin），具有肠毒性、细胞毒性和神经毒性，可导致人体出现相应的临床表现。

二 流行病学

（一）传染源

细菌性痢疾患者和带菌者是主要传染源，其中非典型患者及带菌者因症状轻和无症状易被忽视，慢性患者排菌时间长，为重要传染源。

（二）传播途径

主要是粪-口途径传播，可通过接触被感染者粪便污染的食物、水、生活用品和手而感染，亦可经过苍蝇、蟑螂等媒介传播。由于志贺菌属的感染剂量低（10～200个细菌就可使人致病），人与人之间的生活接触传播也较为常见。

（三）人群易感性

人群普遍易感，以学龄前儿童和青壮年多发。病后仅产生短暂而不稳定的免疫力，不同菌群和血清型之间无交叉免疫，易反复感染和多次发病。

（四）流行特征

发病率受气候、经济水平、卫生状况、生活习惯等因素影响。本病全年均有发生，夏秋季是发病高峰。在流行季节，学校、幼托机构和工地等集体用餐单位，易引起食物型和水型细菌性痢疾暴发或流行。

三 医院感染预防与控制标准操作规程

表2-21 细菌性痢疾医院感染预防与控制标准操作规程表

制订部门：		修订日期：
审核部门：		审核日期：
实施日期：	版次：	文件页数：
适用范围	全院	
措施类别	干预措施	
预检分诊	对有腹痛、腹泻、里急后重、黏液便和脓血便、发热等症状的患者和有不洁饮食或者与细菌性痢疾患者接触史的患者进行细菌性痢疾筛查	
患者安置	1. 应执行“接触隔离（粪-口）”措施 2. 确诊或疑似患者应单间隔离，病房外设立隔离标志 3. 患者应注意个人卫生，养成餐前、便后洗手的良好卫生习惯，进行个人卫生宣教，并督促落实 4. 病房限制人员进出，非必要不陪护	
职业防护	1. 执行“接触隔离”措施。医务人员进入隔离病房时应佩戴手套。手套有可见污染时、接触被粪便污染的物体表面或物品后、进行从污染到清洁的操作时应该立即更换 2. 进行可能会被床单位或患者排泄物污染的操作时，应穿一次性隔离衣，如有必要，可提高防护级别 3. 医务人员诊疗护理操作后，推荐用流动水加洗手液洗手，执行到位 4. 加强医务人员健康监测，如出现腹泻、发热等症状需及时上报	
患者转运	1. 转运前必须通知接收科室、医院，做好防护及清洁消毒工作 2. 转运后做好转运床、轮椅、救护车等的清洁消毒	

续表

环境清洁与消毒	1. 病房常见的污染表面包括：卫生间、便盆、地面、床栏、呼叫按钮、水槽、床头桌等。应使用500mg/L含氯消毒剂消毒，每日至少2次 2. 仪器设备表面：消毒时应根据材质选用合适的消毒方法，包括一次性消毒湿巾、75%乙醇或有效氯为500mg/L的含氯消毒剂擦拭消毒 3. 患者使用马桶后应盖好马桶盖再冲水，避免污染周围环境。每次使用后应对马桶表面进行有效的清洁和消毒，马桶刷不交叉使用。不要使用喷洒式水龙头来清洁便盆和马桶，避免污染周围环境 4. 血液、体液等污染按“溅洒处理流程”处理。若溅洒量≥10mL，先用镊子清理玻璃等锐器后，再用含氯固化消毒粉覆盖污染物2分钟，污染物固化后再自外而内清理消毒。若溅洒量<10mL，则先用吸水纸或棉球吸附可见污染物，再用含氯消毒剂或湿巾进行清洁消毒。清洁用具使用后用500mg/L含氯消毒剂浸泡30分钟，洗净晾干 5. 贯彻执行“三管一灭”（即管好水源、食物和粪便，消灭苍蝇），病区及隔离室周围100m范围室内外进行紧急灭蝇，消灭苍蝇等传播媒介 6. 患者出院后应严格终末消毒，使用500mg/L含氯消毒剂彻底清洁床单位及仪器设备表面
复用医疗器械消毒	1. 中低度危险诊疗器械应专人专用，处理方法参考《WS/T 367—2012医疗机构消毒技术规范》 2. 高度危险诊疗器械应送消毒供应中心清洗、消毒、灭菌
解除隔离	1. 患者症状消失，粪便培养隔日1次，连续2～3次阴性方可解除隔离 2. 密切接触者需医学观察7天
医疗废物	患者产生的医疗废物应当使用双层医疗废物包装袋盛装，生活垃圾按感染性废物收集处理
注意事项	细菌性痢疾的高发人群为0～5岁儿童，以散居儿童为主，同时存在明显的季节性及空间聚集特点，夏秋季为发病高峰期

四 附表

表2-22　细菌性痢疾感染预防与控制措施落实情况督查表

<table>
<tr><td colspan="6">一、基本信息</td></tr>
<tr><td>科室</td><td colspan="2"></td><td>患者姓名</td><td>登记号</td><td></td></tr>
<tr><td>性别</td><td></td><td>年龄</td><td></td><td>入院诊断</td><td></td></tr>
<tr><td colspan="6">二、控制措施落实核查</td></tr>
</table>

隔离措施落实情况（根据情况，在“是”“否”下打钩）：	是	否
1. 执行“接触隔离”措施，建议单间隔离		
2. 对患者进行手卫生、处理排泄物的卫生宣教，并督促落实		
3. 病房限制人员进出，非必要不陪护		
4. 医务人员诊疗护理操作后，推荐用流动水加洗手液洗手，执行到位		
5. 医务人员进入隔离病房时应佩戴手套。手套有可见污染时、接触被粪便污染的物体表面或物品后、进行从污染到清洁的操作时应该立即更换		
6. 加强医务人员健康监测，如出现腹泻、发热等症状需及时上报		
7. 贯彻执行“三管一灭”（即管好水源、食物和粪便、消灭苍蝇），病区及隔离室周围100m范围室内外进行紧急灭蝇		
8. 复用医疗器械尽量专人专用，使用后送消毒供应中心清洗、消毒、灭菌。尽量减少病房内医疗设备数量		
9. 进行可能会被床单位或患者排泄物污染的操作时，应穿一次性隔离衣，如有必要，可提高防护级别		
10. 床单位使用500mg/L含氯消毒剂擦拭，每日至少2次。增加卫生间的清洁消毒频次，备1000mg/L含氯消毒剂便后冲洗马桶及周边		
11. 患者手术、转科、外出检查前需告知相关科室		
12. 血液、体液等污染按“溅洒处理流程”处理，即污染物用含氯固化消毒粉覆盖2分钟，污染物固化后再自外而内清理消毒。对患者和带菌者的排泄物进行彻底消毒		
13. 终末消毒时，病房应保持开窗通风，使用500mg/L含氯消毒剂彻底清洁床单位及仪器设备表面		

核查者签名：

核查日期：

第十二节　伤寒

伤寒（typhoid fever）是由伤寒沙门菌（Salmonella typhi）引起的全身性急性传染病。以持续发热、全身中毒症状、玫瑰疹、相对缓脉、肝脾肿大和血白细胞减少等临床表现为特征，严重者可出现肠出血或肠穿孔等并发症。

一 病原学

伤寒沙门菌属于沙门菌属D群，也称为伤寒杆菌，革兰氏染色阴性，呈短杆状，有周鞭毛，能活动，无芽孢和荚膜。在自然条件下不感染动物，只感染人类。可在普通培养基上生长，在含有胆汁的培养基中更易生长。伤寒沙门菌在自然界中生存力较强，在水中可存活2～3周，在粪便中可存活1～2个月，在牛奶中不仅能生存，还可繁殖。耐低温，在冰冻环境中可存活数月。对光、热、干燥和消毒剂敏感，如日光直射数小时或加热至60℃后30分钟可死亡，煮沸或消毒水含氯量为0.2～0.4mg/L可迅速致死。

伤寒沙门菌具有菌体（O）、鞭毛（H）和表面（Vi）3种抗原，均可刺激机体产生相应抗体。O和H抗原性较强，常用于血清凝集试验（肥达凝集试验）以辅助临床诊断，也可用于制备伤寒菌苗供预防接种。Vi抗原见于新分离的菌株，具有微荚膜的功能，有干扰血清中的抗体、补体及吞噬细胞的作用，是重要的毒力因子。Vi抗原的抗原性较弱，当病原菌从人体中清除后，Vi抗体滴度迅速下降，故Vi抗体的检出有助于发现伤寒带菌者。伤寒沙门菌菌体裂解时释放的内毒素在伤寒的发病机制中起着重要作用。

二 流行病学

（一）传染源

带菌者或患者为伤寒的传染源。带菌者存在以下几种情形：潜伏期带菌者，即伤寒患者在潜伏期已经开始从粪便排菌；暂时带菌者，即患者在恢复期仍然排菌但会在3

个月内停止；慢性带菌者，即患者在恢复期排菌超过3个月。有胆石症或慢性胆囊炎等胆道系统疾病病史的女性或老年患者容易变为慢性带菌者；少数患者可终身排出细菌，是伤寒不断传播甚至流行的主要传染源。典型伤寒患者在病程的第2~4周排菌量最大，每克粪便含菌量可达数十亿个，传染性强。而轻型患者由于难以被及时诊断、隔离，向外界环境排菌的可能性更大，具有重要的流行病学意义。

（二）传播途径

经消化道传播，伤寒沙门菌随患者或带菌者的粪便、尿液排出后，通过被污染的水和食物，以及日常生活接触、苍蝇和蟑螂等传播。其中，水源污染是伤寒传播的主要途径，可引起暴发或流行；食物污染也可引起伤寒暴发或流行。散发病例一般由日常生活接触传播引起。

（三）人群易感性

人群普遍易感。病后可获持久免疫力，罕见第二次患病。但伤寒与副伤寒之间无交叉免疫。

（四）流行特征

本病在世界各地均有发生，以热带及亚热带地区和发展中国家多见。全年均可发病，夏秋季高发。发病人群以学龄期儿童和青壮年为主。近年来，我国伤寒的发病率逐渐下降，但局部地区流行的伤寒耐药菌株有所增加，耐药谱在逐渐扩大。

三 医院感染预防与控制标准操作规程

表2-23　伤寒医院感染预防与控制标准操作规程表

<table>
<tr><td colspan="2">制订部门：</td><td colspan="2">修订日期：</td></tr>
<tr><td colspan="2">审核部门：</td><td colspan="2">审核日期：</td></tr>
<tr><td colspan="2">实施日期：</td><td>版次：</td><td>文件页数：</td></tr>
<tr><td>适用范围</td><td colspan="3">全院</td></tr>
<tr><td>措施类别</td><td colspan="3">干预措施</td></tr>
<tr><td>预检分诊</td><td colspan="3">1. 对持续1周发热、皮疹、相对缓脉、肝脾肿大、面容中毒等神经系统中毒症状的患者进行筛查
2. 发现确诊或疑似患者后，应进行单间隔离</td></tr>
</table>

续表

患者安置	1. 应执行“接触隔离（粪-口）”措施 2. 确诊或疑似患者单间隔离，病房外设立隔离标志 3. 患者应注意个人卫生，重点包括手卫生、咳嗽礼仪，防止病从口入，进行个人卫生宣教，并督促落实 4. 病房限制人员进出，非必要不陪护 5. 病区安装纱窗、纱门，发放驱蝇水，消灭苍蝇等传播媒介
职业防护	1. 执行“接触隔离”措施。医务人员进入隔离病房时应佩戴手套。手套有可见污染时、接触被粪便污染的物体表面或物品后、进行从污染到清洁的操作时应该立即更换 2. 进行可能会被床单位或患者排泄物污染的操作时，应穿一次性隔离衣，如有必要，可提高防护级别 3. 医务人员进行诊疗护理操作后，推荐用流动水加洗手液洗手，执行到位 4. 办公室、值班室应安装纱窗、纱门，值班室应安装蚊帐，发放驱蝇水，消灭苍蝇等传播媒介 5. 加强医务人员健康监测，如出现发热、皮疹等症状要及时上报
患者转运	1. 转运前必须通知接收科室、医院，做好防护及清洁消毒工作 2. 转运后做好转运床、轮椅、救护车等的清洁消毒
环境清洁与消毒	1. 病房常见的污染表面包括：卫生间、便盆、地面、床栏、呼叫按钮、水槽、床头桌等。应使用500mg/L含氯消毒剂消毒，每日至少2次 2. 仪器设备表面：消毒时应根据材质选用合适的消毒方法，包括一次性消毒湿巾、75%乙醇或有效氯为500mg/L的含氯消毒剂擦拭消毒 3. 患者使用马桶后应盖好马桶盖再冲水，避免污染周围环境。每次使用后应对马桶表面进行有效的清洁和消毒，马桶刷不交叉使用。不要使用喷洒式水龙头来清洁便盆和马桶，避免污染周围环境 4. 血液、体液等污染按“溅洒处理流程”处理。若溅洒量≥10mL，先用镊子清理玻璃等锐器后，再用含氯固化消毒粉覆盖污染物2分钟，污染物固化后再自外而内清理消毒。若溅洒量<10mL，则先用吸水纸或棉球吸附可见污染物，再用含氯消毒剂或湿巾进行清洁消毒。清洁用具使用后用500mg/L含氯消毒剂浸泡30分钟，洗净晾干 5. 患者出院后应严格终末消毒，使用500mg/L含氯消毒剂彻底清洁床单位及仪器设备表面

续表

复用医疗器械消毒	1. 中低度危险诊疗器械应专人专用，处理方法参考《WS/T 367—2012 医疗机构消毒技术规范》 2. 高度危险诊疗器械应送消毒供应中心清洗、消毒、灭菌
解除隔离	1. 患者体温正常后15天或症状消失后5天、10天粪便培养2次阴性方可解除隔离 2. 密切接触者需医学观察21天
医疗废物	患者产生的医疗废物应当使用双层医疗废物包装袋盛装，生活垃圾按感染性废物收集处理
注意事项	1. 伤寒传播途径是水源性、食源性、接触性传播，传播媒介通常为被患者和带菌者的粪便及尿液污染的水、食物 2. 做好“三管一灭”，即做好水源管理、食物管理、粪便管理和消灭苍蝇 3. 遵医嘱使用喹诺酮类药物。因喹诺酮类药物会影响骨骼发育，故儿童、孕妇、哺乳期妇女慎用

四 附表

表2-24 伤寒感染预防与控制措施落实情况督查表

<table>
<tr><td colspan="7">一、基本信息</td></tr>
<tr><td>科室</td><td colspan="2"></td><td>患者姓名</td><td></td><td>登记号</td><td></td></tr>
<tr><td>性别</td><td></td><td>年龄</td><td></td><td>入院诊断</td><td colspan="2"></td></tr>
<tr><td colspan="7">二、控制措施落实核查</td></tr>
</table>

隔离措施落实情况（根据情况，在“是”“否”下打钩）：	是	否
1. 执行“接触隔离”措施，建议单间隔离		
2. 对患者进行手卫生、处理排泄物的卫生宣教，并督促落实		
3. 限制患者活动范围，非必要不陪护		
4. 医务人员进行诊疗护理操作后，推荐用流动水加洗手液洗手，执行到位		
5. 加强医务人员健康监测，如出现发热、皮疹等症状要及时上报		
6. 病区及隔离室周围100m范围室内外进行紧急灭蝇		
7. 医务人员进入隔离病房时应佩戴手套。手套有可见污染时、接触被粪便污染的物体表面或物品后、进行从污染到清洁的操作时应该立即更换		
8. 复用医疗器械尽量专人专用，使用后送消毒供应中心清洗、消毒、灭菌。尽量减少病房内医疗设备数量		
9. 进行可能会被床单位或患者排泄物污染的操作时，应穿一次性隔离衣，如有必要，可提高防护级别		
10. 血液、体液等污染按“溅洒处理流程”处理。用含氯固化消毒粉覆盖污染物2分钟，污染物固化后再自外而内清理消毒。对患者和带菌者的排泄物进行彻底消毒		
11. 床单位使用500mg/L含氯消毒剂擦拭，每日至少2次。增加卫生间的清洁消毒频次，备1000mg/L含氯消毒剂便后冲洗马桶及周边		
12. 患者手术、转科、外出检查前需告知相关科室		
13. 终末消毒时，病房应保持开窗通风，使用500mg/L含氯消毒剂彻底清洁床单位及仪器设备表面		

核查者签名：

核查日期：

第十三节 细菌性腹泻

细菌性腹泻（bacterial diarrhea）是指除霍乱、细菌性痢疾、伤寒、副伤寒以外的细菌感染性腹泻，是以腹泻为主要表现的一组常见肠道传染病。一般为急性发病，也有病程超过14天的转变为迁延性腹泻。

一 病原学

常见致病菌有沙门菌属、志贺菌属、大肠埃希菌、弯曲菌、耶尔森菌、金黄色葡萄球菌、副溶血性弧菌、艰难梭菌、气单胞菌属等。下面介绍近年来较受重视的病原菌。

（一）大肠埃希菌

大肠埃希菌（Escherichia coli）又被称为大肠杆菌，属肠杆菌科、埃希菌属，短杆状革兰氏阴性菌，无芽孢，大多有鞭毛及菌毛。最适宜生长温度为37℃，在室温下可存活数周，在水中可存活数月，耐寒力强且耐酸，对高温和化学消毒剂敏感，75℃以上1分钟即可杀死。根据致病机制和细菌毒力，引起人类腹泻的大肠埃希菌分为：肠致病性大肠埃希菌、肠产毒性大肠埃希菌、肠侵袭性大肠埃希菌、肠出血性大肠埃希菌、肠集聚性大肠埃希菌及弥散黏附性大肠埃希菌。

（二）耶尔森菌

耶尔森菌（Yersinia）为革兰氏阴性直杆或球杆菌，无芽孢及荚膜，具有鞭毛及菌毛，兼性厌氧。可产生热稳定性肠毒素，在4℃左右也能生长，在酸、碱环境中稳定。广泛存在于自然环境中，煮沸、干燥及常规消毒剂均可杀灭。常见的腹泻病原菌是小肠结肠炎耶尔森菌。

（三）弯曲菌

弯曲菌（Campylobacter）为革兰氏染色阴性、形态多样的小杆菌，无芽孢及荚膜。耐受寒冷，不耐高温及干燥，容易被消毒剂杀灭。其中的空肠弯曲菌和结肠弯曲菌是最重要的人源感染病原菌。

（四）艰难梭菌

艰难梭菌（Clostridium difficile）为革兰氏阳性杆菌，专性厌氧，有芽孢。艰难梭菌能产生肠毒素（A毒素）和细胞毒素（B毒素），B毒素较A毒素细胞毒性强。艰难梭菌原为人、畜肠道中的正常菌群，婴儿带菌率高。感染多与长期使用广谱抗生素有关。

（五）产气荚膜梭菌

产气荚膜梭菌（Clostridium perfringens）属于厌氧菌，革兰氏阳性杆菌，两端钝圆，无鞭毛，不能运动，可产生荚膜。在普通培养基上能生长，适宜生存温度为37℃～47℃。根据外毒素的不同，可将产气荚膜梭菌分为A、B、C、D、E 5种毒素型，其中A型菌产生的肠毒素可导致腹泻。产气荚膜梭菌也是某些抗菌药物相关性腹泻的病原菌。

（六）类志贺邻单胞菌

类志贺邻单胞菌（Plesiomonas Shigelloides）为革兰氏阴性杆菌，单独或成双存在，可呈短链或长丝状，兼性厌氧，有动力，无芽孢和荚膜。类志贺邻单胞菌与志贺菌有一些共同的生化反应和抗原结构，但毒力比志贺菌低得多。不耐高盐，存在于淡水、温血及冷血动物体内。

（七）气单胞菌

气单胞菌（Aeromonas）为革兰氏阴性杆菌，单鞭毛，无荚膜和芽孢。广泛存在于自然界，如河水、海水及供水系统中。气单胞菌能产生溶血毒素、肠毒素和细胞毒素，以及杀白细胞素、上皮细胞黏附分子、细胞原缩因子等毒力因子，还可产生多种细胞外酶。

二 流行病学

（一）传染源

患者和带菌者为主要传染源。一些动物可成为贮存宿主，如牛是产志贺氏毒素大肠埃希氏菌的贮存宿主，猪和犬是小肠结肠炎耶尔森菌的贮存宿主。

（二）传播途径

主要经粪-口途径传播。传染源的粪便污染食品、水，引起食源性细菌性腹泻。人与动物的密切接触也可传播。苍蝇、蟑螂等在细菌性腹泻的传播中发挥了重要作用。

通过医务人员的手或被污染的医院公共物品可造成医院内感染，导致医院内腹泻传播。

（三）人群易感性

人群普遍易感，没有交叉免疫。儿童、老年人、有免疫抑制或慢性疾病者为高危人群，并且容易产生严重并发症。一些使用抗生素的患者是抗生素相关性腹泻的高危人群。另外，旅游者发生的细菌性腹泻称为旅游者腹泻。患病后一般可获得免疫力，但持续时间较短。

（四）流行特征

本病可发生在各年龄组，抵抗力弱的儿童，年老体衰、免疫抑制、慢性疾病者为高危人群。本病广泛流行于世界各地。全年均可发病，好发于夏秋季，部分细菌性腹泻如耶尔森菌肠炎好发于冬季。本病一般为散发，也可出现暴发或流行。

我国沿海地区常见的病原菌以沙门菌属、副溶血性弧菌为主，其他地区或以志贺菌属为主，或以大肠埃希菌为主。

三 医院感染预防与控制标准操作规程

表2-25 艰难梭菌医院感染预防与控制标准操作规程表

<table>
<tr><td colspan="3">制订部门：</td><td colspan="2">修订日期：</td></tr>
<tr><td colspan="3">审核部门：</td><td colspan="2">审核日期：</td></tr>
<tr><td colspan="2">实施日期：</td><td colspan="2">版次：</td><td>文件页数：</td></tr>
<tr><td>适用范围</td><td colspan="4">全院</td></tr>
<tr><td>措施类别</td><td colspan="4">干预措施</td></tr>
<tr><td>预检分诊</td><td colspan="4">患者入院48小时后出现腹泻（每24小时≥3次、持续超过2天）症状，应该进行艰难梭菌抗原及毒素检测。高危因素包括：
1. 老年患者
2. 住院时间长的患者
3. 有严重基础疾病的患者
4. 长期使用广谱抗菌药物（如广谱的二、三代头孢菌素，广谱青霉素，克林霉素，氟喹诺酮类）的患者
5. 使用质子泵抑制剂或其他抑酸剂的患者
6. 机体存在免疫抑制（包括恶性肿瘤和器官移植等因素）的患者</td></tr>
</table>

续表

患者安置	1. 执行“接触隔离”措施 2. 将艰难梭菌感染患者安置在有专用卫生间的单间病房 3. 如果无法保证单间病房，则将艰难梭菌感染患者集中安置。单间病房优先考虑艰难梭菌感染后大便失禁的患者。不要将艰难梭菌感染患者与其他多重耐药菌感染患者（如耐万古霉素肠球菌、耐甲氧西林金黄色葡萄球菌）混合管理。诊疗两种患者之间需更换隔离衣和手套 4. 对患者及陪护人员进行手卫生、处理排泄物的卫生宣教，并督促落实。限制人员进出，谢绝访客
职业防护	1. 执行“接触隔离”措施。医务人员的间接传播是患者感染艰难梭菌的主要途径 2. 医务人员进入隔离病房时应佩戴手套。手套有可见污染时、接触被粪便污染的物体表面或物品后、进行从污染到清洁的操作时应该立即更换 3. 进行可能会被床单位或患者排泄物污染的操作时，应穿一次性隔离衣 4. 因乙醇不能杀灭芽孢，故推荐用流动水加洗手液洗手。医务人员离开病房后，需按照规范进行手卫生，执行到位
患者转运	1. 转运前必须通知接收科室、医院，做好防护及清洁消毒工作 2. 转运后做好转运床、轮椅、救护车等的清洁消毒
环境清洁与消毒	1. 艰难梭菌感染 / 定植患者主要通过排出艰难梭菌芽孢污染周围环境。病房常见的污染表面包括：卫生间、便盆、地面、床栏、呼叫按钮、水槽、床头桌等。建议及时清洁及使用500~1000mg/L含氯消毒剂消毒，每日至少2次 2. 患者的诊疗设备（如听诊器）应做到专人专用。如果仪器设备必须共用，则尽量不要将设备存放在病房（如血糖仪）；仪器设备使用后应立即清洁，并用500mg/L含氯消毒剂消毒 3. 推荐使用2000~5000mg/L含氯消毒剂或经批准的杀芽孢产品用于暴发或流行区域的环境消毒 4. 患者使用马桶后应盖好马桶盖再冲水，避免污染周围环境。每次使用后应对马桶表面进行有效的清洁和消毒，马桶刷不交叉使用。不要使用喷洒式水龙头来清洁便盆和马桶，避免污染周围环境 5. 血液、体液等污染按“溅洒处理流程”处理。若溅洒量≥10mL，先用镊子清理玻璃等锐器后，再用含氯固化消毒粉覆盖污染物2分钟，污染物固化后再自外而内清理消毒。若溅洒量＜10mL，则先用吸水纸或棉球吸附可见污染物，再用含氯消毒剂或湿巾进行清洁消毒。清洁用具使用后用500mg/L含氯消毒剂浸泡30分钟，洗净晾干

续表

环境清洁与消毒	6. 尽量减少病房内医疗设备数量 7. 被血液、体液等污染的织物均应按照感染性织物处理，包装袋外标识清楚。被排泄物污染的枕头、床垫、被褥等无法清洗时应丢弃
复用医疗器械消毒	1. 中低度危险诊疗器械应专人专用，处理方法参考《WS/T 367—2012 医疗机构消毒技术规范》 2. 高度危险诊疗器械应送消毒供应中心清洗、消毒、灭菌
解除隔离	患者腹泻症状消失48小时后，或直至出院（强化措施）
医疗废物	患者产生的医疗废物应当使用双层医疗废物包装袋盛装，生活垃圾按感染性废物收集处理
注意事项	1. 尽可能停止患者正在使用的抗菌药物。减少与艰难梭菌感染相关的高危抗菌药物的使用频率和疗程，适时限制氟喹诺酮类、克林霉素、头孢类抗菌药物的使用 2. 不推荐使用益生菌来预防艰难梭菌感染 3. 抗艰难梭菌治疗后，不需要通过复查大便来判断是否治愈

四 附表

表2-26 艰难梭菌感染预防与控制措施落实情况督查表

<table>
<tr><td colspan="7">一、基本信息</td></tr>
<tr><td>科室</td><td colspan="2"></td><td>患者姓名</td><td></td><td>登记号</td><td></td></tr>
<tr><td>性别</td><td></td><td>年龄</td><td></td><td>入院诊断</td><td colspan="2"></td></tr>
<tr><td colspan="7">二、控制措施落实核查</td></tr>
<tr><td colspan="5">隔离措施落实情况（根据情况，在“是”“否”下打钩）：</td><td>是</td><td>否</td></tr>
<tr><td colspan="5">1. 执行“接触隔离”措施</td><td></td><td></td></tr>
<tr><td colspan="5">2. 如果条件允许，将艰难梭菌感染患者安置在单间病房。优先考虑艰难梭菌感染后大便失禁的患者</td><td></td><td></td></tr>
<tr><td colspan="5">3. 对患者及陪护人员进行手卫生、处理排泄物的卫生宣教，并督促落实</td><td></td><td></td></tr>
<tr><td colspan="5">4. 限制人员进出，谢绝访客</td><td></td><td></td></tr>
<tr><td colspan="5">5. 落实手卫生措施，推荐用流动水加洗手液洗手</td><td></td><td></td></tr>
<tr><td colspan="5">6. 医务人员进入隔离病房时应佩戴手套。手套有可见污染时、接触被粪便污染的物体表面或物品后、进行从污染到清洁的操作时应该立即更换</td><td></td><td></td></tr>
<tr><td colspan="5">7. 进行可能会被床单位或患者排泄物污染的操作时，应穿一次性隔离衣</td><td></td><td></td></tr>
<tr><td colspan="5">8. 床单位使用500mg/L含氯消毒剂擦拭，每日至少2次。增加卫生间的清洁消毒频次，备1000mg/L含氯消毒剂便后冲洗马桶及周边</td><td></td><td></td></tr>
<tr><td colspan="5">9. 复用医疗器械尽量专人专用，使用后送消毒供应中心清洗、消毒、灭菌</td><td></td><td></td></tr>
<tr><td colspan="5">10. 尽量减少病房内医疗设备数量</td><td></td><td></td></tr>
<tr><td colspan="5">11. 被血液、体液等污染的织物均应按照感染性织物处理，包装袋外标识清楚</td><td></td><td></td></tr>
<tr><td colspan="5">12. 患者手术、转科、外出检查前需告知相关科室</td><td></td><td></td></tr>
<tr><td colspan="5">13. 被排泄物污染的枕头、床垫、被褥等无法清洗时应丢弃</td><td></td><td></td></tr>
<tr><td colspan="5">14. 推荐使用2000～5000mg/L含氯消毒剂或经批准的杀芽孢产品用于暴发或流行区域的环境消毒</td><td></td><td></td></tr>
</table>

核查者签名：

核查日期：

第十四节　病毒性胃肠炎

病毒性胃肠炎（viral gastroenteritis）又称病毒性腹泻，是由肠道内病毒感染所引起的，以呕吐、腹泻、水样便为主要临床特征的一组急性胃肠道传染病。可发生在各年龄组，临床上可伴有发热、恶心、腹痛等症状，病程具有自限性。可引起胃肠炎的病毒有多种，如轮状病毒、诺如病毒、肠道腺病毒、星状病毒、冠状病毒、柯萨奇病毒等。本节重点介绍由轮状病毒、诺如病毒和肠道腺病毒所致的腹泻。

一 病原学

（一）轮状病毒

人轮状病毒为双股RNA病毒，属于呼肠病毒科，呈球形，平均直径约70nm，有双层外壳，内壳为22～24个从内向外壳呈放射状排列的结构，电镜下观察完整的病毒颗粒呈车轮状，故称为轮状病毒。具有双层外壳结构的完整病毒颗粒（光滑型）具有传染性。单壳颗粒是只有内壳的不完整颗粒（粗糙型），直径约5nm，为不完整病毒，无传染性。

根据基因结构和特异性，可以将人和动物轮状病毒分为A～G 7个组和2个亚群（Ⅰ和Ⅱ）。A组主要引起婴幼儿腹泻，人类主要感染该组病毒。B组为成人腹泻轮状病毒，还包括猪、牛、羊、大鼠的轮状病毒，该组仅在中国内地流行。C组仅在个别人中发现，但主要流行于猪中，目前还不能确定其重要性。D～G组仅与动物疾病有关。在临床中，亚群Ⅱ比亚群Ⅰ多见。

人轮状病毒在外界环境中比较稳定，在粪便中可存活数天或数周，耐酸、耐碱、耐乙醚，56℃环境下1小时可使其灭活。用胰酶处理人轮状病毒可增强其感染性。因此，在分离病毒时常预先用胰酶处理。

（二）诺如病毒

诺如病毒属于杯状病毒科（Caliciviridae），是一组形态相似但抗原性略异，能引起人类胃肠炎的病毒。诺如病毒为单股正链RNA病毒，呈球形，直径约30nm，无包膜，在宿主细胞核中复制。诺如病毒可分为10个基因簇，其中GⅠ、GⅡ、GⅣ、GⅧ和G

Ⅸ型病毒可以感染人类，被称为“人源诺如病毒”。

这些病毒有以下几个共同特点：可从胃肠炎患者的粪便中分离出的病毒颗粒；用电子显微镜观察在形态学上无明显区别，没有典型嵌杯病毒的表面杯状凹陷；细胞培养不能生长；具有RNA基因组；在氯化铯溶液中浮力密度为1.33～1.41g/cm^3；病毒蛋白分子重量为57～60kDa。

诺如病毒对各种理化因子有较强的抵抗力，耐乙醚、耐酸、耐热；在pH 2.7的环境中可存活3小时，冷冻数年仍具有活性；60℃ 30分钟不能灭活，但煮沸后病毒失活；4℃环境下，能耐受20%乙醚24小时；10mg/L含氯消毒剂30分钟才能灭活。

（三）肠道腺病毒

根据红细胞凝集特性将腺病毒分为A～F 6个亚群，F组的30型、40型、41型可侵袭小肠而引起腹泻，故称肠道腺病毒。无论在发达国家还是发展中国家，肠道腺病毒都是继轮状病毒后引起婴幼儿病毒性胃肠炎的第二重要病原体。肠道腺病毒是双链线形DNA病毒，长约34kb，核心有衣壳，无脂性包膜，呈20面体对称，直径70～80nm，核心40～45nm。

肠道腺病毒对酸、碱及高温的耐受能力较强。在室温、pH 6.0～9.5的条件下，肠道腺病毒能保持其最强感染力；4℃环境下70日或在36℃环境下7日，肠道腺病毒可保持感染力不变；但在56℃环境下2～5分钟即可灭活。肠道腺病毒对紫外线敏感，照射30分钟后，可丧失感染性，也对甲醛敏感。

二　流行病学

病毒性胃肠炎的传染源有人和动物，而传播途径以粪-口传播和人-人的接触传播为主。人群普遍易感，但由于病原体不同，感染方式有些差异。

（一）轮状病毒

1. 传染源。为被感染的人和动物，患者或隐性感染者。急性期患者粪便中含有大量病毒颗粒，会在症状出现前一日开始排毒，腹泻第3～4天是排毒高峰期，病后持续排毒4～8天，极少数患者会延长到18～42天。患病婴儿的母亲携带病毒率高达70%。

2. 传播途径。主要为粪-口或口-口途径传播。易感者只需10个病毒粒子即可被感染。也有通过水源污染或呼吸道传播的可能性。成人轮状病毒胃肠炎常呈水型暴发流行。家庭密切接触也是轮状病毒传播的一种方式。轮状病毒是造成医院内感染的重要病原体。

3. 人群易感性。A组轮状病毒主要感染婴幼儿，发病率最高的年龄段为6～24个月龄，6个月龄以下婴儿因有来自母体的抗体而较少发病。新生儿和成人也可感染，但成人感染后多无明显症状或仅有轻症表现。B组轮状病毒主要感染青壮年，以20～40岁人群最多，成人对其普遍易感。C组轮状病毒主要感染儿童，成人偶有发病。感染后可产生抗体，特异性IgG[①]持续时间较长，有无保护性尚未明确。有再次感染而发病的报道。不同血清型的病毒之间缺乏交叉免疫反应。

4. 流行特征。A组轮状病毒感染呈世界性分布。全年均可发病，在温带和亚热带地区以秋冬季为多见，在热带地区无明显季节性。A组轮状病毒是发达国家住院婴幼儿患者出现急性感染性腹泻的主要原因，也是发展中国家婴幼儿出现秋冬季腹泻的主要原因。B组轮状病毒感染主要发生在中国，以暴发流行为主，有明显季节性，多发生在4～7月份。C组轮状病毒感染多为散发，偶有小规模流行。

（二）诺如病毒

1. 传染源。主要为隐性感染者和患者，急性期患者为最主要传染源。感染诺如病毒后粪便排毒时间短暂，一般不超过72小时，其传染性可持续到症状消失后2天。

2. 传播途径。主要为粪-口途径传播。可散发，也可暴发。散发病例多为人-人的接触传播，食物和水的污染常可引起暴发流行。每次暴发流行的时间为1～2周。贝壳类生物通过过滤会聚集病毒而成为特殊的传播危险因素。

3. 人群易感性。人群普遍易感，但发病者以成人和大龄儿童多见。感染后患者血清中抗体上升很快，通常感染后第3周抗体水平达高峰，但仅维持到第6周左右即下降。儿童期诺如病毒性抗体水平不高，而成人血清特异性抗体的阳性率为50%～90%。诺如病毒抗体无明显保护性作用，故本病可反复感染。

4. 流行特征。流行地区广泛，全年发病，秋冬季流行较多，常出现暴发流行。

（三）肠道腺病毒

1. 传染源。患者和隐性感染者是主要传染源，患者病后可通过粪便持续排毒10～14天。无症状的病毒携带者也可传播本病，传染性与有症状者相同。

①IgG为免疫球蛋白G。

2. 传播途径。以粪-口传播和人-人接触传播为主，部分患者也可通过呼吸道感染。水及食物传播未见报道。

3. 人群易感性。绝大多数患儿年龄在2岁以下，发病率最高的年龄段为6~12个月龄。成人感染后很少发病。患者感染后可获得一定的免疫力，持续时间尚不清楚。儿童感染后可获得长久免疫力。

4. 流行特征。呈世界性分布，全年均可发病，夏秋季发病率较高。以散发为主，暴发流行少见。我国肠道腺病毒感染性胃肠炎患病率仅次于轮状病毒感染，居第二位。肠道腺病毒是医院内感染病毒性胃肠炎的第二大致病原。

三 医院感染预防与控制标准操作规程

表2-27 诺如病毒感染性胃肠炎医院感染预防与控制标准操作规程表

<table>
<tr><td colspan="2">制订部门：</td><td colspan="2">修订日期：</td></tr>
<tr><td colspan="2">审核部门：</td><td colspan="2">审核日期：</td></tr>
<tr><td colspan="2">实施日期：</td><td>版次：</td><td>文件页数：</td></tr>
<tr><td>适用范围</td><td colspan="3">全院</td></tr>
<tr><td>措施类别</td><td colspan="3">干预措施</td></tr>
<tr><td>预检分诊</td><td colspan="3">1. 有恶心、呕吐、发热、腹痛和腹泻等症状，食用过牡蛎、蛤等生贝类的患者，应筛查诺如病毒感染性胃肠炎
2. 发现疑似或确诊患者立即单间隔离</td></tr>
<tr><td>患者安置</td><td colspan="3">1. 诺如病毒传播途径包括人传人、经食物和经水传播，人传人可通过粪-口途径（包括摄入粪便或呕吐物产生的气溶胶），或间接接触被排泄物污染的物品而传播。应执行“接触隔离”“飞沫隔离”措施
2. 确诊或疑似患者应单间隔离（带独立卫生间），病房外设立隔离标志
3. 患者应注意个人卫生，饭前便后洗手
4. 病房限制人员进出，避免陪护</td></tr>
</table>

续表

职业防护	1. 医务人员进入隔离病房时应佩戴医用外科口罩或医用防护口罩、乳胶手套。手套有可见污染时、接触被粪便污染的物体表面或物品后、进行从污染到清洁的操作时应立即更换 2. 进行可能会被床单位或患者排泄物、呕吐物污染的操作时，应穿一次性隔离衣，如有必要，可提高防护级别 3. 医务人员进行诊疗护理操作后，应用流动水加洗手液洗手至少20秒，消毒湿巾和免冲洗的速干手消毒剂不能代替标准程序洗手 4. 加强医务人员健康监测，如出现腹泻、呕吐等症状要及时上报 5. 医务人员皮肤被污染物污染时，应立即清除污染物，然后用一次性吸水材料蘸取0.5%碘伏消毒液擦拭消毒3分钟以上，然后用清水清洗干净。如果黏膜被污染，则应用大量生理盐水冲洗或用0.05%碘伏冲洗消毒
患者转运	1. 转运前必须通知接收科室、医院，做好防护及清洁消毒工作 2. 转运后做好转运床、轮椅、救护车等的清洁消毒
环境清洁与消毒	1. 用于消毒地面、墙壁及物体表面的消毒剂，应含有效氯1000mg/L。有肉眼可见污染物时应按“溅洒处理流程”处理。无肉眼可见污染物时，应用消毒剂进行浸泡、喷洒或擦拭消毒，作用30分钟后再用清水擦拭干净，每日至少2次 2. 厕所马桶或容器内的污染物，可用足量的5000～10000mg/L的含氯消毒剂，作用30分钟以上。使用马桶时，应在便后盖好马桶盖再冲水，每次使用后均应清洁消毒，马桶刷不交叉使用。不使用喷洒式水龙头来清洁便盆和马桶，以避免污染周围环境 3. 清洁时使用的拖把、毛巾等工具和盛放污染物的容器都必须用含有效氯5000mg/L的消毒剂浸泡消毒30分钟后彻底冲洗，才可再次使用。厕所、卫生间的拖把应专用 4. 血液、体液等污染按“溅洒处理流程”处理。若溅洒量≥10mL，先用镊子清理玻璃等锐器后，再用含氯固化消毒粉覆盖污染物2分钟，污染物固化后再自外而内清理消毒。若溅洒量<10mL，则先用吸水纸或棉球吸附可见污染物，再用含氯消毒剂或湿巾进行清洁消毒。清洁用具使用后用1000mg/L含氯消毒剂浸泡30分钟，洗净晾干 5. 被血液、体液等污染的织物均应按照感染性织物处理，包装袋外标识清楚。被排泄物污染的枕头、床垫、被褥等无法清洗时应丢弃。收拾织物时应避免产生气溶胶 6. 暂停使用被污染的水源或二次供水设施

续表

环境清洁与消毒	7. 建议患者使用一次性餐具。饭堂餐（饮）具和食品加工工具应在清除食物残渣后，用水煮沸消毒30分钟，也可用500mg/L含氯消毒剂浸泡或擦拭，作用30分钟后，再用清水洗净 8. 保持室内空气流通，自然通风或机械通风，也可采用循环风式空气消毒机进行空气消毒，无人的空间也可用紫外线对空气消毒，不可采用喷洒消毒剂的方法对室内空气进行消毒
复用医疗器械消毒	1. 中低度危险诊疗器械应专人专用，处理方法参考《WS/T 367—2012 医疗机构消毒技术规范》 2. 尽量选择一次性使用的诊疗用品，建议重复使用的诊疗器械应送消毒供应中心清洗、消毒、灭菌
解除隔离	对处于急性期至症状完全消失后72小时以内的患者进行隔离。对从事食品操作岗位的患者及隐性感染者须连续检测2天粪便/肛拭子诺如病毒核酸，2次检测都是阴性后方可上岗
医疗废物	患者产生的生活垃圾、一次性诊疗用品应放入双层医疗废物袋，按医疗废物集中收集处置
注意事项	1. 诺如病毒具有变异快、环境抵抗力强、感染剂量低，感染后潜伏期短、排毒时间长、免疫保护时间短，传播途径多样、全人群普遍易感的特点，因此诺如病毒具有高度传染性和快速传播能力 2. 感染诺如病毒的儿童患者普遍会出现呕吐症状，成人患者以腹泻症状为多。寒冷季节呈现高发 3. 乙醇和免冲洗洗手液对诺如病毒没有灭活效果 4. 成人腹泻患者常可采用口服方式进行补液，如可直接口服补液盐，以补充呕吐和腹泻时丢失的水、钠、钾、氯和碳酸氢盐。呕吐和脱水严重者，务必采取静脉输液

四 附表

表2-28　诺如病毒感染性胃肠炎感染预防与控制措施落实情况督查表

一、基本信息					
科室		患者姓名		登记号	
性别		年龄		入院诊断	

二、控制措施落实核查		
隔离措施落实情况（根据情况，在“是”“否”下打钩）：	是	否
1. 执行“接触隔离”“飞沫隔离”措施，单间隔离		
2. 对患者进行个人卫生宣教，饭前便后洗手		
3. 病房限制人员进出，避免陪护		
4. 医务人员进入隔离病房时应佩戴医用外科口罩或医用防护口罩、乳胶手套。手套有可见污染时、接触被粪便污染的物体表面或物品后、进行从污染到清洁的操作时应该立即更换		
5. 进行可能会被床单位或患者排泄物、呕吐物污染的操作时，应穿一次性隔离衣，如有必要，可提高防护级别		
6. 医务人员进行诊疗护理操作后，应用流动水加洗手液洗手至少20秒，消毒湿巾和免冲洗的速干手消毒剂不能代替标准程序洗手		
7. 加强医务人员健康监测，如出现腹泻、呕吐等症状要及时上报		
8. 患者急诊手术、转科、外出检查前需告知相关科室，转运前后要做好清洁消毒工作		
9. 复用医疗器械尽量专人专用，使用后应送消毒供应中心清洗、消毒、灭菌。尽量减少病房内医疗设备数量		
10. 保持室内空气流通，自然通风或机械通风，也可采用循环风式空气消毒机进行空气消毒		
11. 环境物体表面应使用1000mg/L含氯消毒剂擦拭，彻底清洁消毒		
12. 患者尽量使用专用厕所或便器。使用马桶时，应在便后盖好马桶盖再冲水，每次使用后均应清洁消毒，马桶刷不交叉使用		

续表

13. 血液、体液等污染按“溅洒处理流程”处理，即用含氯固化消毒粉等覆盖污染物2分钟，固化后再自外而内清除干净。清理的污染物按医疗废物集中处置，并对患者的呕吐物和粪便进行彻底消毒		
14. 被血液、体液等污染的织物均应按照感染性织物处理，包装袋外标识清楚。被排泄物污染的枕头、床垫、被褥等无法清洗时应丢弃		
15. 患者产生的生活垃圾、一次性诊疗用品应放入双层医疗废物袋，按医疗废物集中收集处置		

核查者签名：

核查日期：

第十五节　麻疹

麻疹（measles）是由麻疹病毒（measles virus）引起的急性呼吸道传染病，其主要的临床表现有发热、咳嗽、流涕等卡他症状及咽结合膜炎，特征性表现为口腔出现麻疹黏膜斑及全身皮肤斑丘疹。麻疹在我国属于法定的乙类传染病。

一 病原学

麻疹病毒属于副黏病毒科、麻疹病毒属，只有一个血清型。电镜下的麻疹病毒呈球状或丝状，直径150～200nm，内核为单链RNA，其基因组有16000个核苷酸，外有衣壳蛋白及包膜，包膜有3种结构蛋白，这3种结构蛋白是主要的致病物质。其中的血细胞凝集素（hemagglutinin，H）是表面主要蛋白，能够识别靶细胞受体，促进病毒黏附于宿主细胞；融合蛋白（fusion protein，F）在病毒扩散时可使病毒细胞与宿主细胞融合；基质蛋白（matrix protein，M）与组合病毒成分及病毒繁殖有关。这3种结构蛋白可以刺激机体产生相应的抗体，故可用于临床诊断。

麻疹病毒在体外抵抗力较弱，对热、紫外线及一般消毒剂敏感，56℃环境下30分钟即可灭活。但对寒冷及干燥环境有较强的抵抗力，室温下可存活数天，-70℃环境下可存活数年。

二 流行病学

（一）传染源

人是麻疹病毒的唯一宿主，因此麻疹患者是唯一的传染源。急性期的患者是最重要的传染源，发病前2天至出疹后5天内均具有传染性。前驱期传染性最强，出疹后传染性逐渐减低，疹退时已无传染性。传染期患者口、鼻、咽、眼的分泌物均含有病毒，恢复期则不含病毒。此外，本病无症状病毒携带者和隐性感染者较少，传染性也较低，作为传染源的意义不大。

（二）传播途径

经呼吸道飞沫传播是主要的传播途径。患者咳嗽、打喷嚏时，病毒随排出的飞沫经口、咽、鼻部或眼结膜侵入易感者。密切接触者亦可经带有病毒的手传播，通过第三者或衣物间接传播很少见。

（三）人群易感性

人群对麻疹病毒普遍易感，易感者接触患者后90%以上的概率会发病，病后可获得持久免疫力。6个月以内婴儿因可从母体获得抗体很少患病，该病主要在6个月至5岁小儿间流行。近些年在年长儿和成人中也可见一些轻型麻疹病例，其主要原因为婴幼儿时期未接种过麻疹疫苗或未再复种，导致体内抗体的水平降低而成为易感者。

（四）流行特征

麻疹是一种传染性很强的传染病，全年均可发生，但以冬春季为多见。20世纪50年代以前，世界各地均有麻疹流行。20世纪60年代麻疹疫苗问世以来，普及接种疫苗的国家麻疹发病率大大下降。我国自麻疹疫苗纳入计划免疫项目、婴幼儿普遍接种麻疹疫苗以来，麻疹流行得到了有效控制。目前，全世界有一百九十多个国家有麻疹病例报告，2012年世界卫生大会通过了“全球疫苗行动计划”，确定了2015年底在四个世卫组织区域实现消除麻疹的目标，但因未能弥补免疫覆盖缺口，这一目标至今未能实现。

三 医院感染预防与控制标准操作规程

表 2-29　麻疹医院感染预防与控制标准操作规程表

<table>
<tr><td colspan="2">制订部门：</td><td colspan="2">修订日期：</td></tr>
<tr><td colspan="2">审核部门：</td><td colspan="2">审核日期：</td></tr>
<tr><td colspan="2">实施日期：</td><td>版次：</td><td>文件页数：</td></tr>
<tr><td>适用范围</td><td colspan="3">全院</td></tr>
<tr><td>措施类别</td><td colspan="3">干预措施</td></tr>
<tr><td>预检分诊</td><td colspan="3">1. 有发热、咳嗽、流涕等卡他症状及咽结合膜炎、口腔麻疹黏膜斑及全身皮肤斑丘疹等症状的患者，应筛查麻疹
2. 发现疑似或确诊患者立即单间隔离</td></tr>
<tr><td>患者安置</td><td colspan="3">无负压病房及负压手术室时可采取以下安置措施：
1. 执行“空气隔离”“接触隔离”措施
2. 疑似患者单间隔离，确诊患者可安置在同一病房隔离。隔离病房门应保持关闭，病房门口应有明显的警示标志
3. 患者活动应限制在隔离病房内
4. 免疫功能低下者、孕妇及儿童不宜探视患者
5. 宜安排对麻疹有免疫力的医护人员专人负责
6. 对患者进行咳嗽礼仪的卫生宣教，并督促落实</td></tr>
<tr><td>职业防护</td><td colspan="3">1. 执行“空气隔离”“接触隔离”措施
2. 医务人员进入隔离病房，应佩戴医用防护口罩，落实手卫生
3. 不应安排孕妇、免疫功能低下的医务人员为确诊或疑似麻疹患者进行诊疗
4. 无麻疹免疫力的医务人员暴露后应尽快注射麻疹疫苗或免疫球蛋白
5. 医务人员离开病房后，应在脱除其他防护用品后再摘除医用防护口罩</td></tr>
<tr><td>患者转运</td><td colspan="3">1. 减少患者非必要的转运，如确需转运，转运前必须通知接收科室、医院，并明确接收科室、医院有能力收治该患者
2. 患者病情允许情况下，转运时应佩戴医用外科口罩
3. 转运宜选择负压转运车，如无负压转运车，转运途中应保持车内通风良好</td></tr>
</table>

续表

环境清洁与消毒	1. 病房通风良好，保持房门关闭 2. 床单位使用一次性消毒湿巾或250～500mg/L含氯消毒剂擦拭，每日至少2次 3. 仪器设备表面消毒：根据材质选用合适的消毒方法，日常消毒可选用一次性消毒湿巾、75%乙醇或者可耐受含氯消毒剂擦拭，使用完毕需用250～500mg/L含氯消毒剂擦拭消毒 4. 血液、体液等污染按“溅洒处理流程”处理。若溅洒量≥10mL，先用镊子清理玻璃等锐器后，再用含氯固化消毒粉覆盖污染物2分钟，污染物固化后再自外而内清理消毒。若溅洒量<10mL，则先用吸水纸或棉球吸附可见污染物，再用含氯消毒剂或湿巾进行清洁消毒。清洁用具使用后用1000mg/L含氯消毒剂浸泡30分钟，洗净晾干 5. 进行终末消毒时，可先用紫外线灯照射病房1小时，工作人员做好防护后再进入病房进行物表清洁消毒。使用500mg/L含氯消毒剂彻底清洁床单位及仪器设备表面 6. 尽量减少病房内医疗设备数量 7. 被血液、体液等污染的织物均应按照感染性织物处理，包装袋外标识清楚
复用医疗器械消毒	1. 中低度危险诊疗器械应专人专用，处理方法参考《WS/T 367—2012 医疗机构消毒技术规范》 2. 高度危险诊疗器械应送消毒供应中心清洗、消毒、灭菌
解除隔离	1. 患者自发病日起至出疹后5天，伴呼吸道并发症的患者应延长到出疹后10天解除隔离 2. 密切接触者需医学观察21天
医疗废物	患者产生的生活垃圾应作为感染性医疗废物处置
注意事项	麻疹对于人群普遍易感，主要在6个月至5岁小儿间流行

四 附表

表2-30 麻疹感染预防与控制措施落实情况督查表

一、基本信息						
科室			患者姓名		登记号	
性别		年龄		入院诊断		

二、控制措施落实核查		
隔离措施落实情况（根据情况，在“是”“否”下打钩）：	是	否
1. 执行“空气隔离”“接触隔离”措施，疑似患者单间隔离，确诊患者可安置在同一病房隔离		
2. 病房门应保持关闭，门口应有警示标志		
3. 病情允许情况下，患者应佩戴医用外科口罩		
4. 对患者进行手卫生及咳嗽礼仪的卫生宣教，并督促落实		
5. 医务人员进入隔离病房前应佩戴医用防护口罩，并检查口罩密闭性。离开病房后摘除医用防护口罩		
6. 进行产生气溶胶的操作时应穿一次性隔离衣；进行可能发生血液、体液喷溅的操作时，应佩戴防护面屏或护目镜		
7. 落实手卫生，备速干手消毒剂		
8. 物体表面使用一次性消毒湿巾或250～500mg/L含氯消毒剂擦拭，每日至少2次		
9. 患者手术、转科、外出检查前需告知相关科室		
10. 复用医疗器械尽量专人专用，使用后送消毒供应中心清洗、消毒、灭菌		
11. 血液、体液等污染按“溅洒处理流程”处理		
12. 被血液、体液等污染的织物均应按照感染性织物处理，包装袋外标识清楚		
13. 终末消毒时，先用紫外线灯照射病房1小时，工作人员做好防护后进入病房，使用500mg/L含氯消毒剂彻底清洁床单位及仪器设备表面		

核查者签名：

核查日期：

第十六节　艾滋病

艾滋病是获得性免疫缺陷综合征（acquired immunodeficiency syndrome，AIDS）的简称，由人类免疫缺陷病毒（human immunodeficiency virus，HIV）引起的慢性传染病。本病主要经性接触、血液及母婴传播。HIV主要侵犯、破坏CD4+T淋巴细胞，导致机体免疫细胞功能受损乃至缺陷，最终并发各种严重机会性感染（opportunistic infection）和肿瘤。具有传播迅速、发病缓慢、病死率高的特点。

一 病原学

HIV在病毒分类学上属于反转录病毒科、慢病毒属中的人类慢病毒组，为直径100～120nm的球形颗粒，由核心和包膜两部分组成。核心由衣壳蛋白组成，衣壳内包括两条完全相同的病毒单股正链RNA、核衣壳蛋白和病毒复制所必需的酶类，包括反转录酶、整合酶和蛋白酶等。病毒的最外层为包膜，嵌有外膜糖蛋白（gp120）和跨膜糖蛋白（gp41）；包膜结构之下是基质蛋白，形成病毒内壳。

HIV分为HIV-1型和HIV-2型。HIV基因组全长约9.7kb，基因组两端长末端重复序列发挥着调节HIV基因整合、基因表达和病毒复制的作用。HIV基因组含有类特异抗原基因、反转录酶基因和包膜蛋白基因3个结构基因，反式激活蛋白和病毒颗粒蛋白表达调节因子2个调节基因，以及负调控因子、病毒蛋白r、病毒蛋白u和病毒感染因子4个辅助基因。病毒蛋白u为HIV-1型所特有，而病毒蛋白x为HIV-2型所特有。

HIV需借助易感细胞表面的受体进入细胞，包括第一受体（CD①4，主要受体）和第二受体（CCR②5和CXCR③4等辅助受体）。根据HIV对辅助受体利用的特性将HIV分为X4和R5毒株。R5型HIV通常只利用CCR5受体，而X4型HIV常常同时利用

①CD为分化抗原。

②CCR为趋化因子受体。

③CXCR为趋化因子CXC亚家族受体。

CXCR4、CCR5和CCR3受体，有时还利用CCR2b受体。HIV进入细胞的感染与复制过程包括以下几步。一是吸附和穿入：HIV借助易感细胞表面的受体进入细胞，gp120选择性与靶细胞第一受体（CD4）结合，然后与第二受体（CCR5或CXCR4）相结合，引起gp120构象改变与gp41分离，并与靶细胞膜融合后进入宿主细胞。二是环化和整合：在反转录酶的作用下，病毒RNA反转录形成负链DNA，随后在DNA聚合酶的作用下形成双链DNA，新形成的双链DNA在整合酶的作用下整合入宿主细胞的染色体中。这种整合的双链DNA即前病毒。三是转录和翻译：前病毒被激活而进行自身转录形成新的RNA。一些RNA经修饰成为病毒的子代基因组RNA，另一些RNA经拼接而成为病毒mRNA，在细胞核蛋白体上翻译产生子代病毒的蛋白和酶类。四是装配、成熟和出芽：病毒mRNA与gag蛋白在细胞膜上装配成核壳体，通过芽生方式从胞浆膜释放时获得病毒体的包膜，形成成熟的病毒颗粒，释放后再感染及破坏其他细胞。HIV感染宿主免疫细胞后每日以109~1010个病毒颗粒的速度复制，并直接破坏CD4+T细胞。

HIV是一种变异性很强的病毒，各基因的变异程度不同，包膜蛋白基因变异率最高。HIV发生变异的主要原因包括：反转录酶无校正功能导致的随机变异，病毒在体内高频率复制，宿主的免疫选择压力，病毒DNA与宿主DNA之间的基因重组，以及药物选择压力。其中不规范的抗病毒治疗以及患者依从性差是导致耐药变异的重要原因。

目前HIV分为HIV-1、HIV-2两个亚型。根据包膜蛋白基因的差异性，HIV-1可分为3个亚型组13个亚型，HIV-2可分为7个亚型。HIV-2比HIV-1传染性低，症状轻，存活期长。目前包括我国在内，全世界流行的多为HIV-1，HIV-2主要在西非和西欧局部地区流行。

HIV在外界环境中的生存能力较弱，对物理因素和化学因素的抵抗力较低。一般消毒剂，如碘酊、过氧乙酸、戊二醛、次氯酸钠等对乙型肝炎病毒有效的消毒剂，对HIV也都有很好的灭活作用。除此之外，70%的乙醇也可灭活HIV，但紫外线或γ射线不能灭活HIV。HIV对热很敏感，对低温耐受性强。56℃环境下30分钟可使HIV在体外对人的T淋巴细胞失去感染性，但不能完全灭活血清中的HIV；100℃环境下20分钟可将HIV完全灭活。

二 流行病学

（一）传染源

传染源为HIV携带者及艾滋病患者。血清检测HIV抗体阳性，无症状的感染者是最有意义的传染源，血清检测HIV抗体阴性但病毒RNA阳性的窗口期（2～6周）感染者也可作为传染源。HIV主要存在于携带者和患者的血液、精液、阴道分泌物、胸腹水、脑脊液和乳汁中。

（二）传播途径

1. 性接触传播。最主要的传播途径，包括同性、异性和双性性接触。病毒可通过性接触摩擦引起的皮肤、黏膜细微破损进入机体。

2. 血液及血制品传播。血液中HIV含量最高，输入被HIV污染的血液或血制品、共用针具静脉注射毒品、介入性医疗操作、文身等可被感染。

3. 母婴传播。HIV可通过胎盘、产程中及产后血性分泌物、哺乳等传给胎儿。有11%～60%的HIV阳性孕妇有母婴传播风险。

握手、拥抱、礼节性亲吻、同吃同饮等日常接触不会传播HIV。

（三）人群易感性

人群普遍易感，15～49岁为主要发病年龄。儿童、妇女和老年人感染率呈逐年上升趋势。高危人群包括男同性恋者、静脉注射吸毒者、性工作者、性乱者、血友病患者及多次接受输血或血制品者、器官移植者和非法供血者等。

（四）流行特征

非洲是全球艾滋病感染最严重的地区，仅东非和南非地区感染HIV的人数就高达1900万。亚洲新发感染率呈逐年上升趋势，有取代非洲成为艾滋病重点区域的可能。

据中国疾病预防控制中心统计，自2007年起，艾滋病已成为中国造成死亡人数最高的传染病并延续至今。截至2015年底，存活的HIV感染者有57.7万，死亡人数有18.2万。但仍有32.1%的感染者未被发现，中国艾滋病整体呈现流行率低、特定人群及局部地区高流行的趋势，主要特点为感染上升速率减慢，流行因素广泛存在，性传播为主要传播途径，疫情地区分布差异较大。

三 医院感染预防与控制标准操作规程

表 2-31 HIV 感染预防与控制标准操作规程表

制订部门：	修订日期：	
审核部门：	审核日期：	
实施日期：	版次：	文件页数：
适用范围	全院	
措施类别	干预措施	
预检分诊	1. 手术患者及有高危行为患者应及时完成HIV筛查 2. 发生职业暴露时，应在知情同意情况下对暴露源（患者）进行HIV筛查	
患者安置	1. 执行“接触隔离”措施（血源性传播） 2. HIV 手术患者应单间隔离，非手术患者且无条件单间隔离时应实行床旁隔离	
职业防护	1. 执行“接触隔离”措施（血源性传播） 2. 进行侵入性操作时应佩戴手套，操作完毕脱去手套后应立即洗手，必要时进行手消毒 3. 给HIV患者手术时应戴医用外科口罩、帽子、无菌手套、防护面屏或护目镜，穿防渗透一次性手术衣或隔离衣，必要时，还应穿防护靴套或雨鞋 4. 手术者若手部皮肤发生破损，则不应参加手术 5. 医务人员应特别注意防止被注射器针头、缝合针、刀片等锐器刺伤或者划伤。避免徒手传递锐器，应将锐器放在无菌弯盘中，由近术者器械护士托住弯盘传递 6. 使用后的锐器应当直接放入耐刺、防渗漏的锐器盒，也可以直接使用具有安全性能的注射器、输液器等医用锐器，以防刺伤 7. 禁止将使用后的一次性针头重新套上针头套。禁止用手直接接触使用后的针头、刀片等锐器 8. 发生职业暴露时应立即紧急处理（挤血、冲水、消毒），报告感染管理科，评估风险，实施HIV预防策略	

续表

患者转运	1. 手术前必须将HIV筛查结果告知手术室，患者外出检查、转科前必须告知相关科室 2. 转运后做好转运床、轮椅等的清洁消毒
环境清洁与消毒	1. 病区清洁应遵循清洁单元化操作，应有序进行，按照由上到下、由里到外、由轻度污染到重度污染的顺序进行 2. 床单位使用一次性消毒湿巾或250～500mg/L含氯消毒剂擦拭，每日至少2次 3. 仪器设备表面：消毒时应根据材质选用合适的消毒方法，包括一次性消毒湿巾、75%乙醇或有效氯为250～500mg/L的含氯消毒剂擦拭消毒 4. 血液、体液等污染按“溅洒处理流程”处理。若溅洒量≥10mL，先用镊子清理玻璃等锐器后，再用含氯固化消毒粉覆盖污染物2分钟，污染物固化后再自外而内清理消毒。若溅洒量<10mL，则先用吸水纸或棉球吸附可见污染物，再用含氯消毒剂或湿巾进行清洁消毒。清洁用具使用后用1000mg/L含氯消毒剂浸泡30分钟，洗净晾干 5. 患者出院后应严格终末消毒，使用500mg/L含氯消毒剂彻底清洁床单位及仪器设备表面 6. 尽量减少病房内医疗设备数量 7. 被血液、体液等污染的织物均应按照感染性织物处理，包装袋外标识清楚
复用医疗器械消毒	1. 尽量使用一次性物品。中低度危险诊疗器械应专人专用，处理方法参考《WS/T 367—2012医疗机构消毒技术规范》 2. 高度危险诊疗器械应送消毒供应中心清洗、消毒、灭菌
解除隔离	1. 患者应终身执行“血液隔离”措施 2. 密切接触者应医学观察6个月
医疗废物	无特殊
注意事项	经风险评估，发生HIV职业暴露应在2小时内预防服药，按照职业暴露流程完成后续处理

四 附表

表2-32 HIV感染预防与控制措施落实情况督查表

一、基本信息					
科室		患者姓名		登记号	
性别		年龄		入院诊断	

二、控制措施落实核查		
隔离措施落实情况（根据情况，在“是”“否”下打钩）：	是	否
1. 执行“接触隔离”措施		
2. 患者如有手术、开放性伤口，应单间隔离		
3. 进行侵入性操作时应佩戴手套，评估风险，取用防护用品（护目镜、防护面屏、隔离衣、鞋套等）。操作完毕脱去手套后立即洗手		
4. 床旁放置速干手消毒剂。接触HIV患者或其生活环境前后需进行手卫生		
5. 给HIV患者手术时应谨慎操作，禁止徒手传递锐器，预防职业暴露		
6. 锐器使用后应放入锐器盒，禁止针头覆帽		
7. 医务人员应熟悉职业暴露后紧急处理流程		
8. 患者手术、转科前需告知相关科室		
9. 尽量使用一次性物品。复用医疗器械尽量专人专用，使用后送消毒供应中心清洗、消毒、灭菌		
10. 物体表面使用一次性消毒湿巾或250～500mg/L含氯消毒剂擦拭		
11. 血液、体液等污染按“溅洒处理流程”处理		
12. 被血液、体液等污染的织物均应按照感染性织物处理，包装袋外标识清楚		
13. 终末消毒时，物体表面使用500mg/L含氯消毒剂擦拭		

核查者签名：

核查日期：

第十七节 梅毒

梅毒（syphilis）是由梅毒螺旋体感染引起的一种慢性、系统性的性传播疾病，主要通过性接触传播、母婴传播和血液传播。本病危害性极强，病变几乎可累及人体所有组织器官，造成多器官损害。早期主要侵犯皮肤黏膜，晚期可侵犯血管、中枢神经系统及全身各器官。妊娠期患有梅毒还可引起胎儿早产、流产、死亡及新生儿梅毒。

一 病原学

梅毒螺旋体（Microspironema pallidum），属螺旋体目、密螺旋体科、密螺旋体属。梅毒螺旋体通常不易着色，故又称为苍白密螺旋体，由8～14个整齐规则、固定不变、折光性强的螺旋构成，长4～14μm，宽0.2μm，以旋转、蛇形、伸缩三种方式运动，属于厌氧微生物，离开人体不易生存。煮沸、干燥、日光、肥皂水和普通消毒剂均可迅速将梅毒螺旋体杀灭，但其耐寒力强。

二 流行病学

（一）传染源

梅毒是人类特有的疾病，显性和隐性梅毒患者均是传染源。感染者的皮损分泌物、血液中含大量梅毒螺旋体。

（二）传播途径

梅毒患者的皮损、血液、精液、乳液和唾液中均有梅毒螺旋体存在。其常见传播途径有以下几种：

1. 性接触传染。约95%患者通过性接触由皮肤黏膜微小破损感染。

2. 垂直传播。妊娠4个月后梅毒螺旋体可通过胎盘及脐静脉由母体传染给胎儿。分娩过程中新生儿通过产道时也会发生接触性感染。

3. 其他途径。冷藏3天以内的梅毒患者血液仍具有传染性，可经医源性途径（输入患者血液）感染。少数患者可通过接吻、握手、哺乳或接触被污染的衣物、用具而感染。

（三）人群易感性

人群普遍易感，20~39岁的性活跃人群为高发群体。高危人群包括男同性恋者、感染HIV患者、性工作者、性活跃者、进行无保护措施的性行为者。

（四）流行特征

梅毒呈世界性流行，据WHO估计，全球每年约有1200万梅毒新发病例，主要集中在南亚、东南亚和次撒哈拉非洲（撒哈拉以南非洲）。

三 医院感染预防与控制标准操作规程

表2-33　梅毒医院感染预防与控制标准操作规程表

制订部门：		修订日期：
审核部门：		审核日期：
实施日期：	版次：	文件页数：
适用范围	全院	
措施类别	干预措施	
预检分诊	1. 手术患者及有高危行为患者应及时完成梅毒筛查 2. 发生职业暴露时，应在知情同意情况下对暴露源（患者）进行梅毒筛查	
患者安置	1. 执行“接触隔离”措施（血源性传播） 2. 梅毒手术患者应单间隔离，非手术患者且无条件单间隔离时应实行床旁隔离	
职业防护	1. 执行“接触隔离”措施（血源性传播） 2. 进行侵入性操作时应佩戴手套，操作完毕脱去手套后应立即洗手，必要时进行手消毒 3. 给梅毒患者手术时应戴医用外科口罩、防护面屏或护目镜，穿防渗透一次性手术衣或隔离衣，必要时，还应穿防护靴套或雨鞋	

续表

职业防护	4. 手术者若手部皮肤发生破损，则不应参加手术 5. 医务人员应特别注意防止被注射器针头、缝合针、刀片等锐器刺伤或者划伤。避免徒手传递锐器，应将锐器放在无菌弯盘中，由近术者器械护士托住弯盘传递 6. 使用后的锐器应当直接放入耐刺、防渗漏的锐器盒，也可以直接使用具有安全性能的注射器、输液器等医用锐器，以防刺伤 7. 禁止将使用后的一次性针头重新套上针头套。禁止用手直接接触使用后的针头、刀片等锐器 8. 发生职业暴露时应立即紧急处理（挤血、冲水、消毒），报告感染管理科，评估风险，实施梅毒职业暴露预防策略
患者转运	1. 手术前必须将梅毒筛查结果告知手术室，患者外出进行侵入性操作、转科前必须告知相关科室 2. 转运后做好转运床、轮椅等的清洁消毒
环境清洁与消毒	1. 病区清洁应遵循清洁单元化操作，应有序进行，按照由上到下、由里到外、由轻度污染到重度污染的顺序进行 2. 床单位使用一次性消毒湿巾或250～500mg/L含氯消毒剂擦拭，每日至少2次 3. 仪器设备表面：消毒时应根据材质选用合适的消毒方法，包括一次性消毒湿巾、75%乙醇或有效氯为250～500mg/L的含氯消毒剂擦拭消毒 4. 血液、体液等污染按“溅洒处理流程”处理。若溅洒量≥10mL，先用镊子清理玻璃等锐器后，再用含氯固化消毒粉覆盖污染物2分钟，污染物固化后再自外而内清理消毒。若溅洒量<10mL，则先用吸水纸或棉球吸附可见污染物，再用含氯消毒剂或湿巾进行清洁消毒。清洁用具使用后用1000mg/L含氯消毒剂浸泡30分钟，洗净晾干 5. 患者出院后应严格终末消毒，使用500mg/L含氯消毒剂彻底清洁床单位及仪器设备表面 6. 被血液、体液等污染的织物均应按照感染性织物处理，包装袋外标识清楚
复用医疗器械消毒	1. 尽量使用一次性物品。中低度危险诊疗器械应专人专用，处理方法参考《WS/T 367—2012医疗机构消毒技术规范》 2. 高度危险诊疗器械应送消毒供应中心清洗、消毒、灭菌

续表

解除隔离	1. 患者完全治愈后即可解除隔离 2. 密切接触者应医学观察90天，如90天内有过性接触的建议予以青霉素治疗
医疗废物	无特殊
注意事项	梅毒对外界抵抗力非常低，传播途径主要为性传播、母婴传播

四 附表

表2-34 梅毒感染预防与控制措施落实情况督查表

<table>
<tr><td colspan="8">一、基本信息</td></tr>
<tr><td>科室</td><td colspan="2"></td><td>患者姓名</td><td></td><td>登记号</td><td colspan="2"></td></tr>
<tr><td>性别</td><td></td><td>年龄</td><td></td><td>入院诊断</td><td colspan="3"></td></tr>
<tr><td colspan="8">二、控制措施落实核查</td></tr>
<tr><td colspan="6">隔离措施落实情况（根据情况，在“是”“否”下打钩）：</td><td>是</td><td>否</td></tr>
<tr><td colspan="6">1. 执行“接触隔离”措施</td><td></td><td></td></tr>
<tr><td colspan="6">2. 患者如有手术、开放性伤口，应单间隔离</td><td></td><td></td></tr>
<tr><td colspan="6">3. 进行侵入性操作时应佩戴手套，评估风险，取用防护用品（护目镜、防护面屏、隔离衣、鞋套等）。操作完毕脱去手套后立即洗手</td><td></td><td></td></tr>
<tr><td colspan="6">4. 床旁放置速干手消毒剂。接触梅毒患者或其生活环境前后需进行手卫生</td><td></td><td></td></tr>
<tr><td colspan="6">5. 给梅毒患者手术时应谨慎操作，禁止徒手传递锐器，预防职业暴露</td><td></td><td></td></tr>
<tr><td colspan="6">6. 锐器使用后应放入锐器盒，禁止针头覆帽</td><td></td><td></td></tr>
<tr><td colspan="6">7. 医务人员应熟悉职业暴露后紧急处理流程</td><td></td><td></td></tr>
<tr><td colspan="6">8. 患者手术、转科前需告知相关科室</td><td></td><td></td></tr>
<tr><td colspan="6">9. 尽量使用一次性物品。复用医疗器械尽量专人专用，使用后送消毒供应中心清洗、消毒、灭菌</td><td></td><td></td></tr>
<tr><td colspan="6">10. 物体表面使用一次性消毒湿巾或250～500mg/L含氯消毒剂擦拭</td><td></td><td></td></tr>
<tr><td colspan="6">11. 血液、体液等污染按“溅洒处理流程”处理</td><td></td><td></td></tr>
<tr><td colspan="6">12. 被血液、体液等污染的织物均应按照感染性织物处理，包装袋外标识清楚</td><td></td><td></td></tr>
<tr><td colspan="6">13. 终末消毒时，物体表面使用500mg/L含氯消毒剂擦拭</td><td></td><td></td></tr>
</table>

核查者签名：

核查日期：

第十八节　结核病（肺结核）

结核病（tuberculosis）是由结核分枝杆菌引起的一种慢性传染性疾病，在全球广泛流行，是全球关注的公共卫生和社会问题之一，也是我国重点控制的疾病之一。其中肺结核（pulmonary tuberculosis）是结核病最主要的类型。肺结核是指发生在肺组织、气管、支气管和胸膜的结核，包含肺实质的结核、气管支气管结核和结核性胸膜炎，占各器官结核病总数的80%～90%。主要表现为低热、咳嗽、咯血、食欲减退和体重减轻等，育龄期女性患者可以出现月经不调等症状。

一　病原学

结核病的病原菌为结核分枝杆菌复合群，包括结核分枝杆菌、牛分枝杆菌、非洲分枝杆菌和田鼠分枝杆菌。常见的人致病菌为人型结核分枝杆菌，牛分枝杆菌较少见，田鼠分枝杆菌对人类不致病。典型的结核分枝杆菌是细长、稍弯曲、两端圆形，大小为（0.3～0.6）μm×（1～4）μm。无芽孢、无鞭毛、不能活动，严格需氧，呈缓慢分枝生长。痰标本中的结核分枝杆菌可呈现T、V、Y字形及丝状、球状、棒状等多种形态。结核分枝杆菌抗酸染色呈红色，可抵抗盐酸乙醇的脱色作用，故也称为抗酸杆菌。结核分枝杆菌对干燥、冷、酸、碱等抵抗力强。在干燥的环境中可存活数月或数年。在室内阴暗潮湿处，结核分枝杆菌能数月不死。结核分枝杆菌对紫外线比较敏感，太阳光直射下痰中结核分枝杆菌经2～7小时即可被杀死；实验室或病房常用紫外线灯消毒，10W紫外线灯距照射物0.5～1m，照射30分钟即有杀灭作用。

结核分枝杆菌的增代时间为14～20小时，培养时间一般为2～8周。结核分枝杆菌菌体成分复杂，主要是类脂质、蛋白质和多糖类。类脂质占总量的50%～60%，其中蜡质约占50%，这与结核病出现的组织坏死、干酪液化、空洞发生以及结核变态反应有关。菌体蛋白质以结合形式存在，是结核菌素的主要成分，可诱发皮肤变态反应。多糖类与血清反应等免疫应答有关。

二 流行病学

（一）传染源

结核病的传染源主要是肺结核痰菌阳性的患者。传染性的大小取决于患者痰内结核菌数量的多少。

（二）传播途径

主要通过咳嗽、喷嚏、大笑、大声谈话等方式把含有结核菌的微粒排到空气中而传播。飞沫传播是肺结核最重要的传播途径，经消化道和皮肤等其他途径传播现已罕见。

（三）人群易感性

影响机体对结核菌自然抵抗力的因素除遗传因素外，还包括生活贫困、居住拥挤、营养不良等社会因素。细胞免疫系统不完善的婴幼儿、老年人、HIV感染者、糖皮质激素和免疫抑制剂使用者、糖尿病和尘肺等慢性疾病患者，都是结核病的易感人群。

（四）流行特征

1. 全球疫情。全球有三分之一的人曾受到过结核菌的感染。结核病的流行状况与经济水平相关，WHO把印度、印度尼西亚、中国、俄罗斯、南非、秘鲁等30个国家列为结核病高负担国家，全球80%的结核病患者集中在这些高负担国家。

2. 我国疫情。据2010年我国第五次结核病流行病学抽样调查估计，我国结核病年发病100万例，发病率78/10万；活动性结核患者499万例，患病率459/10万；痰涂片阳性肺结核患者72万例，患病率66/10万；痰菌阴性肺结核患者129万例，患病率119/10万；结核病年死亡人数5.4万例，死亡率4.1/10万。我国肺结核发病地区差异大，西部地区的活动性肺结核患病率、痰涂片阳性肺结核和培养阳性肺结核患病率明显高于全国平均水平，而东部地区肺结核患病率低于全国平均水平。

三 医院感染与控制标准操作规程

表2-35 肺结核医院感染预防与控制标准操作规程表

<table>
<tr><td colspan="2">制订部门：</td><td colspan="2">修订日期：</td></tr>
<tr><td colspan="2">审核部门：</td><td colspan="2">审核日期：</td></tr>
<tr><td colspan="2">实施日期：</td><td>版次：</td><td>文件页数：</td></tr>
<tr><td>适用范围</td><td colspan="3">全院</td></tr>
<tr><td>措施类别</td><td colspan="3">干预措施</td></tr>
<tr><td>预检分诊</td><td colspan="3">1. 对低热、咳嗽、咯血、食欲减退和体重减轻等症状的患者加强肺结核筛查
2. 发现疑似患者立即单间隔离或转至结核门诊</td></tr>
<tr><td>患者安置</td><td colspan="3">无负压病房及负压手术室时可对疑似肺结核及确诊肺结核但暂时未转专科医院诊治的患者采取以下安置措施：
1. 执行“空气隔离”措施
2. 疑似肺结核患者：单间安置直至连续3次痰液抗酸杆菌涂片阴性或胃液检测阴性（儿童患者）
3. 痰液抗酸杆菌涂片阳性患者，将其安置在单间
4. 确诊的多重耐药结核杆菌患者：必须将其安置于带有独立卫生间的隔离病房直至出院
5. 痰液抗酸杆菌涂片阳性患者不应与HIV患者、免疫抑制患者（如实体器官移植、接受如抗肿瘤坏死因子等生物制剂治疗的患者）以及囊性纤维化的患者同室安置
6. 安置痰液抗酸杆菌涂片阳性患者的病房门应保持关闭，病房门口应有明显的警示标志
7. 如果患者不适宜单间安置或不适宜保持关门状态，则医务人员应每日对患者进行风险评估并记录，尽快将患者转至定点医院治疗
8. 隔离单间可安装排风系统，以形成相对负压，排风口应安装高效过滤器
9. 对患者进行咳嗽礼仪的卫生宣教，并督促落实
10. 病情允许情况下，患者应佩戴医用外科口罩</td></tr>
</table>

续表

职业防护	1. 对疑似肺结核的患者早诊断、早隔离、早治疗 2. 医务人员执行“空气隔离”措施，佩戴医用防护口罩，做好个人防护 3. 医务人员为患者实施会产生气溶胶的操作时应穿一次性隔离衣；进行可能发生血液、体液喷溅的操作时，应佩戴防护面屏或护目镜 4. 如果医务人员在实施会产生气溶胶的操作后仍需留在隔离病房内，则应佩戴所有防护用品至少2小时 5. 医务人员离开病房后，应在脱除其他防护用品后最后摘除医用防护口罩 6. 医务人员应严格执行手卫生
患者转运	1. 在患者病情改善前尽量减少患者的转运 2. 如果痰涂片阳性患者必须转运，则患者应自离开病房至返回病房期间佩戴医用外科口罩 3. 转运前应通知接收科室、医院
环境清洁与消毒	1. 患者单间安置，保持房门关闭，开窗通风，使用空气消毒机 2. 床单位使用500mg/L含氯消毒剂擦拭，每日至少2次 3. 仪器设备表面：如可耐受含氯消毒剂，应在仪器设备使用后用500mg/L含氯消毒剂擦拭消毒 4. 血液、体液等污染按“溅洒处理流程”处理。若溅洒量≥10mL，先用镊子清理玻璃等锐器后，再用含氯固化消毒粉覆盖污染物2分钟，污染物固化后再自外而内清理消毒。若溅洒量<10mL，则先用吸水纸或棉球吸附可见污染物，再用含氯消毒剂或湿巾进行清洁消毒。清洁用具使用后用1000mg/L含氯消毒剂浸泡30分钟，洗净晾干 5. 进行终末消毒时，可先用紫外线灯照射病房1小时，工作人员做好防护后再进入病房进行物表清洁消毒。使用500mg/L含氯消毒剂彻底清洁床单位及仪器设备表面 6. 终末消毒时应更换空气消毒机滤网 7. 尽量减少病房内医疗设备数量 8. 所有织物均应按照感染性织物处理，包装袋外标识清楚
复用医疗器械消毒	1. 中低度危险诊疗器械应专人专用，处理方法参考《WS/T 367—2012 医疗机构消毒技术规范》 2. 高度危险诊疗器械应送消毒供应中心清洗、消毒、灭菌

续表

解除隔离	1. 痰涂片阳性的非多重耐药结核杆菌患者： (1) 至少接受规范抗结核治疗14天，无呕吐、腹泻，患者依从性好 (2) 患者临床症状改善，如停止咳嗽 (3) 解除隔离的患者仍应继续观察，如病情恶化应再次隔离治疗 2. 多重耐药结核杆菌或泛耐药结核杆菌患者：整个住院治疗期间应采取隔离措施 3. 痰涂片阴性或疑似肺结核患者：分别3次痰液涂片或胃液涂片（最好是连续3天早晨采样）阴性，标本应同时送涂片和培养 4. 肺外结核：除了需进行结核病灶引流的情况外，一般不需要隔离 5. 密切接触者需医学观察70天
医疗废物	患者产生的生活垃圾应作为感染性医疗废物处置
注意事项	儿童可接种卡介苗预防结核病

四 附表

表2-36 肺结核感染预防与控制措施落实情况督查表

一、基本信息							
科室			患者姓名		登记号		
性别		年龄		入院诊断			
二、控制措施落实核查							
隔离措施落实情况（根据情况，在“是”“否”下打钩）：						是	否
1. 执行“空气隔离”措施，疑似及确诊患者应单间隔离							
2. 病房门应保持关闭状态。病房门口应有明显的警示标志							
3. 病情允许的患者应佩戴医用外科口罩							
4. 对患者进行咳嗽礼仪的卫生宣教，并督促落实							
5. 医务人员进入隔离间前应佩戴医用防护口罩，并检查口罩密闭性。离开病房后摘除医用防护口罩。严格执行手卫生							
6. 进行产生气溶胶的操作时应穿一次性隔离衣；进行可能发生血液、体液喷溅的操作时，应佩戴防护面屏或护目镜							
7. 床单位使用500mg/L含氯消毒剂擦拭，每日至少2次							
8. 患者手术、转科、外出检查前需告知相关科室							
9. 尽量使用一次性物品。复用医疗器械尽量专人专用，使用后送消毒供应中心清洗、消毒、灭菌							
10. 血液、体液等污染按“溅洒处理流程”处理							
11. 被血液、体液等污染的织物均应按照感染性织物处理，包装袋外标识清楚							
12. 终末消毒时，先用紫外线灯照射病房1小时，工作人员做好防护后进入病房，使用500mg/L含氯消毒剂彻底清洁床单位及仪器设备表面							
13. 患者出院后应更换空气消毒机滤网							

核查者签名：

核查日期：

第十九节　病毒性肝炎

病毒性肝炎（viral hepatitis）是由多种不同的肝炎病毒引起的，以肝脏损害为主的一组全身性传染病。按病原学明确分类的有甲型、乙型、丙型、丁型、戊型五型肝炎病毒。各型病毒性肝炎临床表现相似，以乏力、食欲减退、厌油、肝功能异常为主，部分病例出现黄疸。甲型和戊型主要表现为急性感染，经粪-口途径传播；乙型、丙型、丁型多呈慢性感染，少数病例可发展为肝硬化或肝细胞癌，主要经血液、体液等胃肠外途径传播。

一　病原学

病毒性肝炎的病原体是肝炎病毒，目前已证实甲、乙、丙、丁、戊五型肝炎病毒是病毒性肝炎的致病因子。是否还存在其他类型的肝炎病毒至今尚未定论。

（一）甲型肝炎病毒

甲型肝炎病毒（hepatitis A virus，HAV）属于微小RNA病毒科、嗜肝RNA病毒属。HAV呈球形，直径约27nm，无包膜，由32个亚单位结构（称为壳粒）组成20面对称体颗粒。电镜下可见实心和空心两种颗粒，实心颗粒为完整的HAV，有传染性；空心颗粒为未成熟的不含RNA的HAV，具有抗原性，但无传染性。病毒基因组为单链线状RNA，长约7.5kb，有一个可读框（open reading frame，ORF），编码一种大多聚蛋白。病毒由RNA基因组和外壳蛋白组成，在肝细胞细胞质中组合为病毒颗粒，主要排入胆汁，也可进入血清。在潜伏期和发病初期，HAV可随粪便排出。

HAV对外界抵抗力较强，耐酸碱，室温下可生存1周，25℃能生存30天，在贝壳类动物及污水、淡水、海水、泥土中能生存数月。能在60℃环境下存活30分钟，80℃环境下5分钟或100℃环境下1分钟可使其灭活。在-70℃～-20℃环境中保存数年后仍有感染力，在-80℃的甘油内可长期保存。对有机溶剂较为耐受，在4℃的20%乙醚中放置24小时仍稳定。对紫外线、氯、甲醛等敏感。

HAV只有一个抗原抗体系统，感染后如果IgM型抗体出现早，则是近期感染标志，一般持续8~12周，少数可持续6个月左右；如果IgG型抗体出现较晚，常是既往感染或免疫接种后标志，可长期存在。

（二）乙型肝炎病毒

乙型肝炎病毒（hepatitis B virus，HBV）属于嗜肝DNA病毒科、正嗜肝DNA病毒属。

1. 形态及生物学特性。HBV感染者的血清在电镜下可见三种颗粒：一是大球形颗粒，为完整的HBV颗粒，又名丹氏颗粒，直径42nm，由包膜与核心组成。包膜内含乙型肝炎表面抗原（hepatitis B surface antigen，HBsAg）、糖蛋白与细胞脂质；核心直径27nm，内含双股DNA、DNA聚合酶、乙型肝炎核心抗原（hepatitis B core antigen，HBcAg），是病毒复制的主体。二是小球形颗粒，直径22nm。三是丝状或核状颗粒，直径22nm，长100~1000nm。后两种颗粒由HBsAg组成，为空心包膜，不含核酸，无感染性。一般情况下，血清中小球形颗粒最多，丹氏颗粒最少。

HBV对外界的抵抗力很强，对热、低温、干燥、紫外线及一般浓度的消毒剂均能耐受。在37℃环境下可存活7日，在30℃~32℃血清中可保存6个月，在-20℃环境中可保存15年。100℃环境下10分钟、65℃环境下10小时或高压蒸汽消毒可被灭活。

2. 基因组结构及编码蛋白。HBV基因组结构独特而精密，由不完全的环状双链DNA组成，长链约含3200个碱基对（bp），长链（负链）含有HBV DNA的全部遗传信息，短链（正链）的长度不定，相当于长链的50%~80%。HBV基因组共有4个ORF，即S区、C区、P区和X区，均在长链上。S区又包括前S1、前S2和S三个编码区，分别编码前S1蛋白（pre-S1）、前S2蛋白（pre-S2）及HBsAg。前S蛋白有很强的免疫原性。HBsAg的抗原性较复杂，由一个属特异性的共同抗原决定簇“a”和至少两个亚型决定簇“d/y”和“w/r”组成，因此HBsAg有10个亚型，主要亚型是adw、adr、ayw和ayr。根据HBV基因组序列差异≥8%或S区基因组序列差异≥4%对HBV进行基因分型，目前HBV至少有10个基因型（A~J），各基因型又可分为不同基因亚型。C区由前C基因和C基因组成，编码乙型肝炎e抗原（hepatitis B e antigen，HBeAg）和HBcAg。前C基因开始编码的蛋白质经加工后分泌到细胞外即为HBeAg，C基因开始编码的蛋白质为HBcAg。P区是最长的ORF，编码具有反转录酶活性的DNA聚合酶、RNA酶H等多种功能的蛋白，参与HBV的复制。X区编码乙型肝炎x抗原（hepatitis B x antigen，HBxAg），HBxAg具有反式激活作用，可激活HBV本身的、其他病毒或细胞的多种调控基因，促进HBV或其他病毒（如HIV）的复制。另外，HBxAg在原发性肝细胞癌的发病过程中可能发挥重要作用。

3. HBV的抗原抗体系统：

（1）HBsAg与乙型肝炎表面抗体（HBsAb）：成人感染HBV后最早1~2周、最迟11~12周，外周血中可检测到HBsAg；无症状携带者和慢性患者体内的HBsAg可持续存在多年，甚至终身存在。HBsAg只有抗原性，无传染性。HBsAb是一种保护性抗体，HBsAb阳性表示人体对HBV有免疫力，见于乙型肝炎恢复期、既往感染及乙肝疫苗接种后的患者。需要注意的是，HBsAb一般在急性HBV感染后期或HBsAg消失后一段时间才出现，在此间隔期均不能检出，这一间隔期被称为“窗口期”。

（2）pre-S1：pre-S1在感染早期次于HBsAg出现于血液中。如在急性期pre-S1快速转阴，则提示病毒消除与疾病好转。Pre-S1阳性是HBV存在与复制的标志，如pre-S1持续阳性，提示HBV感染慢性化。

（3）pre-S2：pre-S2可作为判断HBV复制的一项指标。

（4）HBeAg与乙型肝炎e抗体（HBeAb）：急性HBV感染时，HBeAg出现略晚于HBsAg。HBeAg的存在提示病毒复制活跃且具有强传染性。HBeAg消失而HBeAb产生称为血清转换。HBeAb转阴后，病毒复制多处于静止状态，病毒传染性降低。但仍有部分患者存在病毒复制、肝炎活动，这称为HBeAg阴性慢性肝炎。

（5）HBcAg与乙型肝炎核心抗体（HBcAb）：血液中HBcAg主要存在于丹氏颗粒的核心，游离的HBcAg极少，故较少用于临床常规检测。肝组织中HBcAg主要存在于受感染的肝细胞核内。HBcAg有很强的免疫原性，几乎所有的HBV感染者均可检出HBcAb，除非HBV C基因序列出现极少见的变异或感染者有免疫缺陷。HBcAb IgM是HBV感染后较早出现的抗体，绝大多数出现在发病第一周，多数在6个月内消失。HBcAb IgM阳性提示疾病处于急性期或慢性肝炎急性发作。HBcAb IgG出现较迟，但可在体内存在多年，甚至终身存在。

（三）丙型肝炎病毒

丙型肝炎病毒（hepatitis C virus，HCV）属黄病毒科、丙型肝炎病毒属。

1. 形态及生物学特性。HCV呈球形颗粒，直径30~60nm，外有脂质外壳、囊膜和棘突结构，内有核心蛋白和核酸组成的核衣壳。

HCV对有机溶剂敏感，10%氯仿即可杀灭HCV。煮沸、紫外线等亦可使HCV灭活。血清经60℃环境下10小时或1/1000甲醛溶液37℃环境下6小时处理后，可使HCV

传染性丧失。血制品中的HCV可用干热（80℃）72小时或加变性剂使之灭活。

2. 基因组结构及编码蛋白。HCV基因组为单股正链RNA，全长约9.6kb，基因组由5' 和3' 非编码区和中间的ORF组成。ORF编码区从5' 端依次为核心蛋白区（C）、包膜蛋白区（E1，E2/NS1）、非结构蛋白区（NS2、NS3、NS4、NS5）。C区编码的核心蛋白与核酸结合组成核衣壳。包膜蛋白为病毒外壳主要成分，可能含有与肝细胞结合的表位。NS3基因区编码螺旋酶和蛋白酶，NS3蛋白具有强免疫原性，可刺激机体产生抗体，在临床诊断上有重要价值。NS5区编码依赖于RNA的RNA聚合酶，在病毒复制中起重要作用。

3. HCV的抗原抗体系统：

（1）丙型肝炎病毒抗原（HCV Ag）与丙型肝炎病毒抗体（抗HCV，HCV Ab）：血清中HCV Ag含量很低，检出率不高。抗HCV不是保护性抗体，是HCV感染的标志，抗HCV又分为IgM型和IgG型。HCV Ab IgM在发病后即可检出，一般持续1～3个月。如果HCV IgM持续阳性，提示病毒持续复制且易转为慢性。

（2）HCV RNA：HCV RNA阳性是病毒感染和复制的直接标志。HCV RNA基因分型在流行病学和抗病毒治疗方面有一定意义。

（四）丁型肝炎病毒

丁型肝炎病毒（hepatitis D virus，HDV）是一种缺陷RNA病毒，必须有HBV辅助才能复制、表达抗原及引起肝损害。基因组为单股负链闭合环状RNA，长1679bp。HDV可与HBV同时感染人体，但大部分情况下是在HBV感染的基础上感染HDV，从而引起重叠感染。

HDV的抗原抗体系统：

1. 丁型肝炎病毒抗原（HDV Ag）：是HDV唯一的抗原成分，因此HDV仅有一个血清型。HDV Ag最早出现，然后分别出现的是抗HDV① IgM和抗HDV IgG，一般情况下三者不会同时出现，抗HDV并不是保护性抗体。

2. HDV RNA：血清或肝组织中HDV RNA阳性是诊断HDV感染的直接依据。

（五）戊型肝炎病毒

戊型肝炎病毒（hepatitis E virus，HEV）为20面对称体圆形颗粒，无包膜，直径

---

①抗HDV为丁型肝炎病毒抗体。

27～34nm。HEV基因组为单股正链RNA，全长7.2～7.6kb。根据同源性可将HEV分成至少4个基因型。基因1型和2型只感染人，基因3型和4型不仅可感染人，还可感染多种动物。

HEV在碱性环境下较稳定，对高热、氯仿、氯化铯敏感。

HEV的抗原抗体系统：血液中检测不到戊型肝炎病毒抗原（HEV Ag）。抗HEV[①] IgM在发病初期产生，多数在3个月内转阴。因此，抗HEV IgM阳性是近期感染HEV的标志。抗HEV IgG持续时间在不同病例中差异较大，多数于发病后6～12个月阴转，但亦有持续几年甚至十多年者。戊型肝炎患者发病早期粪便和血液中存在HEV，可检测到HEV RNA，但持续时间不长。

二 流行病学

我国是病毒性肝炎高发区，甲型肝炎人群流行率（抗HAV阳性率）约为80%。全世界HBsAg携带者约3.5亿，其中我国有1亿人左右。全球HCV感染者约有1.7亿，我国人群抗HCV阳性者占1%～3%，约3000万。丁型肝炎人群流行率约为1%，戊型肝炎流行率约为20%。

（一）甲型肝炎（甲肝）

1. 传染源：无病毒携带状态，传染源为急性期甲肝患者及隐性感染者，后者数量明显较前者多。起病前2周至血清谷丙转氨酶高峰期后1周为粪便排毒期，少数患者可延长至患者起病后30日。血清抗HAV出现提示粪便排毒基本停止。

2. 传播途径：HAV主要经粪-口途径传播，粪便污染饮用水源、食品、物品等可引起流行。水源或食物污染可致疾病暴发或流行。日常生活接触可引起散发性发病。

3. 人群易感性：抗HAV阴性者均为易感人群。我国成人大多会在其幼儿、儿童、青少年时期获得感染，以隐性感染为主，成人抗HAV IgG的检出率达80%。近年来，由于卫生条件的改善及甲肝疫苗的接种，我国甲肝的发病率已逐渐下降。HAV感染后可产生持久免疫。

（二）乙型肝炎（乙肝）

1. 传染源：主要是急、慢性乙肝患者和病毒携带者。慢性乙肝患者和病毒携带者

①抗HEV为戊型肝炎病毒抗体。

为主要传染源，其传染性与体液中HBV DNA含量成正比。

2. 传播途径：因含HBV体液或血液进入机体而获得感染，具体传播途径主要有以下几种。

(1) 母婴传播：主要有宫内感染、围生期感染、分娩后感染。在我国，母婴传播HBV最为广泛，30%以上的HBV携带者是因母婴传播感染。

(2) 血液、体液传播：感染者血液中HBV含量很高，微量的污染血通过破损的皮肤和黏膜进入机体即可造成感染，如输血及使用血制品、注射、手术、针刺、共用剃刀和牙刷、血液透析、器官移植等均可传播。

(3) 其他传播途径：虽然经破损消化道、呼吸道黏膜或昆虫叮咬在理论上存在传播可能，但没有证据。

3. 人群易感性：HBsAb阴性者均为易感人群。婴幼儿期是HBV感染的最危险时期。高危人群包括HBsAg阳性母亲的新生儿、HBsAg阳性者的家属、反复接受输血及使用血制品者、血液透析患者、多个性伴侣者、静脉药瘾者、接触血液的医务人员等。感染恢复后或疫苗接种后，HBsAg阳性者具有免疫力。

4. 流行性特征：

(1) 有地区性差异：乡村高于城市，南方高于北方，西部高于东部。

(2) 有性别差异：男性高于女性，男女患病比例为 1.4∶1。

(3) 无明显季节性。

(4) 以散发为主。

(5) 有家庭聚集现象：此现象与母婴传播及日常生活接触传播有关。

(6) 婴幼儿感染多见。

(三) 丙型肝炎（丙肝）

1. 传染源：急、慢性丙肝患者及无症状病毒携带者。慢性丙肝患者及无症状病毒携带者为主要传染源。

2. 传播途径：类似乙型肝炎，主要通过肠道外途径传播。

(1) 血液、体液传播：输血及使用血制品曾是HCV最主要的传播途径，随着筛查方法的改善，此传播方式已得到明显控制。注射、针刺、器官移植、骨髓移植、血液透析等均可传播HCV。密切的生活接触、性接触等亦可能传播HCV。

(2) 母婴传播：HCV RNA阳性母亲传播给新生儿的概率为4%～7%。

3. 人群易感性：人群对HCV普遍易感。HCV Ab并非保护性抗体，感染后无保护性免疫。

（四）丁型肝炎（丁肝）

传染源和传播途径与乙型肝炎相似，以与HBV重叠感染或同时感染的形式存在，尤其是重叠感染。HDV Ab不是保护性抗体。

（五）戊型肝炎（戊肝）

传染源和传播途径与甲型肝炎相似。但有如下特点：暴发流行均为粪便污染水源所致，散发多为不洁食物或饮品所致；隐性感染多见，显性感染主要发生在成人；原有慢性HBV感染者或孕晚期母亲感染HEV后病死率高；春冬季是发病高峰；抗HEV多在短期内消失，少数患者可持续1年以上。

三 医院感染预防与控制标准操作规程

表2-37 甲肝医院感染预防与控制标准操作规程表

<table>
<tr><td colspan="2">制订部门：</td><td colspan="2">修订日期：</td></tr>
<tr><td colspan="2">审核部门：</td><td colspan="2">审核日期：</td></tr>
<tr><td colspan="2">实施日期：</td><td>版次：</td><td>文件页数：</td></tr>
<tr><td>适用范围</td><td colspan="3">全院</td></tr>
<tr><td>措施类别</td><td colspan="3">干预措施</td></tr>
<tr><td>预检分诊</td><td colspan="3">1. 有不洁饮食（水）史，如食用毛蚶等贝类水产品史，或有接触甲肝患者史，或有到甲肝高发或流行区出差、旅游史
2. 有畏寒、发热、恶心、疲乏、食欲减退、肝肿大、肝功能异常、黑尿和黄疸等症状
3. 发现确诊或疑似患者后，应立即单间隔离</td></tr>
<tr><td>患者安置</td><td colspan="3">1. 应执行“接触隔离（粪-口）”措施
2. 确诊或疑似患者应单间隔离（带有独立卫生间）
3. 患者应注意个人卫生，重点包括手卫生、处理排泄物，进行个人卫生宣教，并督促落实
4. 病房限制人员进出，谢绝访客</td></tr>
</table>

续表

职业防护	1. 执行“接触隔离”措施，医务人员进行接触患者分泌物、排泄物的操作时应佩戴手套，脱手套后洗手，必要时穿隔离衣 2. 严格无菌操作，规范执行手卫生。推荐用流动水加洗手液洗手。处理患者粪便，或进行直接接触患者分泌物、血液、口腔黏膜等高危操作后，必须洗手 3. 严格实施分区管理，进行分区诊疗和护理 4. 加强医务人员健康监测，如出现畏寒、黄疸等症状时要及时上报，预防接种甲肝疫苗
患者转运	1. 转运前必须通知接收科室、医院，做好防护及清洁消毒工作 2. 转运后做好转运床、轮椅、救护车等的清洁消毒
环境清洁与消毒	1. 病房常见的污染表面包括：卫生间、便盆、地面、床栏、呼叫按钮、水槽、床头桌等。应使用500mg/L含氯消毒剂消毒，每日至少2次 2. 仪器设备表面：消毒时应根据材质选用合适的消毒方法，包括一次性消毒湿巾、75%乙醇或有效氯为500mg/L的含氯消毒剂擦拭消毒 3. 患者使用马桶后应盖好马桶盖再冲水。每次使用后应对马桶表面进行清洁和消毒，马桶刷不交叉使用。不使用喷洒式水龙头来清洁便盆和马桶，避免污染周围环境 4. 血液、体液等污染按“溅洒处理流程”处理。若溅洒量≥10mL，先用镊子清理玻璃等锐器后，再用含氯固化消毒粉覆盖污染物2分钟，污染物固化后再自外而内清理消毒。若溅洒量<10mL，则先用吸水纸或棉球吸附可见污染物，再用含氯消毒剂或湿巾进行清洁消毒。清洁用具使用后用500mg/L含氯消毒剂浸泡30分钟，洗净晾干 5. 被血液、体液等污染的织物均应按照感染性织物处理，包装袋外标识清楚。被排泄物污染的枕头、床垫、被褥等无法清洗时应丢弃 6. 病区及隔离室周围100米范围室内外进行紧急灭蝇，消灭苍蝇等传播媒介 7. 患者出院后应严格终末消毒，使用500mg/L含氯消毒剂彻底清洁床单位及仪器设备表面 8. 加强水源保护，严防饮用水被患者粪便污染，剩余氯（余氯）应保持在0.3~1mg/L

续表

复用医疗器械消毒	1. 中低度危险诊疗器械应专人专用，处理方法参考《WS/T 367—2012 医疗机构消毒技术规范》 2. 高度危险诊疗器械应送消毒供应中心清洗、消毒、灭菌
解除隔离	1. 急性甲肝患者的隔离期应为自发病日起3周 2. 对于托幼机构儿童甲肝患者的观察期限为45天
医疗废物	患者产生的生活垃圾应按感染性医疗废物处置
注意事项	1. 甲肝潜伏期为2~6周 2. 甲肝经消化道传播，水源或食物被污染可引起暴发流行

表2-38　乙肝医院感染预防与控制标准操作规程表

制订部门：		修订日期：
审核部门：		审核日期：
实施日期：	版次：	文件页数：
适用范围	全院	
措施类别	干预措施	
预检分诊	1. 手术患者及有高危行为患者应及时完成乙肝筛查 2. 发生职业暴露时，应在知情同意情况下对暴露源（患者）进行乙肝筛查	
患者安置	1. 执行“接触隔离”措施（血源性传播） 2. 乙肝手术患者应单间隔离，非手术患者且无条件单间隔离时应实行床旁隔离	
职业防护	1. 执行“接触隔离”措施（血源性传播） 2. 进行侵入性操作时应佩戴手套，操作完毕脱去手套后应立即洗手，必要时进行手消毒 3. 给乙肝患者手术时应做好个人防护，穿戴口罩、帽子、无菌手套、防护面屏或护目镜、防渗透一次性手术衣或隔离衣，必要时，应穿防护靴套 4. 手术者若手部皮肤发生破损，则不应参加手术	

续表

职业防护	5. 医务人员应特别注意防止被注射器针头、缝合针、刀片等锐器刺伤或者划伤。避免徒手传递锐器，应将锐器放在无菌弯盘中，由近术者器械护士托住弯盘传递 6. 使用后的锐器应当直接放入耐刺、防渗漏的锐器盒，也可以直接使用具有安全性能的注射器、输液器等医用锐器，以防刺伤 7. 禁止将使用后的一次性针头重新套上针头套。禁止用手直接接触使用后的针头、刀片等锐器 8. 发生职业暴露时应立即紧急处理（挤血、冲水、消毒），报告感染管理科，评估风险，实施预防策略 9. 建议医务人员预防接种乙肝疫苗，定期进行HBsAg、抗HBc和抗HBs筛查
患者转运	1. 手术前必须将乙肝筛查结果告知手术室，患者外出检查、转科前必须告知相关科室 2. 转运后做好转运床、轮椅等的清洁消毒
环境清洁与消毒	1. 病区清洁应遵循清洁单元化操作，应有序进行，按照由上到下、由里到外、由轻度污染到重度污染的顺序进行 2. 床单位使用一次性消毒湿巾或250～500mg/L含氯消毒剂擦拭，每日至少2次 3. 仪器设备表面：消毒时应根据材质选用合适的消毒方法，包括一次性消毒湿巾、75%乙醇或250～500mg/L的含氯消毒剂擦拭消毒 4. 血液、体液等污染按“溅洒处理流程”处理。若溅洒量≥10mL，先用镊子清理玻璃等锐器后，再用含氯固化消毒粉覆盖污染物2分钟，污染物固化后再自外而内清理消毒。若溅洒量<10mL，则先用吸水纸或棉球吸附可见污染物，再用含氯消毒剂或湿巾进行清洁消毒。清洁用具使用后用500mg/L含氯消毒剂浸泡30分钟，洗净晾干 5. 患者出院后应严格终末消毒，使用500mg/L含氯消毒剂彻底清洁床单位及仪器设备表面 6. 尽量减少病房内医疗设备数量 7. 被血液、体液等污染的织物均应按照感染性织物处理，包装袋外标识清楚
复用医疗器械消毒	1. 中低度危险诊疗器械应专人专用，处理方法参考《WS/T 367—2012医疗机构消毒技术规范》 2. 高度危险诊疗器械应送消毒供应中心清洗、消毒、灭菌
解除隔离	1. 患者隔离至肝功能正常，HBV DNA转阴 2. 急性乙肝患者密切接触者应医学观察6周

续表

医疗废物	无特殊
注意事项	1. HBV经母婴、血液（包括皮肤和黏膜微小创伤）和性接触传播，不经呼吸道和消化道传播 2. 如接种过乙肝疫苗，且已知抗HBs阳性（抗HBs≥10mIU/mL）者，可不进行处理。如未接种过乙肝疫苗，或虽接种过乙肝疫苗，但抗HBs <10mIU/mL或抗HBs水平不详者，应立即注射乙型肝炎免疫球蛋白（hepatitis B immunoglobulin，HBIG）200～400 IU，同时在不同部位接种1针乙肝疫苗（20μg），于1个月和6个月后分别接种第2针和第3针乙肝疫苗（20μg） 3. HDV为一种缺陷RNA病毒，只有在HBV已存在于患者肝内或者HBV、HDV同时侵入患者肝内才能建立感染。HBV患者应预防HDV感染

表2-39　丙肝医院感染预防与控制标准操作规程表

<table>
<tr><td colspan="2">制订部门：</td><td colspan="2">修订日期：</td></tr>
<tr><td colspan="2">审核部门：</td><td colspan="2">审核日期：</td></tr>
<tr><td colspan="2">实施日期：</td><td>版次：</td><td>文件页数：</td></tr>
<tr><td>适用范围</td><td colspan="3">全院</td></tr>
<tr><td>措施类别</td><td colspan="3">干预措施</td></tr>
<tr><td>预检分诊</td><td colspan="3">1. 手术患者及有高危行为患者应及时完成丙肝筛查
2. 发生职业暴露时，应在知情同意情况下对暴露源（患者）进行丙肝筛查</td></tr>
<tr><td>患者安置</td><td colspan="3">1. 执行“接触隔离”措施（血源性传播）
2. 丙肝手术患者应单间隔离，非手术患者且无条件单间隔离时应实行床旁隔离</td></tr>
<tr><td>职业防护</td><td colspan="3">1. 执行“接触隔离”措施（血源性传播）
2. 进行侵入性操作时应佩戴手套，操作完毕脱去手套后应立即洗手，必要时进行手消毒</td></tr>
</table>

续表

职业防护	3. 给丙肝患者手术时应做好个人防护，穿戴口罩、帽子、无菌手套、防护面屏或护目镜、防渗透一次性手术衣或隔离衣，必要时，应穿防护靴套 4. 手术者若手部皮肤发生破损，则不应参加手术 5. 应特别注意防止被注射器针头、缝合针、刀片等锐器刺伤或者划伤。避免徒手传递锐器，应将锐器放在无菌弯盘中，由近术者器械护士托住弯盘传递 6. 使用后的锐器应当直接放入耐刺、防渗漏的锐器盒，也可以直接使用具有安全性能的注射器、输液器等医用锐器，以防刺伤 7. 禁止将使用后的一次性针头重新套上针头套。禁止用手直接接触使用后的针头、刀片等锐器 8. 发生职业暴露时应立即紧急处理（挤血、冲水、消毒），报告感染管理科，评估风险，实施预防策略
患者转运	1. 手术前必须将丙肝筛查结果告知手术室，患者外出检查、转科前必须告知相关科室 2. 转运后做好转运床、轮椅等的清洁消毒
环境清洁与消毒	1. 病区清洁应遵循清洁单元化操作，应有序进行，按照由上到下、由里到外、由轻度污染到重度污染的顺序进行 2. 床单位使用一次性消毒湿巾或250～500mg/L含氯消毒剂擦拭，每日至少2次 3. 仪器设备表面：消毒时应根据材质选用合适的消毒方法，包括一次性消毒湿巾、75%乙醇或250～500mg/L的含氯消毒剂擦拭消毒 4. 血液、体液等污染按“溅洒处理流程”处理。若溅洒量≥10mL，先用镊子清理玻璃等锐器后，再用含氯固化消毒粉覆盖污染物2分钟，污染物固化后再自外而内清理消毒。若溅洒量<10mL，则先用吸水纸或棉球吸附可见污染物，再用含氯消毒剂或湿巾进行清洁消毒。清洁用具使用后用500mg/L含氯消毒剂浸泡30分钟，洗净晾干 5. 患者出院后应严格终末消毒，使用500mg/L含氯消毒剂彻底清洁床单位及仪器设备表面 6. 尽量减少病房内医疗设备数量 7. 被血液、体液等污染的织物均应按照感染性织物处理，包装袋外标识清楚

续表

复用医疗器械消毒	1. 中低度危险诊疗器械应专人专用，处理方法参考《WS/T 367—2012 医疗机构消毒技术规范》 2. 高度危险诊疗器械应送消毒供应中心清洗、消毒、灭菌
解除隔离	1. 患者隔离至肝功能正常，HCV RNA转阴 2. 急性丙肝患者密切接触者应医学观察6周
医疗废物	无特殊
注意事项	HCV主要的传播方式为血液传播、性接触传播和母婴传播等

表2-40　丁肝医院感染预防与控制标准操作规程表

制订部门：		修订日期：
审核部门：		审核日期：
实施日期：	版次：	文件页数：
适用范围	全院	
措施类别	干预措施	
预检分诊	1. 手术患者及有高危行为患者应及时完成丁肝筛查 2. 发生职业暴露时，应在知情同意情况下对暴露源（患者）进行丁肝筛查	
患者安置	1. 执行“接触隔离”措施（血源性传播） 2. 丁肝手术患者应单间隔离，非手术患者且无条件单间时应实行床旁隔离	
职业防护	1. 执行“接触隔离”措施（血源性传播） 2. 进行侵入性操作时应佩戴手套，操作完毕脱去手套后应立即洗手，必要时进行手消毒 3. 给丁肝患者手术时应做好个人防护，穿戴口罩、帽子、无菌手套、防护面屏或护目镜、防渗透一次性手术衣或隔离衣，必要时，应穿防护靴套 4. 手术者若手部皮肤发生破损，则不应参加手术	

续表

职业防护	5. 医务人员应特别注意防止被注射器针头、缝合针、刀片等锐器刺伤或者划伤。避免徒手传递锐器，应将锐器放在无菌弯盘中，由近术者器械护士托住弯盘传递 6. 使用后的锐器应当直接放入耐刺、防渗漏的锐器盒，也可以直接使用具有安全性能的注射器、输液器等医用锐器，以防刺伤 7. 禁止将使用后的一次性针头重新套上针头套。禁止用手直接接触使用后的针头、刀片等锐器 8. 发生职业暴露时应立即紧急处理（挤血、冲水、消毒），报告感染管理科，评估风险，实施预防策略 9. 建议预防接种乙肝疫苗
患者转运	1. 手术前必须将丁肝筛查结果告知手术室，患者外出检查、转科前必须告知相关科室 2. 转运后做好转运床、轮椅等的清洁消毒
环境清洁与消毒	1. 病区清洁应遵循清洁单元化操作，应有序进行，按照由上到下、由里到外、由轻度污染到重度污染的顺序进行 2. 床单位使用一次性消毒湿巾或250～500mg/L含氯消毒剂擦拭，每日至少2次 3. 仪器设备表面：消毒时应根据材质选用合适的消毒方法，包括一次性消毒湿巾、75%乙醇或250～500mg/L的含氯消毒剂擦拭消毒 4. 血液、体液等污染按“溅洒处理流程”处理。若溅洒量≥10mL，先用镊子清理玻璃等锐器后，再用含氯固化消毒粉覆盖污染物2分钟，污染物固化后再自外而内清理消毒。若溅洒量<10mL，则先用吸水纸或棉球吸附可见污染物，再用含氯消毒剂或湿巾进行清洁消毒。清洁用具使用后用500mg/L含氯消毒剂浸泡30分钟，洗净晾干 5. 患者出院后应严格终末消毒，使用500mg/L含氯消毒剂彻底清洁床单位及仪器设备表面 6. 尽量减少病房内医疗设备数量 7. 被血液、体液等污染的织物均应按照感染性织物处理，包装袋外标识清楚
复用医疗器械消毒	1. 中低度危险诊疗器械应专人专用，处理方法参考《WS/T 367—2012 医疗机构消毒技术规范》 2. 高度危险诊疗器械应送消毒供应中心清洗、消毒、灭菌

续表

解除隔离	1. 患者隔离至肝功能正常，HDV RNA转阴 2. 急性丁肝患者密切接触者应医学观察6周
医疗废物	无特殊
注意事项	HDV只在感染了HBV的人群中流行，人感染HDV可表现为HBV与HDV联合感染或重叠感染

表2-41　戊肝医院感染预防与控制标准操作规程表

<table>
<tr><td colspan="2">制订部门：</td><td colspan="2">修订日期：</td></tr>
<tr><td colspan="2">审核部门：</td><td colspan="2">审核日期：</td></tr>
<tr><td colspan="2">实施日期：</td><td>版次：</td><td>文件页数：</td></tr>
<tr><td>适用范围</td><td colspan="3">全院</td></tr>
<tr><td>措施类别</td><td colspan="3">干预措施</td></tr>
<tr><td>预检分诊</td><td colspan="3">1. 流行病学史：发病前15～75天内有不洁饮食（水）史或有接触戊型肝炎患者史，或有到戊型肝炎高发区或流行区出差、旅游史
2. 常见于亚洲（印度）、非洲和中美洲地区，与甲型肝炎类似
3. 暴发流行病例：主要为成人（20～40岁）。散发病例：主要为老年人（>60岁）</td></tr>
<tr><td>患者安置</td><td colspan="3">1. 应执行“接触隔离（粪-口传播）”措施
2. 疑似或确诊患者应单间隔离（带有独立卫生间）
3. 病房外设立隔离标志，限制探视</td></tr>
<tr><td>职业防护</td><td colspan="3">1. 执行“接触隔离”措施，佩戴医用外科口罩；医务人员进行接触患者分泌物、排泄物的操作时应戴手套，脱手套后洗手，必要时穿隔离衣
2. 严格无菌操作，规范执行手卫生。推荐用流动水加洗手液洗手。处理患者粪便，或进行直接接触患者分泌物、血液、口腔黏膜等高危操作后，必须洗手
3. 严格实施分区管理，进行分区诊疗和护理</td></tr>
<tr><td>患者转运</td><td colspan="3">1. 转运前必须通知所有接收科室、医院，做好防护及清洁消毒工作
2. 转运后做好转运床、轮椅、救护车等的清洁消毒</td></tr>
</table>

续表

环境清洁与消毒	1. 病区清洁应遵循清洁单元化操作，应有序进行，按照由上到下、由里到外、由轻度污染到重度污染的顺序进行 2. 床单位使用一次性消毒湿巾或250~500mg/L含氯消毒剂擦拭，每日至少2次 3. 仪器设备表面：消毒时应根据材质选用合适的消毒方法，包括一次性消毒湿巾或500mg/L的含氯消毒剂擦拭消毒 4. 血液、体液等污染按“溅洒处理流程”处理。若溅洒量≥10mL，先用镊子清理玻璃等锐器后，再用含氯固化消毒粉覆盖污染物2分钟，污染物固化后再自外而内清理消毒。若溅洒量<10mL，则先用吸水纸或棉球吸附可见污染物，再用含氯消毒剂或湿巾进行清洁消毒。清洁用具使用后用500mg/L含氯消毒剂浸泡30分钟，洗净晾干 5. 患者出院后应严格终末消毒，使用500mg/L含氯消毒剂彻底清洁床单位及仪器设备表面，更换床单被套。床褥、床垫、枕芯使用床单位消毒机消毒，如被排泄物污染则应丢弃 6. 被排泄物、血液、体液等污染的织物均应按照感染性织物处理，包装袋外标识清楚 7. 公共场所，特别是高频触摸的物表（门把手、电梯按钮、扶手等），应每日用250~500mg/L的含氯消毒剂擦拭至少2次
复用医疗器械消毒	1. 中低度危险诊疗器械应专人专用，处理方法参考《WS/T 367—2012 医疗机构消毒技术规范》 2. 高度危险诊疗器械应送消毒供应中心清洗、消毒、灭菌
解除隔离	1. 患者自发病日起隔离4周 2. 密切接触者应医学观察60天
医疗废物	无特殊
注意事项	主要经消化道传播

四 附表

表2-42 甲肝感染预防与控制措施落实情况督查表

<table>
<tr><td colspan="7">一、基本信息</td></tr>
<tr><td>科室</td><td colspan="2"></td><td>患者姓名</td><td></td><td>登记号</td><td></td></tr>
<tr><td>性别</td><td></td><td>年龄</td><td></td><td>入院诊断</td><td colspan="2"></td></tr>
<tr><td colspan="7">二、控制措施落实核查</td></tr>
<tr><td colspan="5">隔离措施落实情况（根据情况，在“是”“否”下打钩）：</td><td>是</td><td>否</td></tr>
<tr><td colspan="5">1. 执行“接触隔离”措施，单间隔离</td><td></td><td></td></tr>
<tr><td colspan="5">2. 对患者进行手卫生、处理排泄物的卫生宣教，并督促落实</td><td></td><td></td></tr>
<tr><td colspan="5">3. 限制患者活动范围，谢绝访客</td><td></td><td></td></tr>
<tr><td colspan="5">4. 医务人员办公室、值班室应安装纱窗、纱门，值班室应安装蚊帐，驱蝇灭蝇</td><td></td><td></td></tr>
<tr><td colspan="5">5. 严格实施分区管理，进行分区诊疗和护理</td><td></td><td></td></tr>
<tr><td colspan="5">6. 加强医务人员健康监测，如出现畏寒、黄疸等症状时要及时上报，预防接种甲肝疫苗</td><td></td><td></td></tr>
<tr><td colspan="5">7. 病区及隔离室周围100m范围室内外进行紧急灭蝇</td><td></td><td></td></tr>
<tr><td colspan="5">8. 进入隔离病房时应佩戴手套。手套有可见污染时、接触被粪便污染的物体表面或物品后、进行从污染到清洁的操作时应该立即更换</td><td></td><td></td></tr>
<tr><td colspan="5">9. 复用医疗器械尽量专人专用，使用后应送消毒供应中心清洗、消毒、灭菌，减少病房内医疗设备数量</td><td></td><td></td></tr>
<tr><td colspan="5">10. 进行产生气溶胶的操作时应穿隔离衣；进行可能发生血液、体液喷溅的操作时，应佩戴防护面屏或护目镜</td><td></td><td></td></tr>
<tr><td colspan="5">11. 床单位使用500mg/L含氯消毒剂擦拭，每日至少2次。增加卫生间的清洁消毒频次，备1000mg/L含氯消毒剂，在便后冲洗马桶及周边</td><td></td><td></td></tr>
<tr><td colspan="5">12. 被血液、体液等污染的织物均应按照感染性织物处理，包装袋外标识清楚</td><td></td><td></td></tr>
<tr><td colspan="5">13. 患者手术、转科、外出检查前需告知相关科室</td><td></td><td></td></tr>
<tr><td colspan="5">14. 终末消毒时，病房应保持开窗通风，使用500mg/L含氯消毒剂彻底清洁床单位及仪器设备表面</td><td></td><td></td></tr>
</table>

核查者签名：

核查日期：

表2-43　乙肝感染预防与控制措施落实情况督查表

<table>
<tr><td colspan="8">一、基本信息</td></tr>
<tr><td>科室</td><td colspan="2"></td><td>患者姓名</td><td></td><td>登记号</td><td colspan="2"></td></tr>
<tr><td>性别</td><td></td><td>年龄</td><td></td><td>入院诊断</td><td colspan="3"></td></tr>
<tr><td colspan="8">二、控制措施落实核查</td></tr>
<tr><td colspan="6">隔离措施落实情况（根据情况，在“是”“否”下打钩）：</td><td>是</td><td>否</td></tr>
<tr><td colspan="6">1. 执行“接触隔离”措施</td><td></td><td></td></tr>
<tr><td colspan="6">2. 患者如有手术、开放性伤口，应单间隔离</td><td></td><td></td></tr>
<tr><td colspan="6">3. 进行侵入性操作时应佩戴手套，评估风险，取用防护用品（护目镜、防护面屏、隔离衣、鞋套等）。操作后脱去手套后立即洗手</td><td></td><td></td></tr>
<tr><td colspan="6">4. 床旁放置速干手消毒剂。接触乙肝患者或其生活环境前后需进行手卫生</td><td></td><td></td></tr>
<tr><td colspan="6">5. 给乙肝患者手术时应谨慎操作，禁止徒手传递锐器，预防职业暴露</td><td></td><td></td></tr>
<tr><td colspan="6">6. 锐器使用后应放入锐器盒，禁止针头覆帽</td><td></td><td></td></tr>
<tr><td colspan="6">7. 医务人员应熟悉职业暴露后紧急处理流程，预防接种乙肝疫苗</td><td></td><td></td></tr>
<tr><td colspan="6">8. 患者手术、转科前需告知相关科室</td><td></td><td></td></tr>
<tr><td colspan="6">9. 尽量使用一次性物品。复用医疗器械尽量专人专用，使用后送消毒供应中心清洗、消毒、灭菌</td><td></td><td></td></tr>
<tr><td colspan="6">10. 物体表面使用一次性消毒湿巾或250～500mg/L含氯消毒剂擦拭</td><td></td><td></td></tr>
<tr><td colspan="6">11. 血液、体液等污染按“溅洒处理流程”处理。大量溅洒物用含氯固化消毒粉覆盖污染物2分钟，污染物固化后再自外而内清理消毒</td><td></td><td></td></tr>
<tr><td colspan="6">12. 被血液、体液等污染的织物均应按照感染性织物处理，包装袋外标识清楚</td><td></td><td></td></tr>
<tr><td colspan="6">13. 终末消毒时，物体表面使用500mg/L含氯消毒剂擦拭</td><td></td><td></td></tr>
</table>

核查者签名：

核查日期：

表2-44　丙肝感染预防与控制措施落实情况督查表

<table>
<tr><td colspan="6">一、基本信息</td></tr>
<tr><td>科室</td><td colspan="2"></td><td>患者姓名</td><td></td><td>登记号</td></tr>
<tr><td>性别</td><td></td><td>年龄</td><td></td><td>入院诊断</td><td></td></tr>
<tr><td colspan="6">二、控制措施落实核查</td></tr>
</table>

隔离措施落实情况（根据情况，在“是”“否”下打钩）：	是	否
1. 执行“接触隔离”措施		
2. 患者如有手术、开放性伤口，应单间隔离		
3. 进行侵入性操作时应佩戴手套，评估风险，取用防护用品（护目镜、防护面屏、隔离衣、鞋套等）。操作后脱去手套后立即洗手		
4. 床旁放置速干手消毒剂。接触丙肝患者或其生活环境前后需进行手卫生		
5. 给丙肝患者手术时应谨慎操作，禁止徒手传递锐器，预防职业暴露		
6. 锐器使用后应放入锐器盒，禁止针头覆帽		
7. 医务人员应熟悉职业暴露后紧急处理流程		
8. 患者手术、转科前需告知相关科室		
9. 尽量使用一次性物品。复用医疗器械尽量专人专用，使用后送消毒供应中心清洗、消毒、灭菌		
10. 物体表面使用一次性消毒湿巾或250～500mg/L含氯消毒剂擦拭		
11. 血液、体液等污染按“溅洒处理流程”处理。大量溅洒物用含氯固化消毒粉覆盖污染物2分钟，污染物固化后再自外而内清理消毒		
12. 被血液、体液等污染的织物均应按照感染性织物处理，包装袋外标识清楚		
13. 终末消毒时，物体表面使用500mg/L含氯消毒剂擦拭		

核查者签名：

核查日期：

表2-45 丁肝感染预防与控制措施落实情况督查表

一、基本信息					
科室		患者姓名		登记号	
性别		年龄		入院诊断	

二、控制措施落实核查		
隔离措施落实情况（根据情况，在“是”“否”下打钩）：	是	否
1. 执行“接触隔离”措施		
2. 患者如有手术、开放性伤口，应单间隔离		
3. 进行侵入性操作时应佩戴手套，评估风险，取用防护用品（护目镜、防护面屏、隔离衣、鞋套等）。操作后脱去手套后立即洗手		
4. 床旁放置速干手消毒剂。接触丁肝患者或其生活环境前后需进行手卫生		
5. 给丁肝患者手术时应谨慎操作，禁止徒手传递锐器，预防职业暴露		
6. 锐器使用后应放入锐器盒，禁止针头覆帽		
7. 医务人员应熟悉职业暴露后紧急处理流程，预防接种乙肝疫苗		
8. 患者手术、转科前需告知相关科室		
9. 尽量使用一次性物品。复用医疗器械尽量专人专用，使用后送消毒供应中心清洗、消毒、灭菌		
10. 物体表面使用一次性消毒湿巾或250～500mg/L含氯消毒剂擦拭		
11. 血液、体液等污染按“溅洒处理流程”处理。大量溅洒物用含氯固化消毒粉覆盖污染物2分钟，污染物固化后再自外而内清理消毒		
12. 被血液、体液等污染的织物均应按照感染性织物处理，包装袋外标识清楚		
13. 终末消毒时，物体表面使用500mg/L含氯消毒剂擦拭		

核查者签名：

核查日期：

表2-46　戊肝感染预防与控制措施落实情况督导表

<table>
<tr><td colspan="7">一、基本信息</td></tr>
<tr><td>科室</td><td colspan="2"></td><td>患者姓名</td><td></td><td>登记号</td><td></td></tr>
<tr><td>性别</td><td></td><td>年龄</td><td></td><td>入院诊断</td><td colspan="2"></td></tr>
<tr><td colspan="7">二、控制措施落实核查</td></tr>
<tr><td colspan="5">隔离措施落实情况（根据情况，在“是”“否”下打钩）：</td><td>是</td><td>否</td></tr>
<tr><td colspan="5">1. 执行“接触隔离”措施，限制陪护与探视</td><td></td><td></td></tr>
<tr><td colspan="5">2. 疑似或确诊患者应单间隔离在有独立卫生间的病房</td><td></td><td></td></tr>
<tr><td colspan="5">3. 严格实施分区管理，进行分区诊疗和护理</td><td></td><td></td></tr>
<tr><td colspan="5">4. 落实手卫生措施，推荐用流动水加洗手液洗手</td><td></td><td></td></tr>
<tr><td colspan="5">5. 医务人员应佩戴医用外科口罩，进行接触患者分泌物、排泄物的操作时应戴手套，脱手套后应洗手，必要时穿隔离衣</td><td></td><td></td></tr>
<tr><td colspan="5">6. 床单位使用250～500mg/L含氯消毒剂擦拭，每日至少2次</td><td></td><td></td></tr>
<tr><td colspan="5">7. 增加卫生间的清洁消毒频次，备500~1000mg/L含氯消毒剂，在便后冲洗马桶及周边</td><td></td><td></td></tr>
<tr><td colspan="5">8. 复用医疗器械尽量专人专用，使用后送消毒供应中心清洗、消毒、灭菌</td><td></td><td></td></tr>
<tr><td colspan="5">9. 被血液、体液等污染的织物均应按照感染性织物处理，包装袋外标识清楚</td><td></td><td></td></tr>
<tr><td colspan="5">10. 患者手术、转科、外出检查前需告知相关科室</td><td></td><td></td></tr>
<tr><td colspan="5">11. 终末消毒时，使用500mg/L含氯消毒剂彻底清洁床单位及仪器设备表面。被排泄物污染的枕头、床垫、被褥等无法清洗时应丢弃</td><td></td><td></td></tr>
<tr><td colspan="5">12. 公共场所，特别是高频触摸的物表（门把手、电梯按钮、扶手等），应每日用250～500mg/L的含氯消毒剂擦拭至少2次</td><td></td><td></td></tr>
</table>

核查者签名：

核查日期：

第三章　手卫生

第一节　术语与定义

一　手卫生

所有手部清洁行为的总称，包括洗手、卫生手消毒和外科手消毒。

二　洗手

用流动水和洗手液（肥皂）洗手，去除手部皮肤污垢、碎屑和部分微生物的过程。

三　卫生手消毒

用手消毒剂揉搓双手，以清除和减少手部暂居菌的过程。

四　外科手消毒

专指外科手术前，医护人员用流动水和洗手液揉搓冲洗双手、前臂至上臂下1/3，再用手消毒剂清除或者杀灭手部、前臂至上臂下1/3的暂居菌和减少常居菌的过程。该方法不适用于保洁员和保洁管理人员。

五　常居菌

能从大部分人体皮肤上分离出来的微生物，是皮肤上持久的固有寄居菌，不易被机械摩擦清除。如凝固酶阴性葡萄球菌、棒状杆菌、丙酸杆菌、不动杆菌等。一般情况下，常居菌不致病，但在一定条件下也能引起感染等。

六 暂居菌

寄居在皮肤表层，通过常规洗手容易被清除的微生物。直接接触患者或被污染的物体表面时可获得，可通过手传播，与医院获得性感染密切相关。

七 手消毒剂

应用于手部皮肤消毒的化学制剂。

八 速干手消毒剂

含有醇类和护肤成分的手消毒剂。

九 免冲洗手消毒剂

主要用于外科手部皮肤消毒，使用后不需用水冲洗的手消毒剂。

第二节　手卫生指征

世界卫生组织推荐的“两前三后”手卫生指征，两前指接触患者前、清洁及无菌操作前，三后指体液暴露后、接触患者后、接触患者周围环境后。这些手卫生指征主要适用于医务人员，对于负责环境清洁的保洁员不完全适用。有研究采用风险识别和聚类的方法，将保洁员手卫生指征总结为“一前五后”，即清洁消毒前、清洁消毒后、脱卸个人防护用品后、准备工具后、环境整理后、转运医疗废物后，具体手卫生指征见表3-1。

一 下列情况应洗手

第一，当手部有血液或其他体液等肉眼可见的污染时。

第二，可能接触艰难梭菌、肠道病毒等对速干手消毒剂不敏感的病原微生物时。

二 下列情况时应先洗手，然后进行卫生手消毒

第一，接触传染病患者的血液、体液和分泌物，以及被传染性病原微生物污染的物品后。

第二，直接为传染病患者进行护理或处理传染病患者污物后。

表 3–1 保洁员手卫生指征

序号	保洁员手卫生指征	具体行为
1	清洁消毒前、后	拖洗值班室、更衣室、餐厅、值班室厕所等
		擦拭餐厅桌面、会议室桌面等
		终末消毒床单位
		拖洗护士站、治疗室、内走廊、医生办公室等
		擦拭护士站台面、医生办公室桌面等
		逐一拖擦病房每床物体表面、病房内厕所、病房外走廊等
		擦拭病房内及公共卫生间洗手池、扶手、墙面、窗台等
2	脱卸个人防护用品后	穿戴个人防护用品
		脱卸个人防护用品
		脱卸手套并佩戴新的手套
3	准备工具后	准备保洁车
		配置消毒剂
		准备消毒毛巾、地巾等清洁工具
4	环境整理后	整理污物间
		更换病房垃圾桶垃圾袋，清理患者分泌物、排泄物
5	转运医疗废物后	更换清洁区垃圾袋
		更换处置室垃圾桶垃圾袋，清理滞留垃圾，清洁处置室垃圾桶

第三节　洗手与卫生手消毒方法

一 流动水洗手法（见图3-1）

1. 在流动水下，淋湿双手。

2. 取适量洗手液（肥皂），均匀涂抹整个手掌、手背、手指和指缝。

3. 认真揉搓双手至少15秒，注意清洗双手所有皮肤，包括指背、指尖和指缝，具体揉搓步骤如下（步骤不分先后）：

（1）双手掌心相对，手指并拢，相互揉搓。

（2）一手手心对另一手手背沿指缝相互揉搓，交换进行。

（3）双手掌心相对，手指交叉，揉搓指缝。

（4）一手手指弯曲使关节在另一手掌心旋转揉搓，交换进行。

（5）一手握住另一手大拇指旋转揉搓，交换进行。

（6）将一手五个手指尖并拢放在另一手掌心旋转揉搓，交换进行。

（7）一手握另一手手腕部旋转搓擦，交换进行。

4. 在流动水下彻底冲净双手，用一次性纸巾擦干。

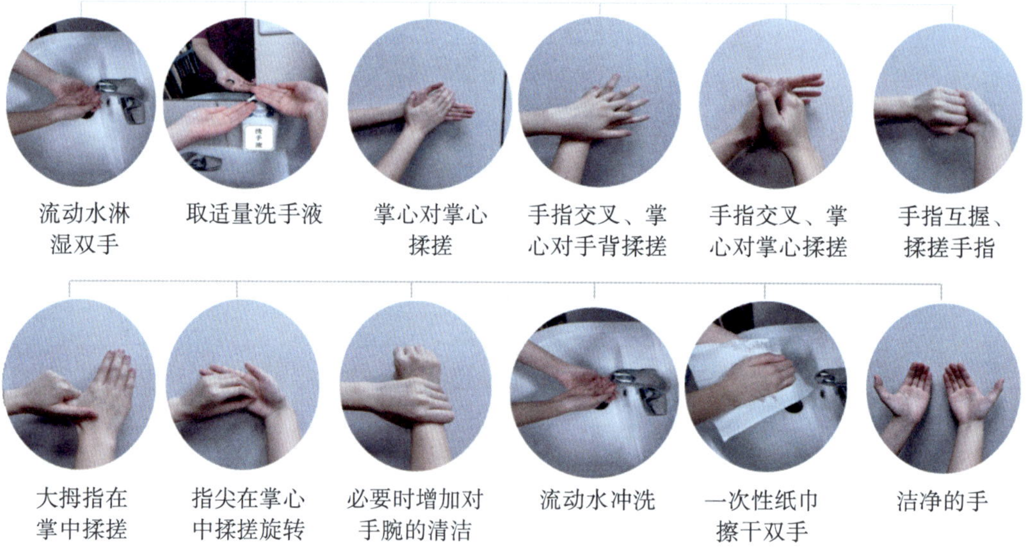

图3-1　流动水洗手法

二 卫生手消毒（见图3-2）

1. 取适量速干手消毒剂于掌心，均匀涂抹双手。
2. 按照图3-2洗手方法中揉搓的步骤进行揉搓。
3. 揉搓至手部干燥。

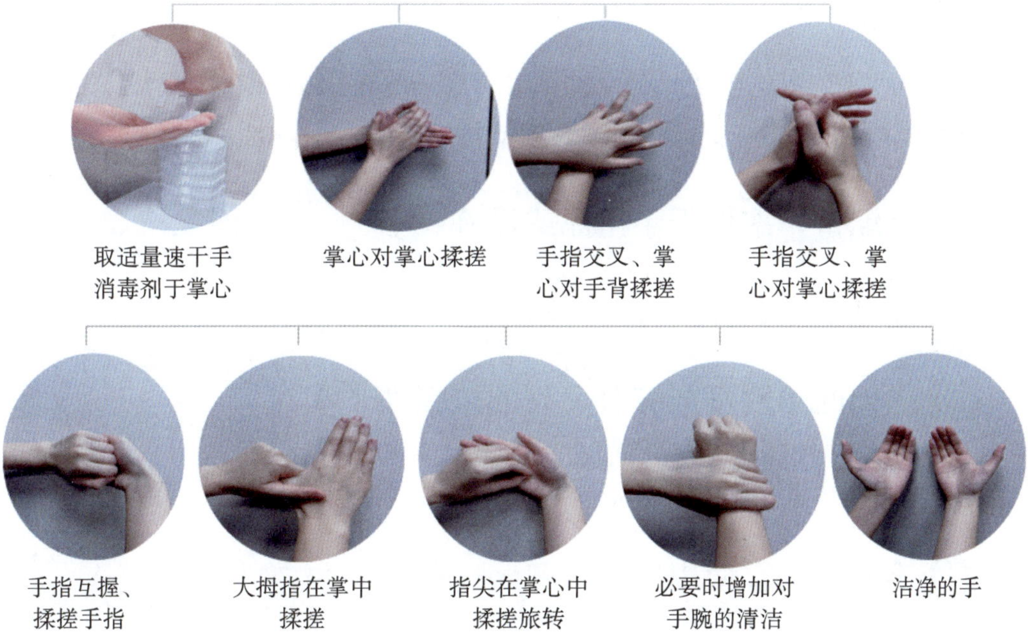

图3-2 卫生手消毒

第四节 手卫生设施

手卫生设施是指用于洗手与手消毒的设施、设备，包括洗手池、水龙头、洗手液（肥皂）、干手用品、手消毒剂等。医疗机构应设置与诊疗工作相匹配的流动水洗手和卫生手消毒设施，方便工作人员使用。

一 感染性疾病

感染性疾病科等感染高风险科室和治疗室、换药室、注射室应配备非手触式水龙头。

二 应配备洗手液（肥皂），并符合以下要求

盛放洗手液的容器宜为一次性使用。重复使用的洗手液容器应定期清洁与消毒。洗手液发生浑浊或变色等变质情况时应及时更换，并清洁、消毒洗手液容器。

三 应配备一次性干手用品或设施

应避免重复使用或共用毛巾，以防交叉感染。

四 选用的手消毒剂应有良好的接受性

医务人员对选用的手消毒剂有良好的接受性。

五 手消毒剂宜使用一次性包装

建议在手高频接触的地方设置手消毒剂，比如电梯间、一脱区、二脱区、病房等。

六 流动水洗手法的手卫生设施（见图3-3）

包括洗手池、水龙头、流动水、洗手液、干手用品。

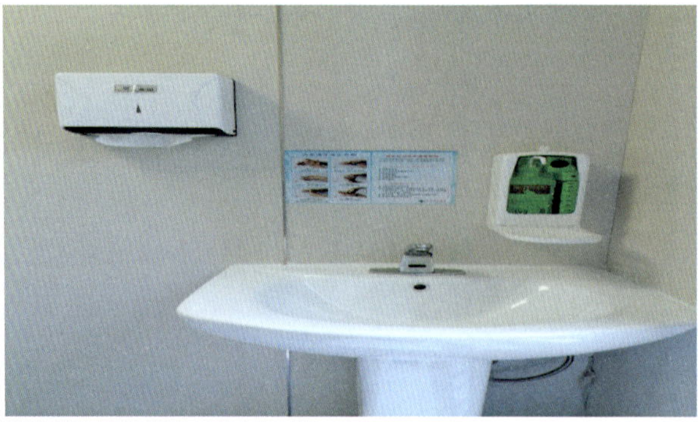

图3-3　流动水洗手法的手卫生设施

七 卫生手消毒的手卫生设施（见图3-4）

主要包括速干手消毒剂和自动感应出液器。

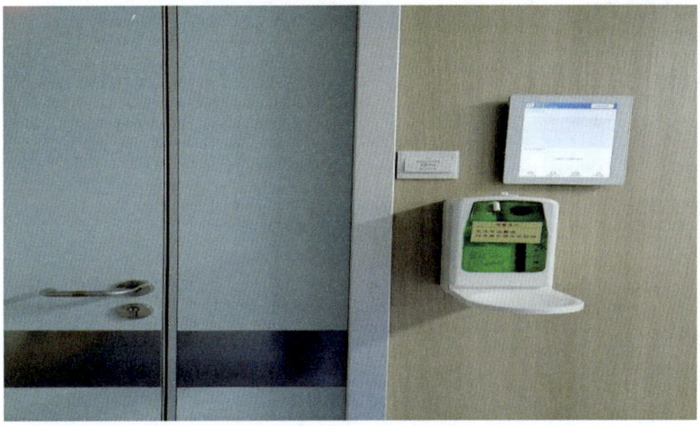

图3-4 卫生手消毒的手卫生设施

第五节 手卫生的基本要求

医疗机构应明确医院感染管理、后勤保障等部门在手卫生管理工作中的职责，加强对医务人员手卫生行为的指导与管理，将手卫生纳入医疗质量考核，提高医务人员手卫生的依从性。

医疗机构应定期进行医务人员手卫生依从性的监测与反馈，依从性的监测用手卫生依从率表示，计算方法为：手卫生依从率＝手卫生执行时机数／应执行手卫生时机数×100%。

医疗机构应定期对各临床科室、后勤部门工作人员进行手卫生消毒效果的监测。手卫生手消毒监测的细菌菌落总数应≤10CFU/cm^2。当怀疑医院获得性感染暴发与工作人员手卫生有关时，应及时进行检测，并进行相应病原微生物的检测，采样时机为工作中随机采样，采样方法遵循《医院消毒卫生标准》。

一 手卫生依从性的监测

（一）直接观察法

在日常工作中，随机选择观察对象，且不提前告知观察对象，观察并记录观察对象手卫生时机及执行的情况，计算手卫生依从率，以评估手卫生的依从性。

（二）观察人员

由受过专门培训的观察员进行观察。

（三）观察时间与范围

根据评价手卫生依从性的需要，选择具有代表性的观察区域和时间段。观察持续时间不宜超过20分钟。

（四）观察内容

观察前设计监测内容及表格。

1. 每次观察记录观察日期和起止时间、观察地点（医院名称、病区名称等）、观察人员。

2. 记录观察的每个手卫生时机，包括观察对象的类别（保洁员、医生、护士、护理员等）、手卫生指征、是否执行手卫生及手卫生的方法。

3. 可同时观察其他内容，如：手套佩戴情况、手卫生方法的正确性及错误原因。

4. 观察员可最多同时观察3名对象。一次观察1名对象不宜超过3个手卫生时机。

（五）计算手卫生依从率，并进行反馈

手卫生依从率=手卫生执行时机数/应执行手卫生时机数×100%。

二 手卫生依从性的监测的优点

可观察详细信息，如洗手、卫生手消毒、手套的使用、揉搓方法和影响消毒效果的因素。

三 手卫生依从性的监测的缺点

工作量大、耗时、需要合格的观察员，且存在选择偏倚、霍桑效应和观察者偏倚。

第六节　注意事项

第一，戴手套不能代替手卫生，摘除手套后应进行手卫生。

第二，卫生手消毒时首选速干手消毒剂，过敏人群可选用其他手消毒剂。针对某些对乙醇不敏感的肠道病毒感染时，应选择其他有效的手消毒剂。

第三，手消毒剂应符合国家有关规定和《手消毒剂卫生要求》中的要求，并在有效期内使用。

第四，工作时不可佩戴戒指、手链、假指甲等饰物，应及时修剪指甲，指甲长度不超过指尖。

第四章 职业防护

第一节 个人防护用品

个人防护用品是指用于保护工作人员避免接触感染性因子的各种屏障用品，主要包括口罩、手套、护目镜、防护面屏、隔离衣、防护服等。

一 口罩

口罩指戴在口鼻部位用于过滤进出口鼻的空气以达到阻挡有害气体、粉尘、飞沫、气溶胶进出佩戴者口鼻的用具。我国医用口罩分为一次性使用医用口罩、医用外科口罩、医用防护口罩三个级别，防护等级是从低到高的，各类医用口罩核心指标见表4-1。

表 4-1 中国医用口罩核心指标

指标	一次性使用医用口罩 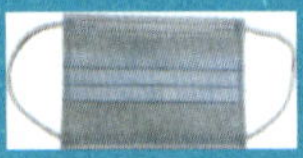	医用外科口罩 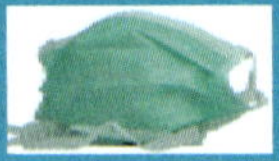	医用防护口罩 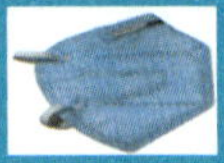
细菌过滤效率	≥95%	≥95%	—
颗粒过滤效率	—	≥30%	≥95%
合成血液穿透阻力	—	120mmHg	80mmHg
通气阻力	≤49Pa	≤49Pa	≤343.2Pa

注："*" 指核心指标还包括表面抗湿性、密合性良好，总适合因数不低于100。

（一）一次性使用医用口罩

用于普通医疗环境中佩戴、阻隔口腔和鼻腔呼出或喷出污染物的一次性使用的口罩，也称为普通医用口罩。

它的核心指标包括细菌过滤效率（≥95%）、通气阻力（≤49Pa），但不要求对血液具有阻隔作用，也无密合性要求。应符合《一次性使用医用口罩》标准要求。

（二）医用外科口罩

用于覆盖住使用者的口、鼻及下颌，防止病原微生物、体液、颗粒物等物质直接透过物理屏障。医用外科口罩适用于医务人员在进行有创操作等过程中佩戴，也常用于有体液、血液飞溅等风险的环境。

医用外科口罩的核心指标是在一次性使用医用口罩核心指标的基础上，增加合成血液穿透阻力和颗粒过滤效率指标，应符合《医用外科口罩》标准要求。

医用外科口罩由外层、中间层、内层、口罩带、鼻夹等部分组成，其三层结构见图4-1，主要分为挂耳式和绑带式两种类型。

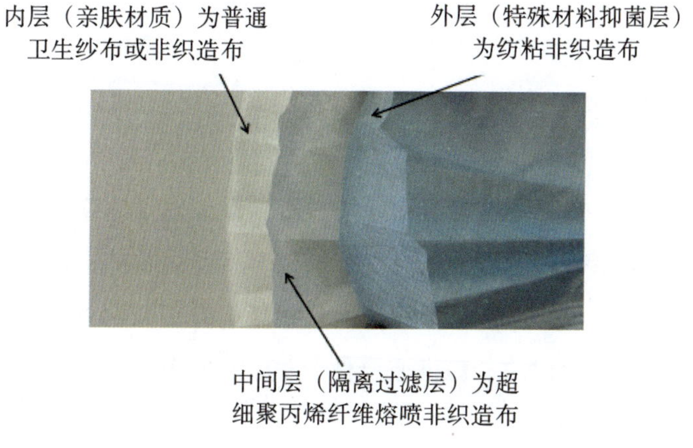

图4-1　医用外科口罩的三层结构图

佩戴医用外科口罩时，深色面朝外，金属鼻夹一端向上，口罩捂住口、鼻及下巴，将双手食指尖放在鼻夹上，从中间位置开始，用手指从内向外按压，根据鼻梁形状塑造鼻夹，尽可能减少面部与口罩之间的空隙。佩戴方法见图4-2。

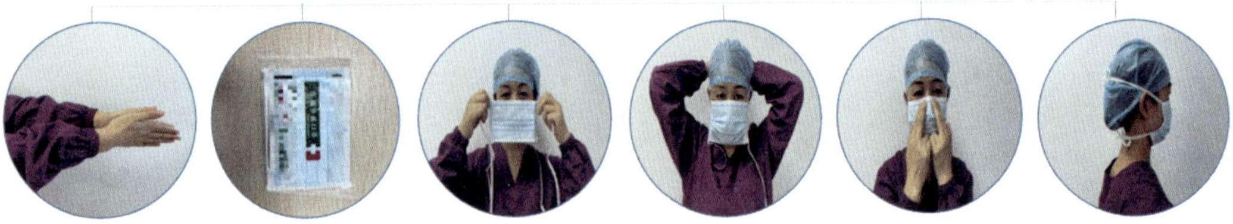

戴口罩前手卫生；检查口罩包装袋有无破损、漏气及超出有效期；口罩深色面朝外，金属鼻夹在上；口罩罩住口、鼻及下巴，口罩上方带系于头后中部，口罩下方带系于颈后；根据鼻梁形状塑造鼻夹；调整系带松紧，使口罩贴合于面部

图4-2　佩戴医用外科口罩流程图

（三）医用防护口罩

能阻止经空气传播、直径≤5μm的感染因子或近距离（<1m）接触经飞沫传播疾病的口罩。该口罩适用于在医疗工作环境下，过滤空气中的颗粒物，阻隔飞沫、血液、体液、分泌物等传染性物质。

医用防护口罩包括颗粒过滤效率（≥95%）、合成血液穿透阻力、通气阻力、表面抗湿性、密合性、总适合因数等核心指标，对面部密合度要求严格。应符合《医用防护口罩技术要求》的标准。

佩戴医用防护口罩时，一手托住口罩，防水层（深色面）朝外，有鼻夹一侧在上，罩住鼻、口及下巴；另一只手将下方系带拉过头顶，放在颈后双耳下，再将上方系带拉至头后中部，调整系带长度后系紧上、下系带。将双手食指尖放在鼻夹上，从中间位置开始，用手指从内往外按压，根据鼻梁形状塑造鼻夹，调整好口罩后检查口罩密合性（每次佩戴医用防护口罩都应做密合性测试）。穿脱医用防护口罩流程见图4-3、图4-4。

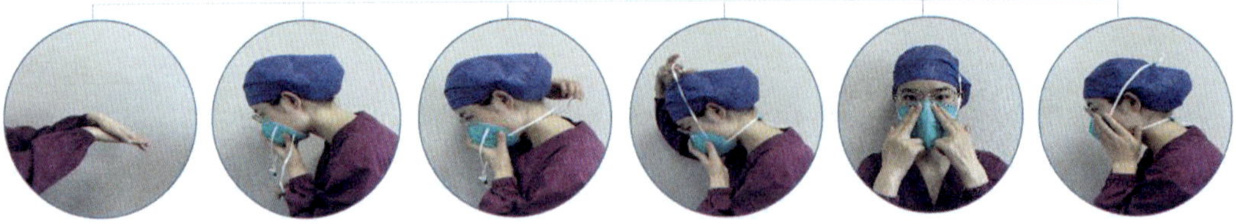

戴口罩前手卫生；一手托口罩，罩住鼻、口及下巴，鼻夹在上；另一只手将下方系带放在颈后双耳下系好；将上方系带拉至头后中部；系紧上、下系带，从中间向两侧按压鼻夹；调整好口罩后，检查口罩密合性

图4-3　穿戴医用防护口罩流程图

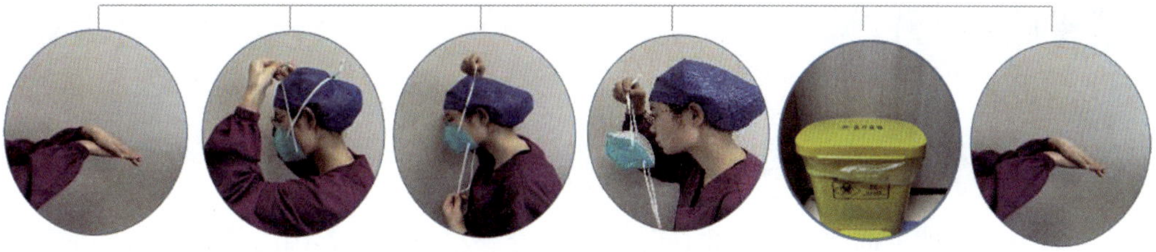

脱口罩前手卫生 | 双手食指拉住下方系带，从脑后拉过头顶 | 一只手拉住下方系带，另一只手脱上方系带 | 脱口罩时，动作轻柔，防止口罩回弹 | 脱完口罩后，丢在医疗废物桶中 | 手卫生

图 4-4 摘脱医用防护口罩流程图

（四）口罩使用注意事项

1. 口罩佩戴前、摘除后应做好手卫生。

2. 佩戴口罩时注意辨别正反、上下面，口罩应罩住鼻、口和下巴，调整鼻夹至贴合面部。

3. 佩戴过程中避免用手触摸口罩内外侧，应通过摘取上、下系带（两端线绳）脱去口罩。

4. 佩戴多个口罩没有增加防护效果的作用，反而会增加呼吸阻力，并可能破坏口罩密合性。

5. 各种对口罩的清洗、消毒等措施均无证据证明其有效性。

6. 一次性使用医用口罩和医用外科口罩均为限次使用的口罩，建议一只口罩的佩戴时间不超过4小时，口罩污染、潮湿时也应及时更换。

7. 医用防护口罩的效能持续作用在6~8小时，遇污染或潮湿时应及时更换。

8. 注意不能用一只手按压鼻夹塑形。

9. 摘除口罩时，应先解开下方系带，再解开上方系带。

10. 佩戴口罩的正确、错误示范见图4-5。

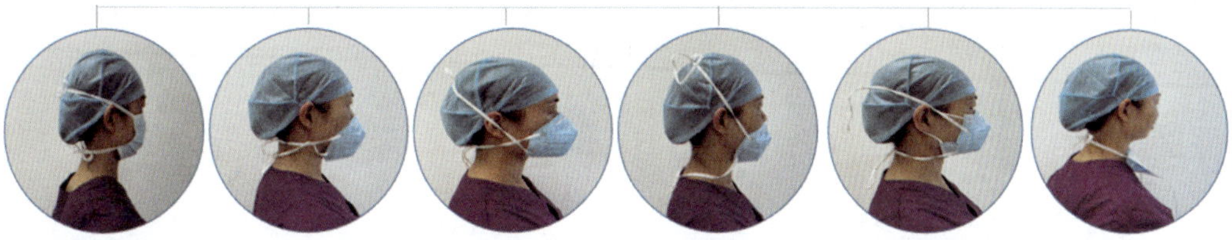

口罩贴紧面部，根据鼻梁形状塑造鼻夹 正确 | 两条系带都系在下方 错误 | 两根系带交叉系 错误 | 鼻暴露，下方系带未系紧 错误 | 两种口罩叠加佩戴 错误 | 口罩直接暴露 错误

图 4-5 佩戴口罩的正确、错误示范图

二 帽子

（一）一次性使用医用帽

由非织造布加工而成，可防止微尘、头屑及发丝从头部逸出，也可防止外部尘埃等进入发层，见图4-6。

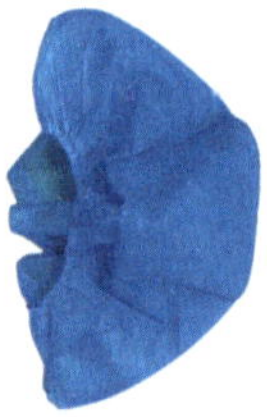

图4-6 一次性使用医用帽

（二）一次性使用医用防护帽

是用来保护头部、面部和颈部，防止直接接触含有潜在感染性污染物的一类医用防护产品。

在接触含潜在感染性污染物、进入污染区和洁净环境、进行无菌操作前等情况下应戴一次性使用医用防护帽，预防头发被感染性物质污染和阻止微生物通过头发上的灰尘、头皮屑等污染环境和物体表面。

三 手套

是用来防止病原体通过手传播疾病和污染环境的用品。根据《一次性使用灭菌橡胶外科手套》《一次性使用医用橡胶检查手套》《一次性使用聚氯乙烯医用检查手套》《一次性使用非灭菌橡胶外科手套》等国家标准，医用手套从构成材质上可以分为聚氯乙烯材料、橡胶类别1的天然橡胶胶乳材料、橡胶类别2的丁腈橡胶胶乳、氯丁橡胶胶乳、丁苯橡胶乳液或热塑性弹性体溶液等其他合成橡胶材料制造的手套。常见的医务人员使用手套主要分为以下几类。

（一）聚氯乙烯手套

由聚氯乙烯制成，细微小孔较少，细菌等病原微生物不易透过，但弹性、触感较乳胶手套差，且不可再利用。该类手套容易破损渗漏， 因此不建议用于诊疗护理。

（二）丁腈橡胶手套(见图4-7)

适合于需要双手长时间灵活操作或预计可能接触血液、体液等的操作。尤其对乳胶过敏人群，推荐使用该类手套。此类手套也能耐受清洗消毒剂等化学用品的损害，故也建议保洁员在进行清洁消毒操作时佩戴。

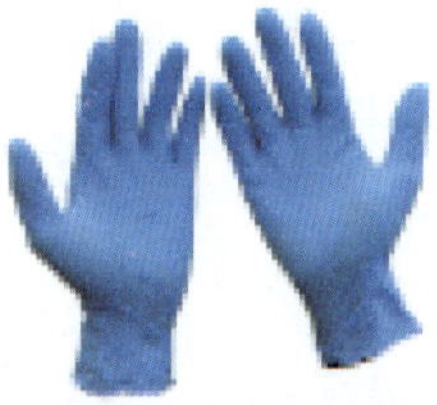

图4-7 丁腈橡胶手套

（三）乳胶手套(见图4-8)

乳胶手套薄且柔软、触感良好，其主要成分是乳胶，乳胶上附着有天然蛋白，而且在生产过程中加入的化学添加剂和玉米粉末均可以作为过敏原，因此乳胶手套与皮肤和黏膜接触时易发生过敏反应。乳胶手套不能浸泡于乙醇、矿物油中，也不能存放于高温或低温环境下，否则会增加手套的通透性，从而降低保护作用。

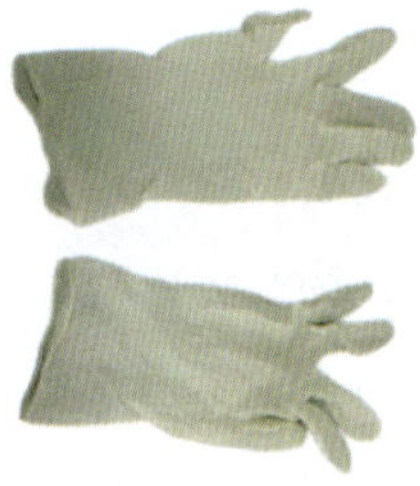

图4-8 乳胶手套

戴手套时，先检查手套有无破损、气密性，然后一手捏住手套对准另一只手五指戴上，同种方法将另一只手套套上，两手手套开口均套在工作衣袖外面，检查穿戴情况（见图4-9）。脱手套时，先进行手卫生，用戴着手套的手捏住另一只手的手套污染面边缘，将手套下拉覆盖拇指，同法将另一只手套脱至覆盖拇指。然后用一只手套清洁面捏住另一只手套清洁面，将手套脱下，用脱下手套的手捏住另一只手套清洁面，将手套脱下后用手捏住手套清洁面丢至医疗废物桶中，做好手卫生（见图4-10）。

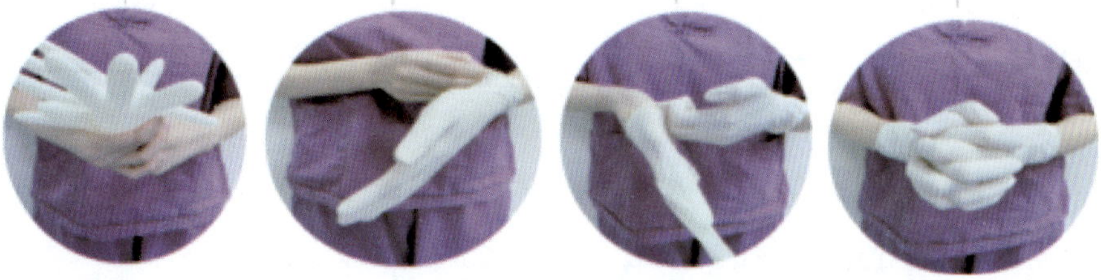

检查手套气密性　一手捏住手套对准戴上另一只手　同法戴好另一只手　检查穿戴情况

图4-9 穿戴手套流程

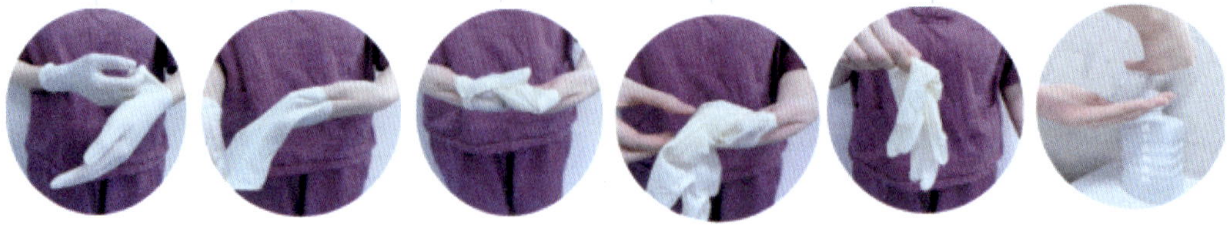

一只手捏住另一只手套的污染面边缘

将手套下拉覆盖拇指

同法将另一只手套脱至覆盖拇指

用一只手套拇指的清洁面捏住另一只手套清洁面，将手套脱下

用脱下手套的手捏住另一只手套清洁面，将手套脱下

手套脱下后，丢入医疗废物桶内，做好手卫生

注意事项：

1. 手套破损或疑有破损的不可使用，及时更换。
2. 脱手套过程中，应避免双手碰触到手套污染的外侧面。

图4-10　摘脱手套流程

戴手套前应修剪指甲，戴手套时避免过度牵扯手套，随时注意检查手套的完整性，有破损立即弃用并更换手套，做好手卫生。接触患者的血液、体液、分泌物、排泄物、呕吐物及污染物品时，应戴手套。关于新冠疫情防控场景下医用手套的选择，基于拉伸强度、不透水性、抗穿刺等技术指标，建议优先选用丁腈橡胶手套，其次是由天然橡胶制成的乳胶手套，慎用聚氯乙烯材质的手套。

四 鞋套/靴套（见图4-11）

用于保护足部、腿部，防止直接接触血液、体液、分泌物、排泄物、呕吐物等含有潜在感染性污染物的一类靴状保护套。从潜在污染区进入污染区、从缓冲间进入负压病房时应穿鞋套。鞋套/靴套应在规定区域内穿，离开规定区域应及时脱掉，发现破损应及时更换。

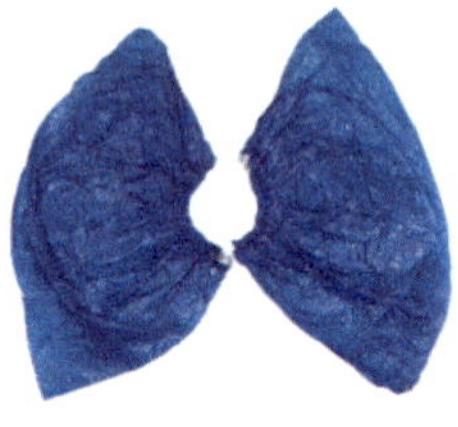

图4-11　鞋套/靴套

五 防护面屏（见图4-12）

防止患者血液、体液等具有感染性物质溅到人体面部的用品。在可能发生患者血液、体液、分泌物等喷溅操作时或近距离接触经飞沫传播的传染病患者时应使用防护面屏。穿脱防护面屏的流程见图4-13、图4-14。

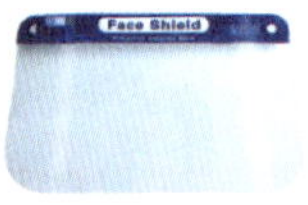

图4-12　防护面屏

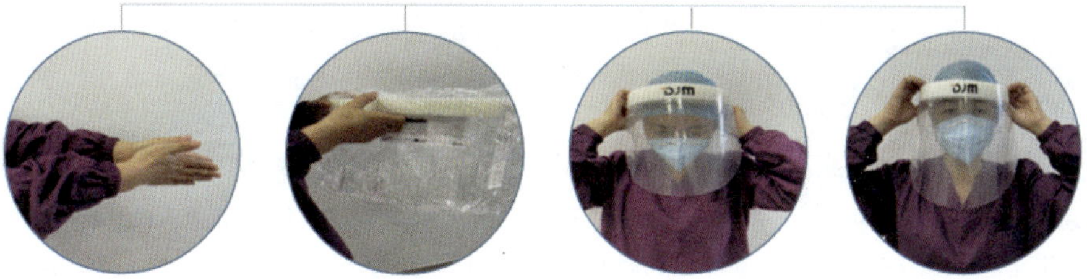

手卫生

准备防护面屏，撕去保护膜

抓住防护面屏头围末端戴在头上，注意帽檐不能露出额头

调整舒适度，佩戴完成

图 4-13　佩戴防护面屏流程图

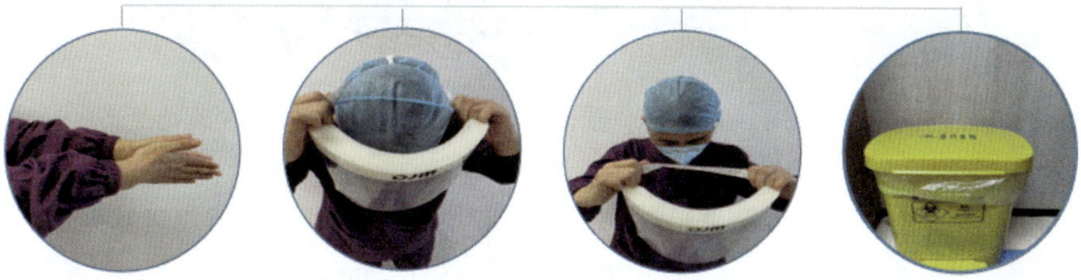

手卫生

抓住防护面屏头围末端，注意切勿用手接触面屏正前方

取下防护面屏

将使用过的防护面屏丢入医疗废物桶中，做好手卫生

图 4-14　脱卸防护面屏流程图

六 护目镜（见图4-15）

防止患者血液、体液等具有感染性物质溅入人体眼部的用品。一般情况下，护目镜和防护面屏不需同时使用。佩戴前应检查护目镜有无破损或松懈。脱卸护目镜时，捏住靠近头部或耳朵的一边摘掉，放入回收桶或医疗废物桶中。

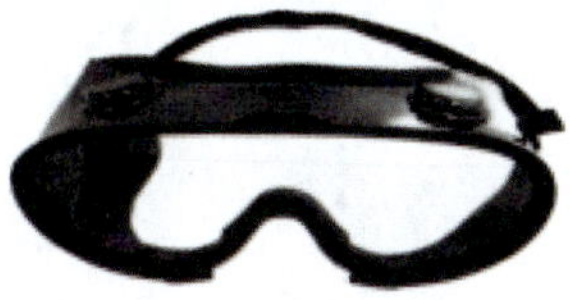

图 4-15　护目镜

七 隔离衣（见图4-16）

用于保护医务人员避免受到患者血液、体液和其他感染性物质污染，或用于保护患者避免感染的防护用品。常用于可能受到患者血液、体液、分泌物和排泄物喷溅或接触感染性疾病患者时，如多重耐药菌感染患者，以及用于对患者实行保护性隔离等场景。穿脱隔离衣的流程见图4-17、图4-18。

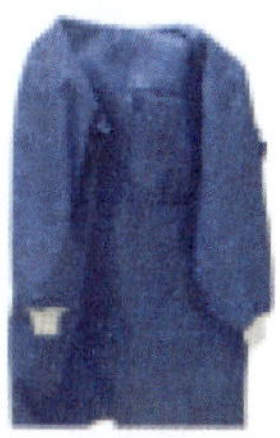

图 4-16　隔离衣

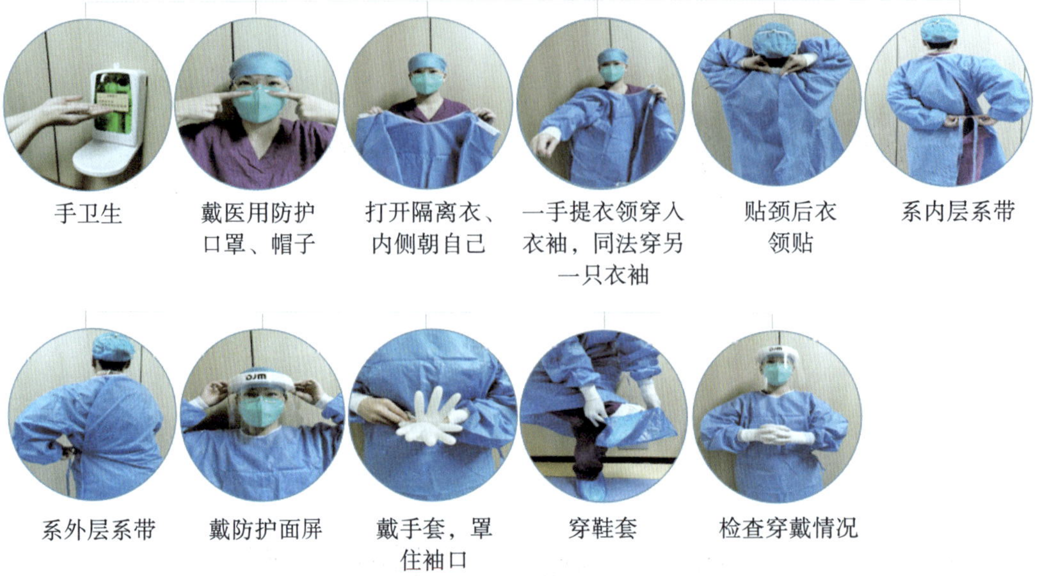

图 4-17　穿戴隔离衣流程图

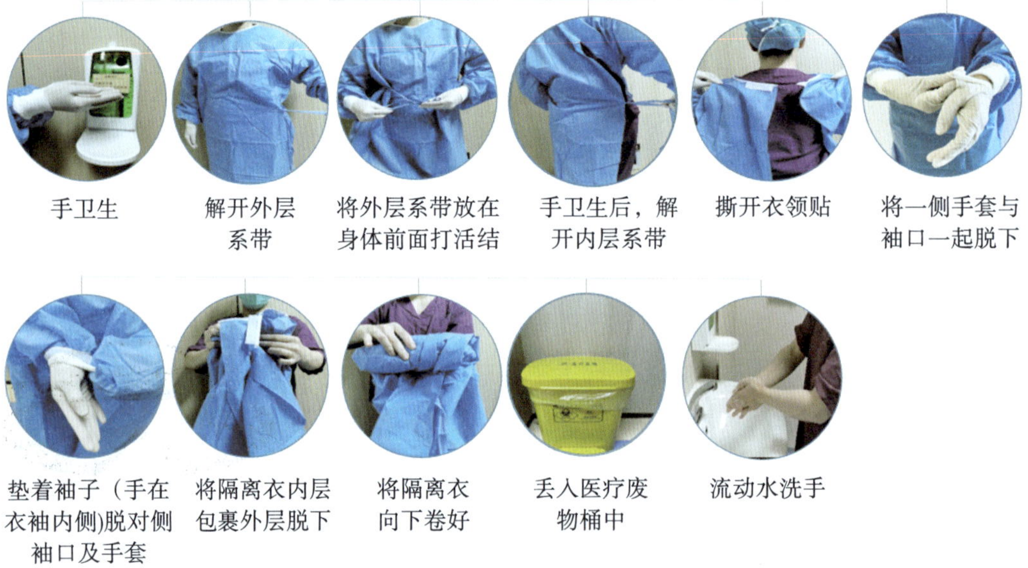

图 4-18　脱卸隔离衣流程图

八 防护服（见图4-19）

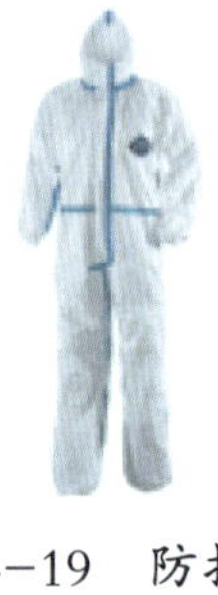

图 4-19　防护服

接触甲类或按甲类传染病管理的传染病患者时所穿的防护用品。接触经空气传播或飞沫传播的传染病患者，或可能受到患者体液、血液、分泌物、排泄物喷溅，或可能接触到气溶胶等场合时应穿防护服。穿防护服前应检查防护服完整性及缝线处有无裂开，如破损立即弃用、更换。穿脱防护服的流程见图4-20、图4-21。

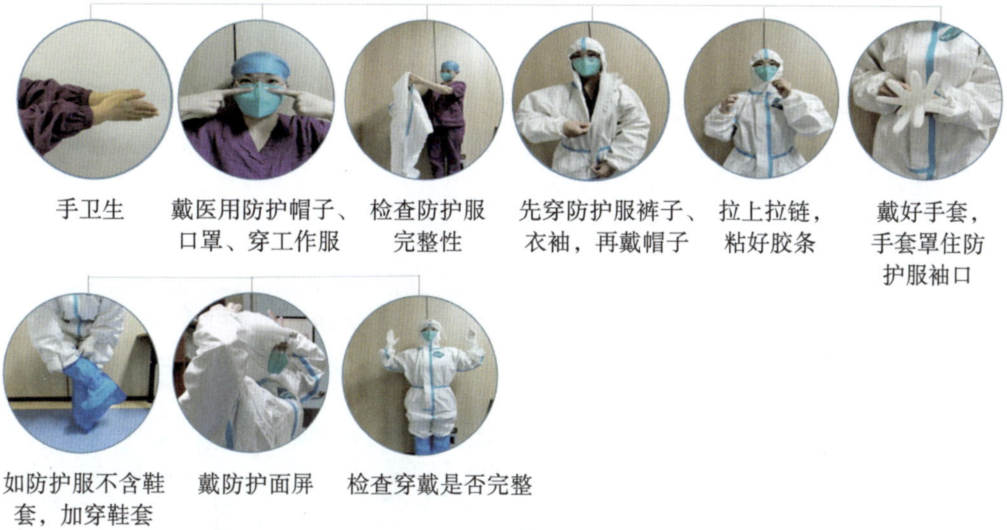

图4-20　穿戴防护服流程图

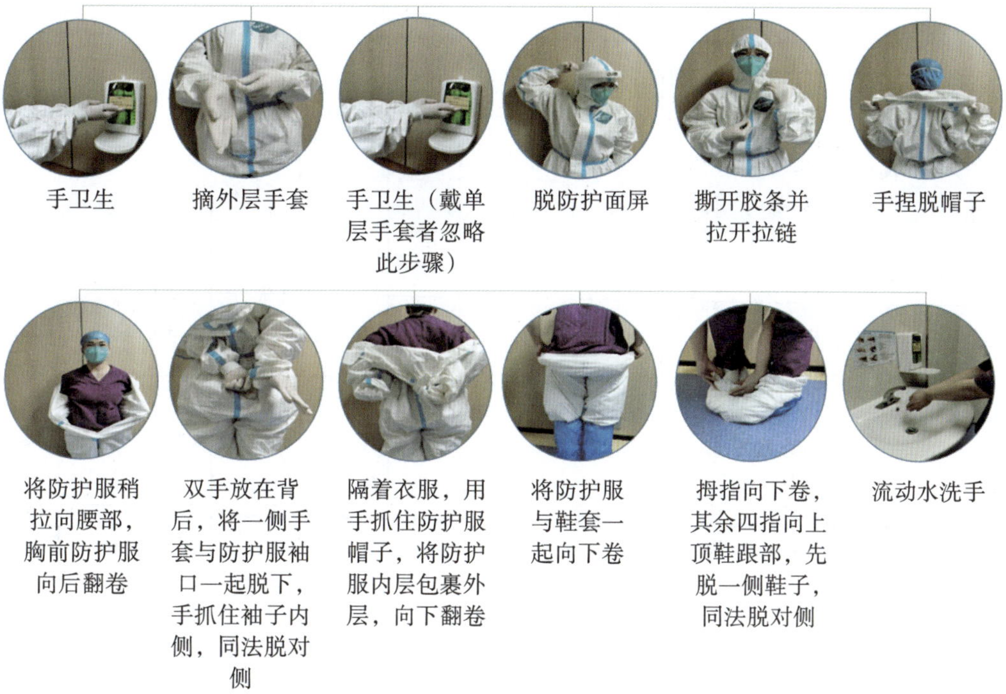

图4-21　脱卸防护服流程图

第二节　防护用品穿脱流程

一　感染性疾病科个人防护标准和用品配置

医院工作人员应根据实际工作场景、暴露风险选择防护用品，包括口罩、工作帽、手套、靴套或鞋套（如已有靴套不需另行加穿）、护目镜或防护面屏、隔离衣或防护服等。工作人员需严格按照穿脱防护用品规范流程，正确穿脱防护用品。本书重点关注与传染病关联紧密的感染性疾病科防护的相关内容，故详细介绍感染性疾病科个人防护标准和用品配置情况，具体见表4-2。

表4-2　感染性疾病科个人防护标准和用品配置一览表

工作人员	工作场所	医疗场景	手卫生	工作服	工作帽	医用外科口罩	医用防护口罩	护目镜/防护面屏	乳胶手套/丁腈手套	隔离衣	防护服	鞋套/靴套
临床科室医生护士	发热门诊	问诊、体格检查	√	√	√	—	√	√	√	√	必要时	√
		给有流行病学史或疑似患者、核酸检测标本采样人员采样	√	√	√	—	√	√	√	√	必要时	√
	隔离病区	问诊、体格检查、静脉穿刺等操作	√	√	√	—	√	√	√	√*	√*	√
		新型冠状病毒感染患者转运	√	√	√	—	√	√	√	√*	√*	√
医技科室人员	隔离留观病房	床旁X照片	√	√	√	—	√	√	√	√	必要时	√
	发热患者CT室	摆位与操作	√	√	√	—	√	√	√	√	必要时	√
收费人员	发热门诊窗口	挂号、收费	√	√	√	—	√	—	√	必要时	—	—

续表

工作人员	工作场所	医疗场景	手卫生	工作服	工作帽	医用外科口罩	医用防护口罩	护目镜/防护面屏	乳胶手套/丁腈手套	隔离衣	防护服	鞋套/靴套
窗口药剂师	发热门诊药房	发药、用药宣教	√	√	√	—	√	—	√	必要时	—	—
保安人员	发热门诊、隔离留观病房	转运患者、现场维持秩序等	√	√	√	—	√	√	√	√	必要时	√
保洁员	发热门诊、隔离留观病房	诊疗区的清洁卫生、医疗废物处理	√	√	√	—	√	√	√	√	—	√
废物转运人员	发热门诊、隔离留观病房	诊疗区的清洁卫生、医疗废物处理	√	√	√	—	√	必要时	橡胶手套	√	—	防水鞋
织物转运人员	发热门诊、隔离留观病房	污染、感染性织物转运	√	√	√	—	√	必要时	√	√	—	√
运输队员	发热门诊、隔离留观病房及其他科室	转运发热门诊、隔离留观病房及其他发热的患者	√	√	√	—	√	必要时	√	√	—	—

注：1．“√”指需采取的防护措施。

2．“√*”指隔离衣/防护服、医用外科口罩/医用防护口罩均适用时，应二选一。COVID-19流行期应佩戴医用防护口罩。

3．医用外科口罩和医用防护口罩不同时佩戴。防护服和隔离衣不同时穿戴。防护服如已有靴套则不需要另加穿。

4．口罩按照正确的方法佩戴，每次佩戴后检查口罩密合性。医用防护口罩效能持续作用6~8小时。口罩被污染或湿透、破损，应及时更换。

5．必要时：每次操作前应进行风险评估，根据血液、体液等喷溅风险，或近距离触碰患者风险进行选用。

6．为新型冠状病毒感染患者实施气管切开、气管插管时可根据情况加用正压头套或全面防护型呼吸防护器。

7．离开工作岗位进入会议室、值班室等清洁区时，应脱除个人防护用品。

二 穿戴和脱卸防护用品

（一）穿戴防护用品流程（见图4-22）

洗手或手消毒→戴帽子→戴医用防护口罩（进行口罩密合性测试，确保密合性良好）→穿防护服/隔离衣→戴护目镜/防护面屏→戴手套→必要时选穿鞋套。（全面检查防护用品穿戴情况，确保穿戴符合规范。）

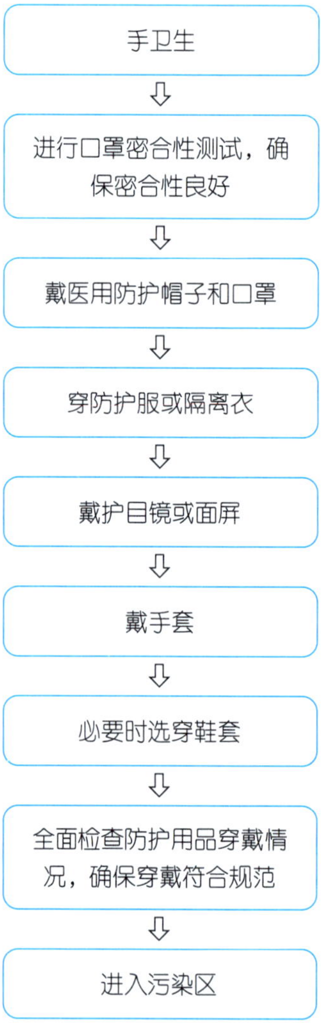

图4-22　穿戴防护用品流程图

（二）脱卸防护用品流程（见图4-23）

进入一脱间（区），手卫生→摘除护目镜/防护面屏→手卫生→脱除防护服/隔离衣、手套、鞋套（从内向外、向下反卷，动作轻柔，防护服、手套、鞋套一并脱除）→手卫生→进入二脱间（区），手卫生→摘除帽子和医用防护口罩→手卫生→戴医用外科口罩→进入清洁区。

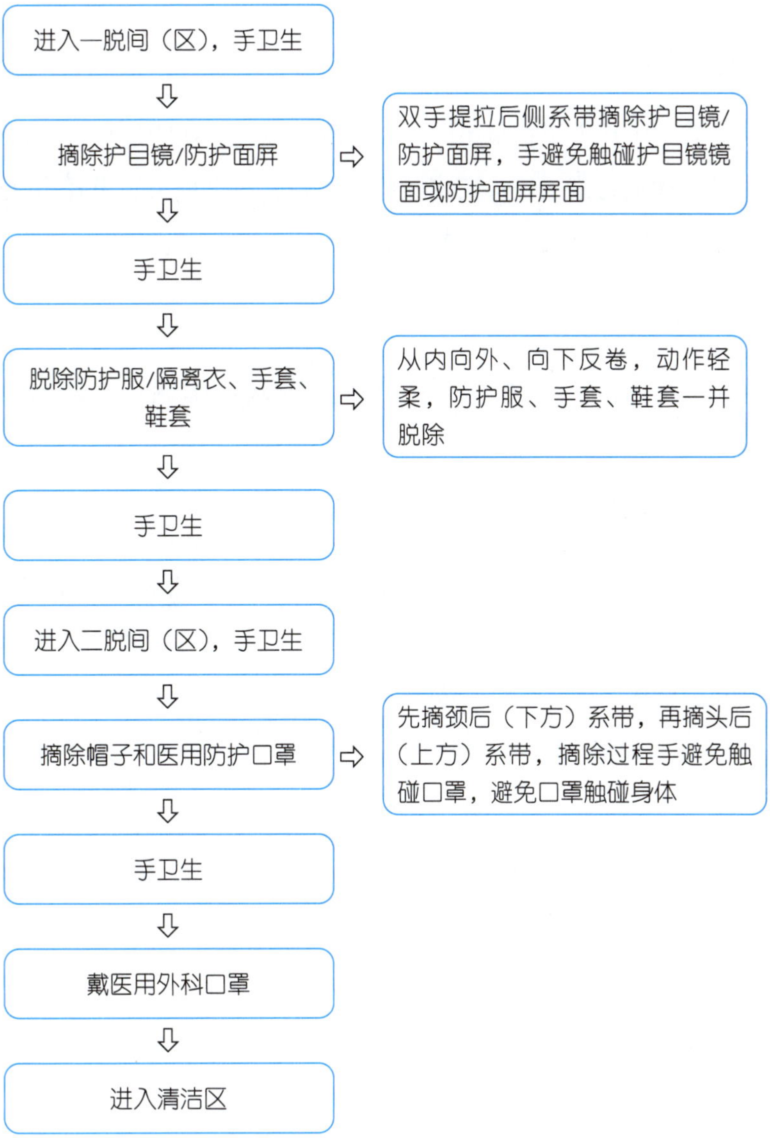

图 4-23 脱卸防护用品流程图

第三节　COVID-19工作人员职业暴露

一 定义

（一）职业暴露

医务人员及有关工作人员在从事医疗、护理及相关工作的过程中，意外被某种传染病患者的血液、体液污染了破损的皮肤或黏膜，或被含传染病患者的血液、体液污染的针头及其他锐器刺破皮肤，有被感染的可能。

（二）可疑暴露

暴露于新型冠状病毒检测阳性的患者及其周围物品和环境，且暴露时未采取有效的防护措施。

（三）呼吸道暴露

缺乏呼吸道防护措施、呼吸道防护用品损坏时（如口罩松动、脱落等）、使用无效呼吸道防护措施（如使用不符合规范要求的口罩）与新冠感染确诊患者密切接触，或口鼻接触了被新型冠状病毒污染的手等。

（四）可疑暴露情形和职业暴露情形（见表4-3）

表4-3 可疑暴露情形和职业暴露情形

防护用品/工作环节	可疑暴露情形	职业暴露情形
医用防护口罩	潮湿、出汗浸润	脱落
	漏气	移位
	口罩使用时间超过4小时	被血液、体液喷溅污染
隔离衣/防护服	脱卸过程可能接触污染面	破损及漏气
	工作过程中被喷溅污染	脱卸过程污染皮肤、黏膜
手套	—	内层手套破损
防护面屏/护目镜	起雾（口罩密合不好引起）或脱落	—
工作人员高风险动作	跌倒	—
	与患者或家属有肢体冲突	—
	打哈欠/打喷嚏/大笑	—
	频繁与患者交谈/大声呼叫	—
	出大汗	—
	防护服、鞋套破损	—
工作人员其他暴露	—	锐器伤、晕厥、呕吐
患者高风险动作	医用防护口罩佩戴不规范	—
	频繁说话/打哈欠/打喷嚏/大笑/哭泣	—
	呕吐	—
	进食/喝水	—

注：1. 可疑暴露情形：如实上报科室负责人和感染管理科，给出处理建议。

2. 职业暴露情形：按照《广东省新冠肺炎防控指挥办医疗救治组关于印发医疗机构工作人员新冠肺炎职业暴露处置流程的通知》等进行处理。

二 COVID-19工作人员职业暴露后的现场应急处理（见图4-24）

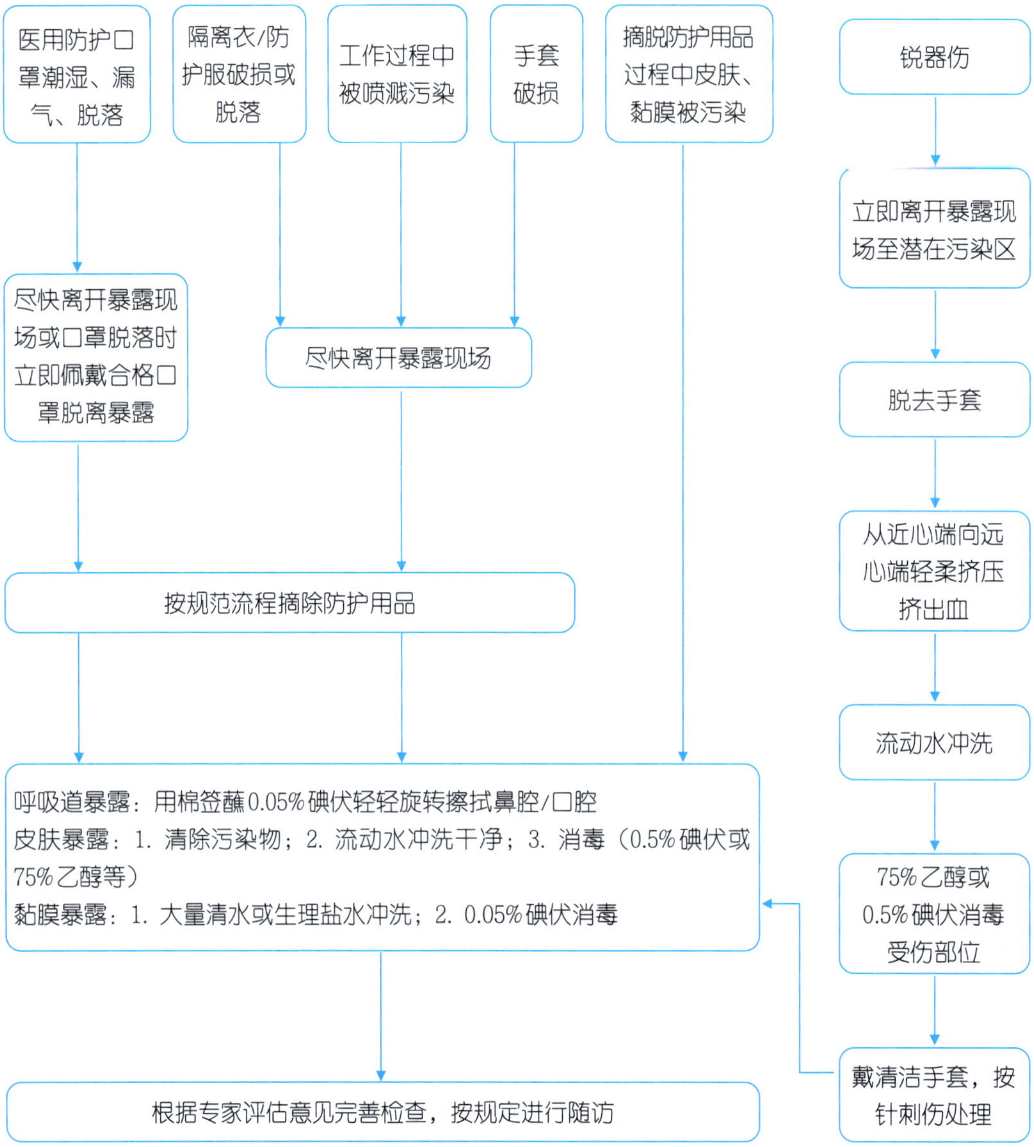

图4-24　COVID-19工作人员职业暴露处置流程

注：*具体操作按图4-26“呼吸道暴露的紧急处理措施流程”执行。

（一）针刺伤暴露的紧急处理措施（见图4-25）

1. 脱除手套，用流动水清洗被针刺污染的皮肤。
2. 如有伤口，则先从近心端向远心端将污染血液挤出，再用流动水或肥皂水冲洗。
3. 用75%乙醇或0.5%碘伏消毒伤口，必要时包扎伤口。
4. 戴新手套。

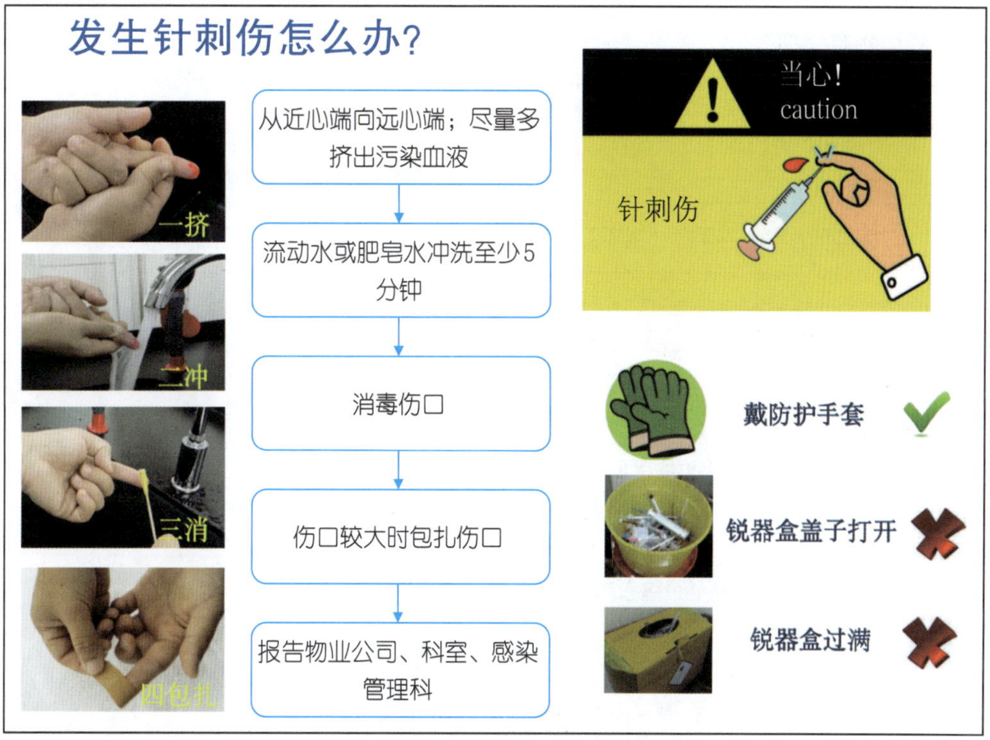

图4-25　针刺伤暴露的紧急处理措施

（二）皮肤、黏膜暴露的紧急处理措施

1. 皮肤暴露，用大量的流动水冲洗，立即脱掉被污染的衣服，继续冲洗，然后用75%乙醇或0.5%碘伏擦拭消毒。

2. 黏膜暴露，反复用大量清水或生理盐水冲洗，或用0.05%碘伏消毒。

（三）呼吸道暴露的紧急处理措施（见图4-26）

1. 一旦口罩脱落，立即屏气，采取相应措施保护呼吸道（用脱除外层手套或实施手卫生后的手捂住口罩或紧急在外加一层口罩等），必要时寻求其他人帮助。

2. 迅速撤离污染区。

3. 辅助者在脱除外层手套、手卫生后，再帮助暴露者脱除防护面屏、防护服、帽子，防护服脱至暴露者肩膀位置。

4. 辅助者手卫生后，帮助暴露者加戴医用外科口罩或医用防护口罩。

5. 暴露者进行手卫生，并按照标准流程脱除防护用品。

6. 洗手。必要时可用清水、生理盐水或0.05%碘伏等清洁消毒暴露者口腔/鼻腔，更换新的口罩后离开。

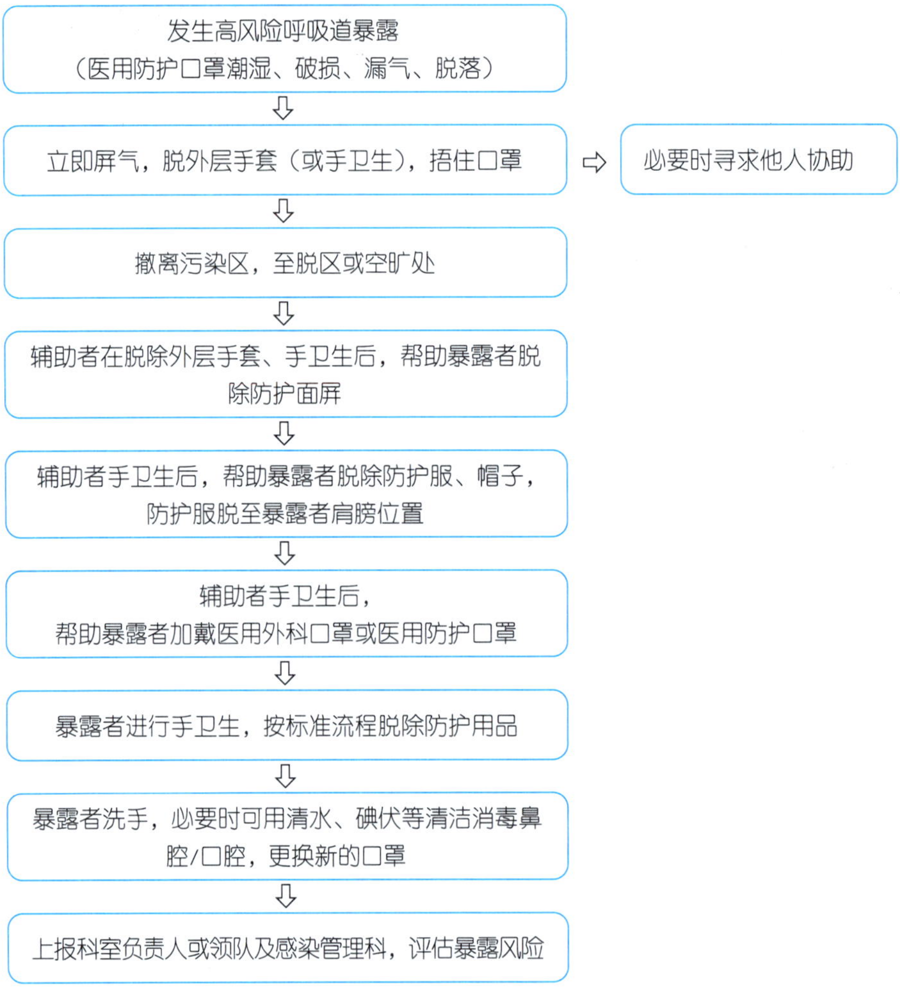

图 4-26　呼吸道暴露的紧急处理措施流程

注：紧急情况下手消毒可执行“三步法”。第1步：整只手表面覆盖手消毒液。第2步：一只手的手指尖在另一只手的掌心内揉搓，交替进行。第3步：双手互相揉搓大拇指。

（四）晕厥或者呕吐等严重身体不适紧急处理措施

1. 立即协助身体不适者撤离至通风、清洁区域。

2. 协助身体不适者脱除其防护口罩、防护服等防护用品。

3. 如身体不适者身上有污染物，应在做好防护的情况下，协助身体不适者去除污染物。

（五）手套、防护服或隔离衣破损，污染物污染皮肤、黏膜紧急处理措施

1. 手套破损，立即脱除手套，洗手或手消毒，更换手套。

2. 防护服或隔离衣破损，立即撤离污染区，脱除破损防护服或隔离衣，消毒污染部位，更换防护用品。

3. 紧急情况下手消毒可执行“三步法”。第1步：整只手表面覆盖手消毒液。第2步：一只手的手指尖在另一只手的掌心内揉搓，交替进行。第3步：双手互相揉搓大拇指。

三 COVID-19工作人员职业暴露后的报告

第一，报告科室负责人或领队，报告感染管理科。

第二，新冠专家组评估后出具处理意见，包括预防用药及医学观察等。

第三，如果怀疑有血源性职业暴露者，按照职业暴露处理流程处理。

第四，感染管理科做好跟踪随访，并做好相关记录。

四 COVID-19工作人员职业暴露后的风险评估

（一）高风险暴露

1. 呼吸道暴露：在高风险区域（隔离病房、发热门诊、隔离留观室或有确诊病例的救护车上），发生口罩潮湿、破损、漏气或脱落，或口鼻接触了被新型冠状病毒污染的手。

2. 皮肤暴露：被大量肉眼可见的患者体液、血液、分泌物或排泄物等污物直接污染皮肤。

3. 黏膜暴露：被肉眼可见的患者体液、血液、分泌物或排泄物等污物直接污染

黏膜。

4. 针刺伤：被直接接触了确诊患者的体液、血液、分泌物或排泄物等的锐器刺伤。

5. 工作过程中出现晕厥等严重不适或在工作过程中呕吐。

（二）中风险暴露

1. 在工作过程中，防护服/隔离衣被大量血液、体液喷溅污染。

2. 肉眼可见的血液、体液污染了完整的皮肤。

（三）低风险暴露

主要是指未直接暴露，即防护用品破损或脱落，防护用品或污染面接触皮肤，包括以下情况：

1. 手套、防护服/隔离衣破损，未发生肉眼可见的污物直接接触皮肤。

2. 外层防护用品接触皮肤或头发：主要是在脱防护用品时，外层污染面的防护用品接触了皮肤或头发。

3. 患者行为：口罩佩戴不规范、频繁说话、打哈欠、打喷嚏、大笑、哭泣、进食、喝水等。

（四）评估

进行风险评估时，应结合暴露时防护情形、暴露情形、暴露风险和紧急处理情况等综合评估。

五 COVID-19职业暴露后的健康管理

发生职业暴露者，自己要有隔离意识。随访期间做好自我健康监测，如出现发热等症状，应按要求进行抗原或核酸检测，一旦确诊阳性应立即报告并离开岗位。随访时间：从报告当时即开始自我健康观察。

高风险暴露事件建议自我健康监测5天，核酸检测时间建议在集中隔离的第1天、第2天、第3天、第5天检测。发生高风险职业暴露后应坚持规范佩戴口罩10天，且只能在吃饭、喝水，或无人的独立空间内摘口罩。工作过程中应避免接触免疫缺陷患者。中风险暴露事件建议隔离3~5天，核酸检测建议前三天三检，最后一天一检。低风险暴露事件建议隔离1~3天，核酸检测建议每天一检。

第四节　常见血源性职业暴露处理

一 HBV

（一）暴露源评估

HBsAg和/或HBV DNA阳性。

（二）暴露风险评估

1. 暴露类型：皮肤损伤、黏膜暴露、皮肤连续性破坏、咬伤等致血液暴露。损伤程度越大，风险越高。

2. 经皮肤损伤：器械是空心还是实心、器械的口径、受伤的深度（擦伤或刺伤）。空心针风险大于实心针，口径越大风险越大。

3. 黏膜与皮肤的暴露、喷溅或叮咬：暴露量（几滴还是大量）、暴露于黏膜组织或开放性伤口、暴露持续时间（＜5分钟还是＞5分钟）、物品（防水纸制大衣）。现场应急处置及时、规范可降低感染风险。

4. 受伤时个人防护用品的穿戴及装置状况：戴手套时受伤可减少染血量。

5. 应急处置规范性：处理越及时、越规范（比如挤血方式、冲水时间、正确消毒方法），越能有效去除污染物，感染概率越低。

（三）暴露者评估

乙肝疫苗可以有效预防HBV感染。暴露者乙型肝炎表面抗原（HBsAg）阳性或乙型肝炎表面抗体（HBsAb）≥10mIU/mL，无需预防用药。

（四）预防用药

职业暴露后，处理的主要措施包括注射HBIG及接种乙肝疫苗，HBIG和乙肝疫苗可以同时注射，但应在不同部位注射。应在暴露后尽快注射HBIG和乙肝疫苗（最好是24小时内）。

要根据暴露源的情况，结合暴露者的乙肝疫苗接种史及免疫状态确定HBV预防用药方案。

1. 暴露源HBV情况不明确，暴露者HBsAg阳性或HBsAb≥10mIU/mL，无需预防用药，按规定随访即可。

2. 暴露源HBV情况不明确，暴露者HBsAg阴性且HBsAb＜10mIU/mL，应在24小时内注射HBIG。若暴露者未接种乙肝疫苗，则建议进行乙肝疫苗全程接种，并按规定随访。

3. 暴露源为HBsAg阳性，暴露者HBsAg阳性或HBsAb≥10mIU/mL，无需预防用药，按规定随访即可。

4. 暴露源为HBsAg阳性，暴露者HBsAg阴性且HBsAb＜10mIU/mL，应在24小时内注射HBIG。若暴露者未接种乙肝疫苗，则建议进行乙肝疫苗全程接种，并按规定随访。

5. 暴露源不能排除乙肝感染，暴露者不清楚疫苗接种史且预计24小时内无法获得HBsAb定量结果的先按无乙肝抗体处理，注射HBIG。

6. 对注射首个全程乙肝疫苗无应答者（HBsAb＜10mIU/mL）、暴露于HBsAg阳性的感染源或高度怀疑高危的感染源，预防用HBIG和1个疗程的乙肝疫苗，或给予HBIG 2剂（间隔1个月）；对第2个全程乙肝疫苗接种后仍无应答者，若再暴露则给予HBIG 2剂（间隔1个月）。

（五）健康管理

1. 随访时间：暴露后24小时、4周、12周、24周。

2. 随访检查项目：乙肝5项定量（HBsAg、HBsAb、HbeAg、HBeAb、HBcAb）、肝功能（ALT、AST、γ-GGT、TBIL、DBIL）①。

①ALT为丙氨酸转氨酶，规范术语为谷丙转氨酶，GPT。AST为天冬氨酸转氨酶，规范术语为谷草转氨酶，GOT。γ-GGT为γ-谷氨酰转移酶。TBIL为总胆红素。DBIL为直接胆红素。

3. HBV职业暴露后预防策略（见表4-4）。

表4-4　HBV职业暴露后预防策略

暴露者的乙肝疫苗接种史及免疫状态		推荐的治疗策略		
		暴露源HBsAg（+）	暴露源HBsAg（-）	暴露源HBsAg不详
从未接种过乙肝疫苗	HBsAg和HBsAb均（-）	24小时内注射HBIG，并全程接种乙肝疫苗	乙肝疫苗全程接种	进行流行病学风险评估，如果存在风险，注射HBIG，并全程接种乙肝疫苗
	HBsAg（+）	不需要治疗	不需要治疗	不需要治疗
既往接种过乙肝疫苗	HBsAb≥10mIU/mL	不需要治疗	不需要治疗	不需要治疗
	HBsAb＜10mIU/mL	24小时内注射HBIG，并全程接种乙肝疫苗	不需要治疗或考虑全程接种乙肝疫苗	进行流行病学风险评估，如果存在风险，注射HBIG，并全程接种乙肝疫苗

注：暴露者不清楚疫苗接种史且预计24小时内无法获得乙肝5项检验定量结果，先按无抗体处理，注射HBIG。

二 HCV

（一）暴露源评估

抗HCV与HCV RNA是HCV感染诊断的重要依据之一（见表4-5）。抗HCV适用于大规模及普通人群筛查；HCV RNA适用于高危人群筛查及确诊人群的现症感染，特别是抗HCV阳性人群。筛查HCV感染时，对于同时存在免疫抑制患者（如艾滋病、恶性肿瘤化学治疗、造血干细胞移植、实体器官移植、血液透析、全身应用糖皮质激素等患者）或急性HCV感染窗口期患者，抗HCV筛查可出现假阴性，应进行HCV RNA检测确认患者是否感染HCV，而不应只将抗HCV作为唯一的筛查检测项目。

表 4-5　抗 HCV 与 HCV RNA 检测结果的临床意义

抗 HCV	HCV RNA	临床意义
－	－	未感染 HCV
－	＋	1. 急性感染、血清学阴性窗口期 2. 免疫抑制患者有 HCV 感染 3. HCV 感染者，出现了抗 HCV 假阴性
＋	＋	急性或慢性 HCV 感染
＋	－	既往有 HCV 感染，已自发清除病毒或经治疗已痊愈

注："－"表示检测结果为阴性；"＋"表示检测结果为阳性。

（二）暴露风险评估

同 HBV。

（三）暴露者评估

目前尚无预防 HCV 的疫苗。

（四）预防用药

1. HCV 职业暴露后处理原则：目前无有效疫苗可预防 HCV，循证医学证据表示不推荐采用免疫球蛋白和抗病毒药物进行暴露后预防。

2. 暴露后应急处理程序：医务人员诊疗操作中发生职业暴露后，如明确暴露源为 HCV 感染者，建议医务人员按筛查时间进行抗 HCV 和 HCV RNA 检测，一旦 HCV RNA 检测阳性，即可立即使用治疗慢性丙型肝炎的直接抗病毒药物（direct - acting antiviral agent，DAA）进行抗病毒治疗，可以治愈 95% 以上的慢性丙型肝炎。

3. 丙型肝炎的抗病毒治疗：国际上获批准的 DAA 已全部在国内上市。对于初次使用 DAA 的患者，目前有 3 种常用 DAA 方案药物纳入了国家医保目录可供选择，包括艾尔巴韦格拉瑞韦、索磷布韦维帕他韦及来迪派韦索磷布韦，这 3 种方案所用药物都为每日服药一次，常规疗程 12 周，需根据基因型、肝功能代偿情况选择合适的用药方案。其他可供选择的用药方案还有格卡瑞韦哌仑他韦。DAA 初治失败的患者可选择索磷维伏。

（五）健康管理

1. 被HCV感染者血液或体液污染的注射器针头或其他锐器刺伤，或黏膜暴露于HCV感染者血液、体液，应在发生职业暴露后48小时内进行抗HCV及HCV RNA检测。如检测结果均为阴性，则应在1周后、2周后再次检测HCV RNA，在第12周和24周检测抗HCV、HCV RNA和肝生化指标。

2. 拟从事或正在从事明确有经血传播或针刺风险工作的人员，上岗前或在例行年度体检时应筛查抗HCV。

3. HCV职业暴露后预防策略（见表4-6）。

表4-6　HCV职业暴露后预防策略

暴露者的HCV状态	推荐的治疗策略		
	暴露源抗HCV（+）	暴露源抗HCV（-）	暴露源抗HCV不详
有丙型肝炎病史，抗HCV阳性	不需要治疗	不需要治疗	不需要治疗
有丙型肝炎病史，抗HCV阴性	1. 在48小时内查抗HCV及HCV RNA，建立阴性基线 2. 如检测结果均为阴性，则应在1周后、2周后再次检测HCV RNA，在第12周和24周检测抗HCV、HCV RNA和肝生化指标 3. 如暴露后24周随访，检测依然是阴性，即可停止随访 4. 如果HCV RNA重复阳性结果，则应考虑采取“严密观察”或者“早期治疗”策略	1. 不需要治疗 2. 定期随访	1. 在48小时内查抗HCV及HCV RNA，建立阴性基线 2. 进行流行病学风险评估 3. 如暴露后24周随访，检测结果依然是阴性，即可停止随访 4. 如果HCV RNA重复阳性结果，则考虑采取“严密观察”或者“早期治疗”策略
有丙型肝炎病史，抗HCV状态不详	尽快检测相关指标，根据检测结果采取对应预防策略		

三 HIV

当发生HIV职业暴露时，职业暴露主管部门应从暴露类型、损伤情况、暴露者免疫水平等方面进行综合风险评估。

（一）暴露源评估

1. 液体类型：HIV液体感染的危险性从高到低依次为HIV培养物、HIV阳性患者的血液、HIV阳性患者分泌的血性液体。HIV阳性患者存在其他有潜在感染性的液体有阴道分泌物或精液、乳汁及罕见的脑脊液、滑膜液、胸腔积液、腹水、心包积液、羊水、脓液等体液。可分离到HIV的体液还包括唾液、泪液、尿液，但这些液体的病毒滴度高并非意味着能造成感染。汗液是没有危险性的。如暴露源为HIV感染者的血液，那么经皮肤损伤暴露感染HIV的危险性为0.3%，经黏膜暴露感染HIV的危险性为0.09%，经不完整皮肤暴露的危险性尚不明确，一般认为＜0.1%。

2. 暴露源危险度的分级：如果污染物来源明确，即可对已知源患者进行HIV抗体检测，同时送检病毒载量。如污染物来源不明确，则依临床症状、高危行为史进行评估。不要检测被废弃的针具或注射器的病毒污染情况，因为结果很不可靠。

（1）低传染性：病毒载量水平低、暴露源接受抗逆转录病毒治疗并有持续病毒学抑制成功。

（2）高传染性：病毒载量高、艾滋病晚期、未接受抗逆转录病毒治疗或不规律服药者。

（3）暴露源情况不明：暴露源所处的病程阶段不明、暴露源是否为HIV感染不明，以及被污染的器械或物品所带的病毒载量不明。

（二）暴露风险评估

同HBV。

（三）暴露者评估

目前尚无预防HIV疫苗。

（四）预防用药

1. 阻断方案：首选推荐方案为替诺福韦/恩曲他滨+拉替拉韦（或多替拉韦），也可考虑选择比克替拉韦/恩曲他滨/丙酚替诺福韦。如果整合酶抑制剂（integrase inhibitor，INSTI）不可及，根据当地资源，可以使用蛋白酶抑制剂（protease inhibitor，PI），如洛匹那韦/利托那韦和达芦那韦/考比司他。对合并肾功能下降并排除有HBV感染的患者可以使用齐多夫定/拉米夫定。

2. 开始治疗用药的时间及疗程：在发生HIV暴露后尽可能在最短的时间内（2小时内）进行预防性用药，最好在24小时内，但不超过72小时，连续服用28天。

3. 抗反转录病毒药物：目前国际上共有6大类30多种抗反转录病毒药物，分别为核苷类反转录酶抑制剂（nucleotide reverse transcriptase inhibitor，NRTI）、非核苷类反转录酶抑制剂（non-nucleoside reverse transcriptase inhibitor，NNRTI）、蛋白酶抑制剂、整合酶抑制剂、融合抑制剂（fusion inhibitor，FI）及CCR5抑制剂。国内的抗反转录病毒治疗药物（见表4-7）有NRTI、NNRTI、PI、INSTI以及FI五大类（包括复合制剂）。

表4-7 抗反转录病毒治疗药物

药物名称	缩写	类别
替诺福韦（tenofovir disoproxil）	TDF	NRTI
恩曲他滨（emtricitabine）	FTC	NRTI
拉替拉韦（raltegravir）	RAL	INSTI
多替拉韦（dolutegravir）	DTG	INSTI
比克替拉韦（bictegravir）	BIC	INSTI
丙酚替诺福韦（tenofovir alafenamide）	TAF	NRTI
洛匹那韦/利托那韦（lopinavir/ritonavir）	LPV/r	PI
达芦那韦/考比司他（darunavir/cobicistat）	DRV/c	PI
齐多夫定（zidovudine）	AZT	NRTI
拉米夫定（lamivudine）	LAM或LDV	NRTI

（五）健康管理

发生HIV职业暴露后，应当安排专业人员进行后续的咨询与随访，包括心理咨询。

1. HIV抗原抗体的检测：HIV检测应是自愿的，征得被检测人员同意后，由有相应资质的人员实施，并且严格遵守保密条件。

除对暴露的医务人员进行HIV检测之外，如果知道暴露源患者，应该建议并且要求患者进行HIV检测。

2. 暴露后的随访：发生HIV职业暴露后2小时、4周、8周、12周和24周后应分别检测HIV抗体。对合并HBV感染的暴露者，注意停药后对HBV相关指标进行监测。当暴露源患者混合感染HIV和HCV而暴露者在暴露后感染了HCV时，应当延长随访时间至12个月。

3. 暴露者应采取预防措施防止随访期间的再次传染：不要献血、血浆、器官、组织或精子，不要与其他人共用针具，在生活中避免与他人有血液或感染性体液的暴露或交换，性交时使用安全套，育龄妇女暂缓怀孕，孕妇要根据危险性评估的结果决定是否终止妊娠，哺乳期女性应中断母乳喂养改为人工喂养。

第五章　环境清洁、消毒

第一节　术语与定义

1. 环境表面：医疗机构建筑内部表面和医疗器械设备表面，前者如墙面、地面、玻璃窗、门、卫生间台面等，后者如监护仪、呼吸机、透析机表面等。医疗机构内的环境表面主要分为两大类：一是医疗表面（如医疗仪器按钮或把手、推车、口腔科综合治疗椅、听诊器、血压计等）；二是卫生表面（如地板、墙面、桌面、门窗、病床、天花板等）。

2. 环境表面清洁：指消除环境表面的无生命的有机物、无机物和可见污染的过程。

3. 清洁单元：清洁过程中应以一位患者为单位。清洁单元指邻近某一患者的相关高频接触表面为一清洁单元，如将某一患者使用的病床、床边桌、监护仪、呼吸机、微量泵等视为一个清洁单元。

4. 高频接触表面：指被患者、医务人员或来访者的手频繁接触的环境和物体表面，如床栏、床边桌、呼叫按钮、监护仪、微泵、床帘、门把手、计算机等。

5. 污点清洁与消毒：指对患者的少量体液、血液、排泄物、分泌物等感染性物质小范围污染的环境表面进行清洁与消毒处理。

6. 随时消毒：指对病例（疑似病例、确诊病例）和感染者（轻症病例、无症状感染者）污染的物品和场所及时进行的消毒处理。

7. 床单位消毒：对患者住院期间、出院、转院、死亡后所用的床及床周围物体表面进行的清洁与消毒。

8. 终末消毒：传染源离开疫源地后，对疫源地进行一次彻底的消毒。如传染病患者出院、转院或死亡后，对病房进行最后一次消毒。

9. 自然通风：指根据建筑物内外空气的密度差引起的热压或风压，促使空气流动而进行的通风换气。适合场所：非负压病区。每日2～3次，每次30分钟。

10. 机械通风：安装通风设备，利用风机、排风扇等运转产生的动力，使空气流动。

11. 集中空调通风系统：为使房间或封闭空间空气温度、湿度、洁净度和气流速度等参数达到设定要求而对空气进行集中处理、输送、分配的所有设备、管道及附件、仪器仪表的总称。

13. 医用织物：医院内可重复使用的纺织品，包括患者使用的衣物、床单、被罩、枕套，工作人员使用的工作服、帽子，手术衣，病床隔帘及环境清洁使用的布巾、地巾，等等。

14. 感染性织物：医院内被隔离的感染性疾病患者使用后，或者被患者血液、体液、分泌物（不包括汗液）和排泄物等污染，具有潜在生物污染风险的医用织物。

15. 脏污织物：医院内除感染性织物以外的其他所有使用后的医用织物。

16. 清洁织物：经洗涤、消毒等处理后，外观干净、清洁、干燥的医用织物。

17. 清洁区：进行呼吸道传染病诊治的病区中不易受到患者血液、体液和病原微生物等物质污染及传染病患者不应进入的区域。包括医务人员的值班室、卫生间、男女更衣室、浴室以及储物间、配餐室等。

18. 潜在污染区：进行呼吸道传染病诊治的病区中位于清洁区与污染区之间，有可能被患者血液、体液和病原微生物等物质污染的区域。包括医护人员的办公室，治疗室，护士站，患者用后的物品、医疗器械等的处理室，内走廊，等等。

19. 污染区：进行呼吸道传染病诊治的病区中传染病患者和疑似传染病患者接受诊疗的区域，包括被患者血液、体液、分泌物、排泄物污染的物品暂存和处理的场所。如病房、处置室、污物间以及患者入院、出院处理室等。

第二节　清洁与消毒原则

1. 应遵循先清洁再消毒的原则，采取湿式卫生清洁方式。

2. 根据风险等级和清洁等级要求制订标准化操作规程，内容应包括清洁与消毒的工作流程，作业时间和频率，使用的清洁剂与消毒剂的名称、配制浓度、作用时间以及更换频率等。

3. 应根据环境表面和污染程度选择适宜的清洁剂。

4. 有明确病原体污染的环境表面，应根据病原体抵抗力选择有效的消毒剂，消毒剂的选择参考《医疗机构消毒技术规范》执行。消毒产品的使用按照其使用说明书执行。

5. 无明显污染时可采用消毒湿巾进行清洁和消毒。

6. 清洁病房或诊疗区域时，应有序进行，按照由上到下、由里到外、由轻度污染到重度污染的顺序进行；有多名患者共同居住的病房，应遵循清洁单元化操作流程。

7. 实施清洁与消毒时应做好个人防护。工作结束时应做好手卫生和人员卫生处理，手卫生应按照《医务人员手卫生规范》的要求。

8. 对高频接触、易污染、难清洁与消毒的表面，可采取屏障保护措施，用于屏障保护的覆盖物（如塑料薄膜、铝箔等）实行一用一更换。

9. 清洁工具应分区使用，实行颜色标记。

10. 宜使用微细纤维材料的擦拭布巾和地巾。

11. 对精密仪器设备表面进行清洁和消毒时，应参考仪器设备使用说明书中关于清洁消毒的注意事项，关注清洁剂与消毒剂的兼容性，选择适合的清洁与消毒产品。

12. 在诊疗过程中发生患者体液、血液等污染时，应随时进行污点清洁与消毒。

13. 不应将使用后或污染的擦拭布巾或地巾重复浸泡至清洁清水、使用中的清洁剂和消毒剂中。有条件的可使用地巾洗消机对复用布巾、地巾进行清洗、消毒。

第三节　感染性疾病科清洁消毒

如第二章常见传染病内容所述，常见传染病复杂多变，为更好地管理、服务常见传染病、不明原因感染和（或）发热患者，医院应重视感染性疾病科的建设和发展，设置单独的感染性疾病楼（见图5-1），区域相对独立，主要包括发热门诊、肠道门诊、留观区、感染性疾病科病区等，病房均为单人单间的负压病房，严格执行“三区两通道”（三区即清洁区、潜在污染区和污染区，两通道即医务人员通道和患者通道）原则，避免患者来回走动和交叉感染，积极预防传染病流行，本节主要介绍感染性疾病科的具体布局、分区，以及需清洁、消毒的高频接触表面。

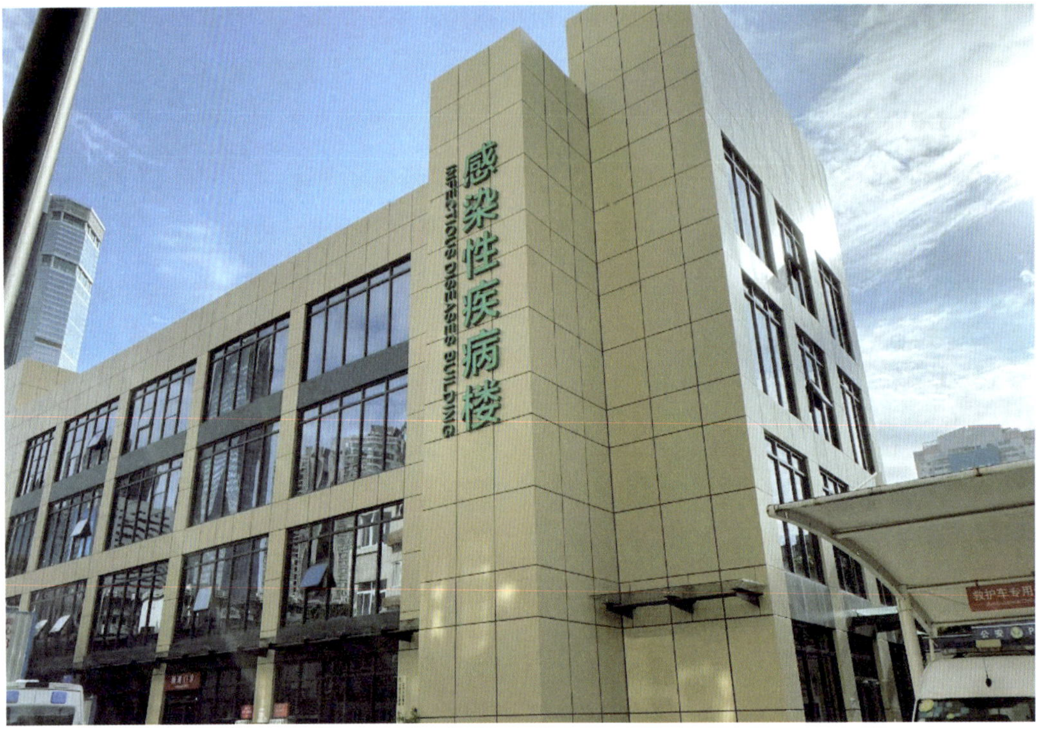

图5-1 感染性疾病楼

一 布局规范

感染性疾病科规范设置污染区和清洁区，并在污染区和清洁区之间设置缓冲间（潜在污染区）。各区和通道出入口设有醒目标志。各区之间有严密的物理隔断，相互无交叉。患者出入口、医疗废物的专用通道均设在污染区一端，医务人员出入口、清洁用品专用通道均设在清洁区一端。

二 分区设置

见表5-1。

表 5-1 感染性疾病科分区明细

分区	明细
清洁区	医务人员办公室、值班室、茶水间、更衣室、电梯、步梯、走廊等
缓冲间	医护人员办公室、穿防护用品区、一脱间、二脱间、淋浴间、库房、缓冲间等候区等
污染区	诊室、检验室、采血室、分诊台、核酸采集室、处置室、污物暂存室、CT室、患者等候区、病房、输液区、走廊、卫生间、步梯、电梯、药房、收费处、标本交接区、肠道门诊等
患者通道	患者就诊、医疗废物转运等
医务人员通道	医务人员出入、清洁无菌物品转运等

（一）污染区

主要包括患者专用进出通道、挂号处、预检分诊区（台）、候诊区、诊室（含备用诊室）、留观室、患者卫生间、收费处、药房、护士站、治疗室、抢救室、输液区、负压隔离病房、检验室及CT检查室、辅助功能检查室、标本采集室、污物间和医疗废物暂存间等，其中挂号处、收费处亦有启用智能挂号收费来替代人工挂号收费。

1. 候诊区：候诊区独立设置，候诊人员间距不小于1m，设置较为宽敞的空间，可容纳不少于30人同时候诊，患者就诊入口外预留空间搭建临时候诊区，周围设置栏杆，与医院内部其他区域分隔开，以满足疫情防控需要。

2. 诊室：每间诊室均为单人诊室，净使用面积不少于8m^2，设有1间备用诊室，诊室面积宽敞，包括1张工作台、1张诊查床、1个非手触式流动水洗手设施、人机共存的空气消毒机及其他诊疗必备物品，配备可与外界联系的通信工具。

3. 留观室：留观室均单人单间收治患者，每间留观室内设置可移动病床、床头柜、独立饮水机、新风系统、紫外线消毒设备、独立卫生间，卫生间设坐便器、淋浴房、洗手池及地漏，均设置水封，留观室门均设置为电子密码锁，除治疗需要外，其余时间应保持关闭状态。

4. 负压隔离病房：符合《医院负压隔离病房环境控制要求》和《负压隔离病房建设配置基本要求》，设双门互锁的缓冲间及传递窗，缓冲间为潜在污染区，也可以作为防护用品穿脱区。传递窗用于物品及食品传递，均配备手消毒设施。病房采用全新风直流式空调系统，送风口设在医护人员常规站位的顶棚处，排风口设在与送风口相对的床头下侧。相邻相通不同污染等级房间的压差（负压）不小于5Pa，负压程度由高到低依次为病房卫生间、病房、缓冲间、潜在污染区（医务人员通道）。规范设置医护对讲系统，视频监护系统。

5. 污物间：收纳所有医疗废物。减少医疗废物运输过程对医疗环境造成的影响，按照感染性医疗废物收集要求，医疗废物离开病房应加套黄色医疗废物袋，鹅颈式密闭打包，专桶存放，专人定时收集，从患者出入口运出。设置保洁卫生处置间，存放、清洗消毒保洁用品及用具。

（二）清洁区

主要包括医务人员办公室、值班室、休息室、示教室、清洁库房、更衣室、浴室、监控观察室等。清洁区区域面积设置合理，有独立的工作人员专用通道，设置有电子密码门，禁止无关人员进入。

（三）缓冲间（潜在污染区）

设置有医护人员办公室、治疗准备室，以及设备、耗材库房等，医护走廊及防护用品穿脱均位于此区。分设两个通道，将防护用品的穿戴和脱卸完全分开，靠近清洁区的一边设置穿戴防护用品区，靠近污染区的一边分别设置个人防护用品第一脱卸间（一脱间）和第二脱卸间（二脱间）。每个脱卸间至少满足2人同时脱卸个人防护用品。缓冲间房门密闭性好，设置电子密码锁，两侧门不可同时开启。配备紫外线消毒设备。

三 高频接触表面

高频接触表面是指患者和医务人员手频繁接触的物品表面，这些部位易被微生物污染，成为病原体的储藏库，明确感染性疾病科各区域高频接触表面，对干预医院环境质量、控制或终止医院感染暴发有重要意义。（见表5-2）

表5-2　高频接触表面

分区	明细	高频接触表面
清洁区	办公室	门把手、文件柜、水龙头开关、沙发、键盘、鼠标、办公桌、打印机等

续表

分区	明细	高频接触表面
清洁区	值班室	衣柜门、床单位、窗户、饮水机、门把手、各种开关等
	茶水间	置物架、冰箱门、微波炉等
	更衣室	衣柜门、门把手、淋浴开关、卫生间门把手、马桶冲水按键等
	电梯	电梯按钮、栏杆、手消毒剂喷嘴等
	步梯	密码按键、门把手、步梯栏杆等
	走廊	各种开关、挂钩等
缓冲间	医护人员办公室	病历车、办公电脑、鼠标、键盘、文件柜、公用章、各种开关、门把手等
	穿防护用品间	门把手、各种开关、桌面、防护用品柜、湿巾盒等
	一脱间	密码按键、门把手、各种开关、纸巾盒、洗手设施等
	二脱间	门把手、湿巾盒、口罩盒、床头柜等
	淋浴间	门把手、衣柜门等
	缓冲间等候区	各种开关等
污染区	检验、采血室	键盘、鼠标、操作台面、治疗车、冰箱门、血气分析仪、条码机、各种开关等
	诊室	键盘、鼠标、瞳孔笔、诊床、台面笔、章等
	分诊台	键盘、鼠标、笔、血压计、移动充电宝、电话、呼叫机、各种开关等
	核酸采集室	键盘、鼠标、桌面、各种开关、标本箱、手套盒、湿巾盒等
	处置室	毛巾架、拖把架、非感应水龙头开关等
	污物暂存室	各种开关、置物架、织物暂存箱、清扫车等
	CT 室	CT 机、诊床、各种开关、控制室电脑键盘、鼠标、传呼机等
	患者等候区	标识牌、凳子、扶手、栏杆等

续表

分区	明细	高频接触表面
污染区	病房	门把手、各种开关、设备带、呼叫按钮、床头桌、床单位、饮水机、马桶冲水按键、栏杆等
	输液区	中药柜、轮椅、医疗器械、液体柜、物品柜等
	走廊	各种开关、通道门把手等
	卫生间	各种开关、洗手台面、纸巾盒、卫生间门把手、马桶冲水按键等
	步梯	密码按键、门把手等
	电梯	电梯按键、栏杆、手消毒剂喷嘴、标识牌等
	药房	传递窗、手消毒剂喷嘴等
	收费处	传递窗、手消毒剂喷嘴、台面笔、座椅等
	标本交接区	桌面、标本箱、交接登记本、台面笔、湿巾盒、手套盒等

第四节　环境清洁消毒方法

一 污染区

（一）准备工作

1. 保洁员准备：二级防护，穿戴一次性工作帽、医用防护口罩、防护服/隔离衣、防护面屏/护目镜、乳胶手套。

2. 用物准备：一次性消毒湿巾、消毒液配比桶、含氯消毒剂、毛巾、保洁车（见图5-2）。

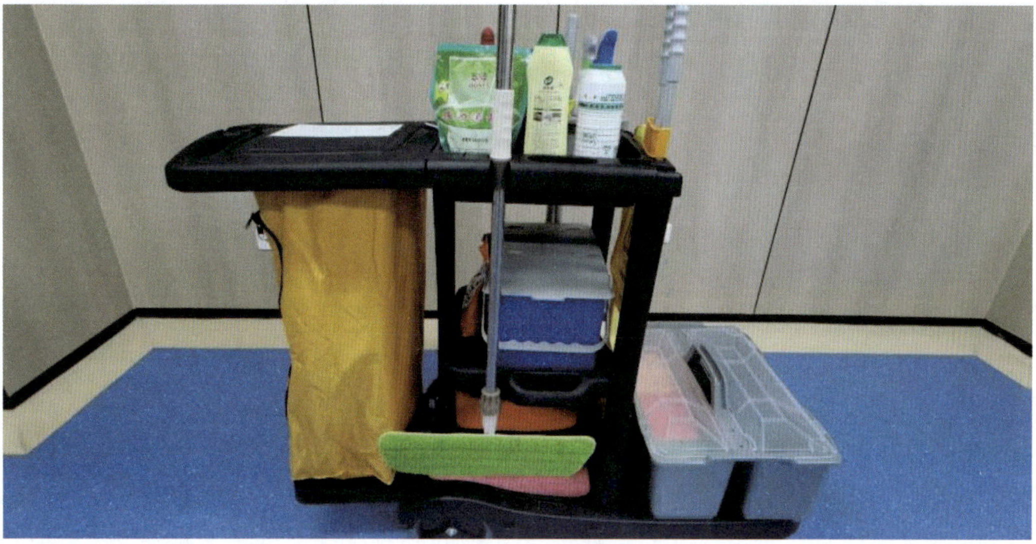

图5-2 保洁车

（二）不同环境清洁消毒

1. 地面：采取湿式卫生清洁方式，以消毒为主，每日至少2次，首选500mg/L的含氯消毒剂擦拭消毒。应从潜在污染区到污染最严重的区域逆行消毒。接诊、收治经接触传播的传染病患者的诊疗区域，其环境物体表面的清洁消毒处理应当合理增加消毒剂浓度和消毒频次。如使用含氯消毒剂，消毒剂浓度应当调整为至少1000mg/L，在诊疗过程中发生患者体液、血液、呕吐物等污染地面时，启用溅洒箱，具体流程详见血液/体液等溅洒处理示范（见221页图7-3）。

2. 物体表面：包括病房和卫生间内外的家具、其他固定物体及医疗器械设备的表面，如床、床头柜、椅子、电话、电灯开关、呼叫按钮、门把手、窗户手柄、卫生间台面、马桶、输液杆、设备带、血压袖带、听诊器、血糖仪、监护仪、呼吸机、透析机、新生儿暖箱、电脑键盘、鼠标等的表面。

遵循先清洁再消毒的原则，采取湿式卫生清洁方式。主要以消毒为主，每日至少2次，首先用1000mg/L含氯消毒剂或500mg/L的二氧化氯消毒剂进行喷洒，按“S”形走势、八面法擦拭消毒，勿重复擦拭已清洁区域，作用30分钟后用清水擦拭干净。不耐腐蚀的仪器设备表面使用75%的乙醇擦拭消毒或使用符合要求的一次性消毒湿巾擦拭消毒。如遇污染随时消毒。对高频接触、易污染、难清洁与消毒的表面，可采取屏障保护措施，用于屏障保护的覆盖物（如塑料薄膜、铝箔等）实行一用一更换。

在诊疗过程中地面或墙面发生患者血液、体液、呕吐物等污染时，应随时进行污点清洁与消毒。根据溅洒量的大小，选择相应的处理方式。清除过程中避免接触污染物，注意由污染程度轻的地方向污染程度重的地方进行，清理的污染物按感染性医疗废物进行处理。具体流程详见血液/体液等溅洒处理示范（见221页图7-3）。

3. 留观区（室）、负压病房（室）：

（1）患者转出或出院后，留观区（室）、负压病房（室）均应进行终末消毒，具体操作如下。

①空气消毒后，病房内保持通风状态。

②污染的床上用品（床单、被罩、枕套、）、隔帘、窗帘等医用织物应在床边收集，使用可溶性织物袋分层封扎密闭包装，并标识有“感染性织物”，包装袋装载量不应超过包装袋容量的3/4，并应在洗涤、消毒前持续保持密封状态。被芯、枕芯、床褥垫可使用床单位消毒机消毒半个小时，如污染严重时，可按医疗废物处理。

③地面可再用含氯消毒剂浸泡的地巾擦拭消毒，物体表面可用含氯消毒剂浸泡的毛巾或符合要求的消毒湿巾按”S”形擦拭、八面法擦拭消毒，按照传染病的种类及污染程度调整含氯消毒剂的浓度，勿重复擦拭已清洁区域。清洁时按照由上到下、由里到外、由轻度污染到重度污染的顺序进行，不遗漏区域。擦拭的物品应包括输液杆、设备带、呼叫按钮、床旁桌（抽屉、夹层、桌面、把手、外壁）、病床（床头、两侧床栏、床尾板、餐板）、床垫（床垫为可擦拭防水床垫时）、椅子等。

④　更换干净的床单、被罩及枕套。

（2）根据收治的患者患病种类、疾病传播方式，将病房终末消毒方式按相应的处理流程分为三类。

① 不明原因发热患者终末消毒处理流程。（见图5-3）

② 经接触传播患者终末消毒处理流程。（见图5-4）

③ 经呼吸道传播患者终末消毒处理流程。（见图5-5）

空气消毒	患者解除隔离，离开病房，保洁员做好个人防护后进入病房，关闭病房门窗，关闭病房空调、新风和卫生间排风，打开卫生间门、床头桌门、抽屉，开启紫外线灯或空气消毒机消毒1小时，消毒完毕后关闭紫外线灯，开启空调和新风30分钟
垃圾处理	患者病房、卫生间的生活垃圾均按照医疗废物处理，收垃圾前先用2000mg/L含氯消毒剂喷洒垃圾桶内外，使用“鹅颈结”密闭收集后，再次喷洒消毒剂，放入垃圾中转箱黄色医疗废物袋内，标注“高度感染性医疗废物”
织物处理	患者使用后的床单、被罩、枕套，均使用水溶性双层织物袋采用“鹅颈结”密闭收集，喷洒2000mg/L含氯消毒剂，放入织物暂存箱，箱体表面及盖子周围使用2000mg/L含氯消毒剂喷洒。处理完毕，更换外层手套或做手卫生
病房内物表消毒	使用500mg/L含氯消毒剂，黄色毛巾擦拭消毒。每个部位使用毛巾一个面，注意“S”形擦拭。 1. 床头设备带、呼叫按钮及输液杆 2. 患者床单位，床垫、床头、扶手、床栏、床板及床尾摇柄 3. 饮水机（顶部）、床头柜（抽屉柜子内表面不能遗漏，注意内部有无患者物品、体温计等） 4. 门、门把手、各种开关 5. 病房防护栏扶手及下面的杆 6. 电视机各个部位　7. 传递窗　8. 病房垃圾桶
卫生间物表消毒	使用1000mg/L含氯消毒剂，红色毛巾擦拭消毒，每个部位使用毛巾一个面，注意“S”形擦拭。擦拭前先用2000mg/L含氯消毒剂喷洒马桶及周围 1. 毛巾架　2. 洗手池、水龙头 3. 消毒红桶内残存消毒水倒入马桶，擦拭桶、红瓢表面 4. 栏杆扶手、紧急呼叫按钮　5. 淋浴喷头、淋浴开关、管道 6. 门、门把手 7. 马桶（马桶按钮重点关注）　8. 卫生间垃圾桶　9. 卫生间排气扇
紫外线灯消毒	使用75%乙醇擦拭消毒紫外线灯管
地面消毒	1. 使用500mg/L含氯消毒剂，黄色地巾擦拭消毒病房地面 2. 使用1000mg/L含氯消毒剂，红色地巾擦拭消毒卫生间地面
清水处理	消毒剂作用30分钟后，使用清水擦拭病房物表→卫生间物表→卫生间地面→病房地面
洁具处理	使用1000mg/L的含氯消毒剂浸泡毛巾、地巾30分钟，清洗晾干
终末处理	1. 套干净的床单被罩，开启床单位消毒机对套好的床单位整体进行臭氧消毒 2. 在规定区域按要求脱掉个人防护用品，做好手卫生

图5-3　不明原因发热患者终末消毒处理流程

注：1. 保洁员必须做好个人防护，穿戴好防护用品（帽子、口罩、隔离衣或防护服、防护面屏、鞋套、双层手套）。2. 按照终末消毒处理流程规范工作，不能随意更换步骤，不能遗漏区域不打扫。3. 病区设有监控，保洁员应规范自己的行为。

步骤	内容
空气消毒	患者解除隔离，离开病房，保洁员做好个人防护后进入病房，关闭病房门窗，关闭病房空调、新风和卫生间排风，打开卫生间门、床头桌门、抽屉，开启紫外线灯或空气消毒机消毒1小时，消毒完毕后关闭紫外线灯，通知负责消杀的人员，使用20mL/m^3（3m层高，1L消毒剂可用约15m^2）足量500mg/L二氧化氯超低容量喷雾器喷雾消毒，关闭场所30分钟后，开启空调和新风30分钟
垃圾处理	患者病房、卫生间的生活垃圾均按照医疗废物处理，收垃圾前先用2000mg/L含氯消毒剂喷洒垃圾桶内外，使用“鹅颈结”密闭收集后，再次喷洒放入垃圾中转箱黄色医疗废物袋内，标注“高度感染性医疗废物”
织物处理	患者使用后的床单、被罩、枕套，撤下后房间内就地打包处理。均使用双层水溶性织物袋采用“鹅颈结”密闭收集，使用2000mg/L含氯消毒剂喷洒后放入织物暂存箱，箱体表面及盖子周围使用2000mg/L含氯消毒剂喷洒。处理完毕，更换外层手套或做手卫生
病房内物表消毒	使用1000mg/L含氯消毒剂，黄色毛巾擦拭消毒。每个部位使用毛巾一个面，注意“S”形擦拭 1. 床头设备带、呼叫按钮及输液杆 2. 患者床单位，床垫、床头、扶手、床栏、床板及床尾摇柄 3. 饮水机（顶部）、床头柜（抽屉柜子内表面不能遗漏，注意内部有无患者物品、体温计等） 4. 门、门把手、各种开关　5. 病房防护栏扶手及下面的杆 6. 电视机各个部位　7. 传递窗　8. 病房垃圾桶　9. 空调新风口
卫生间物表消毒	使用1000mg/L含氯消毒剂，红色毛巾擦拭消毒，每个部位使用毛巾一个面，注意“S”形擦拭。擦拭前先用2000mg/L含氯消毒剂喷洒马桶及周围 1. 毛巾架　2. 洗手池、水龙头 3. 消毒红桶内残存消毒水倒入马桶，擦拭桶、红瓢表面 4. 栏杆扶手、紧急呼叫按钮　5. 淋浴喷头、淋浴开关、管道 6. 门、门把手 7. 马桶（马桶按钮重点关注）　8. 卫生间垃圾桶　9. 卫生间排气扇
紫外线灯消毒	使用75%乙醇擦拭消毒紫外线灯管
地面消毒	1. 使用1000mg/L含氯消毒剂，红色地巾擦拭消毒卫生间地面 2. 使用1000mg/L含氯消毒剂，黄色地巾擦拭消毒病房地面
清水处理	消毒剂作用30分钟后，使用清水擦拭病房物表→卫生间物表→卫生间地面→病房地面
洁具处理	使用1000mg/L的含氯消毒剂浸泡毛巾、地巾30分钟，清洗晾干
终末处理	1. 套干净的床单被罩，开启床单位消毒机对套好的床单位整体进行臭氧消毒 2. 在规定区域按要求脱掉个人防护用品，做好手卫生

图5-4　经接触传播患者终末消毒处理流程

注：1. 保洁员必须做好个人防护，穿戴好防护用品（帽子、口罩、隔离衣或防护服、防护面屏、鞋套、双层手套）。2. 按照终末消毒处理流程规范工作，不能随意更换步骤，不能遗漏区域不打扫。3. 病区设有监控，保洁员应规范自己的行为。

步骤	内容
空气消毒	患者解除隔离，离开病房，保洁员做好个人防护后进入病房，关闭病房门窗，关闭病房空调、新风和卫生间排风，打开卫生间门、床头桌门、抽屉，开启紫外线灯或空气消毒机消毒1小时，消毒完毕后关闭紫外线灯，通知负责消杀的人员，使用20mL/m³（3m层高，1L消毒剂可用约15m²）足量500mg/L二氧化氯超低容量喷雾器喷雾消毒，关闭场所30分钟后，开启空调和新风30分钟
垃圾处理	患者病房、卫生间的生活垃圾均按照医疗废物处理，收垃圾前先用2000mg/L含氯消毒剂喷洒垃圾桶内外，使用“鹅颈结”密闭收集后，再次喷洒放入垃圾中转箱黄色医疗废物袋内，标注“高度感染性医疗废物”
织物处理	患者使用后的床单、被罩、枕套，撤下后房间内就地打包处理。均使用双层水溶性织物袋采用“鹅颈结”密闭收集，使用2000mg/L含氯消毒剂喷洒后放入织物暂存箱，箱体表面及盖子周围使用2000mg/L含氯消毒剂喷洒。处理完毕，更换外层手套或做手卫生
病房内物表消毒	使用1000mg/L含氯消毒剂，黄色毛巾擦拭消毒。每个部位使用毛巾一个面，注意“S”形擦拭 1. 床头设备带、呼叫按钮及输液杆 2. 患者床单位，床垫、床头、扶手、床栏、床板及床尾摇柄 3. 饮水机（顶部）、床头柜（抽屉柜子内表面不能遗漏，注意内部有无患者物品、体温计等） 4. 门、门把手、各种开关　5. 病房防护栏扶手及下面的杆 6. 电视机各个部位　7. 传递窗　8. 病房垃圾桶　9. 空调新风口
卫生间物表消毒	使用1000mg/L含氯消毒剂，红色毛巾擦拭消毒，每个部位使用毛巾一个面，注意“S”形擦拭。擦拭前先用2000mg/L含氯消毒剂喷洒马桶及周围 1. 毛巾架　2. 洗手池、水龙头 3. 消毒红桶内残存消毒水倒入马桶，擦拭桶、红瓢表面 4. 栏杆扶手、紧急呼叫按钮　5. 淋浴喷头、淋浴开关、管道 6. 门、门把手 7. 马桶（马桶按钮重点关注）　8. 卫生间垃圾桶　9. 卫生间排气扇
紫外线灯消毒	使用75%乙醇擦拭消毒紫外线灯管
地面消毒	1. 使用1000mg/L含氯消毒剂，红色地巾擦拭消毒卫生间地面 2. 使用1000mg/L含氯消毒剂，黄色地巾擦拭消毒病房地面
清水处理	消毒剂作用30分钟后，使用清水擦拭病房物表→卫生间物表→卫生间地面→病房地面
洁具处理	使用1000mg/L的含氯消毒剂浸泡毛巾、地巾30分钟，清洗晾干
终末处理	1. 套干净的床单被罩，开启床单位消毒机对套好的床单位整体进行臭氧消毒 2. 在规定区域按要求脱掉个人防护用品，做好手卫生

图5-5　经呼吸道传播患者终末消毒处理流程

注：1. 保洁员必须做好个人防护，穿戴好防护用品（帽子、口罩、防护服、防护面屏、鞋套、双层手套）。2. 按照终末消毒处理流程规范工作，不能随意更换步骤，不能遗漏区域不打扫。病区设有监控，保洁员应规范自己的行为。3. 终末消毒后，需进行环境物表核酸检测，日常每周进行两次环境物表核酸检测。

4. 布类等织物：在收集纺织品时做好个人防护，动作尽量轻柔，避免产生气溶胶，应用双层水溶性感染性织物包装袋盛装，采用“鹅颈结”式分层封扎，外贴“感染性疾病科”标识，放于医用织物暂存箱，暂存时间不应超过48小时。交接给回收人员前，织物袋外层应喷洒消毒剂（1000mg/L含氯消毒剂），做好交接记录。密闭运送至洗涤中心集中处置。有血液、体液污染较重的织物按医疗废物收集，集中处理。

感染性织物运输工具应一用一消毒。遵循先洗涤后消毒原则，根据医用织物使用对象和污渍性质、程度不同，应分机或分批洗涤、消毒。采用专机洗涤、消毒，首选热力洗涤方法，有条件的宜使用隔离式洗涤设备。机械洗涤消毒可采用洗涤与消毒同时进行的程序。采用水溶性织物包装袋盛装感染性织物的，应在密闭状态下直接投入洗涤设备内。布巾、地巾宜单独洗涤、消毒。对不耐热的感染性织物宜在预洗环节同时进行处理消毒。

5. 空气净化：

（1）有人情况下。自然通风或机械通风，每日通风2次及以上，每次不少于30分钟。发热门诊及留观区（室）所有房间外窗应均可开启（负压病房除外），确保室内有良好的自然通风。安装强制通风设施时，保证空气流向是从“清洁区→缓冲间→污染区”，排风系统应有控制回风倒灌的止风阀。

人机共存的空气消毒机：如等离子空气消毒机、循环风紫外线空气消毒机。消毒时应关闭门窗，进风口、出风口不应有物品覆盖或遮挡。用湿布清洁机器时，须先切断电源。定期进行设备维护。

感染性疾病科使用集中空调及新风系统空气净化、空气消毒装置：所有室内空调系统由维保单位定时清洗、消毒新风及回风过滤网，保证新风出风口清洁无污染。室内盘管机运行时投放消毒药片确保空调末端风口无尘，无霉斑。定期对下水管道、空气处理装置水封、卫生间地漏以及空调机组凝结水排水管等的U型管进行检查，尤其对长时间空置的房间、走廊和卫生间进行检查，发现缺水时及时补水到地漏及U型管弯头处，避免不同楼层间空气掺混。新风采风口及其周围环境必须清洁，新风机房内清洁无尘，裸露生锈的地方及时涂上油漆，确保采集的新风不被污染。风机盘管的过滤网、凝结水盘、送风管与排风管每年一次定期清洗消毒。日常排风系统建议全天开启。感染性疾病科空调系统由维保单位严格按疫情防控要求和空调系统实际运行情况，每周清洗、消毒空调回风口滤网，每月清洗、消毒空调送风口、回风口、新风口、排风口、天井机空调及负压病房排风口过滤网；同时做好清洁消毒过程中的个人防护和器具清洁消毒。对于新风系统各级滤器，应由维保单位严格按传染病防控要求和新风系统实际运行情况制订清洗、消毒及更换计划，并落实到位。经空气传播的传染病患者转出或出院后，相应的粗效过滤网和中效、亚高效、高效过滤器应全部更换，对风管及热交器翅片进行消毒。空调各种风口见图5-6。

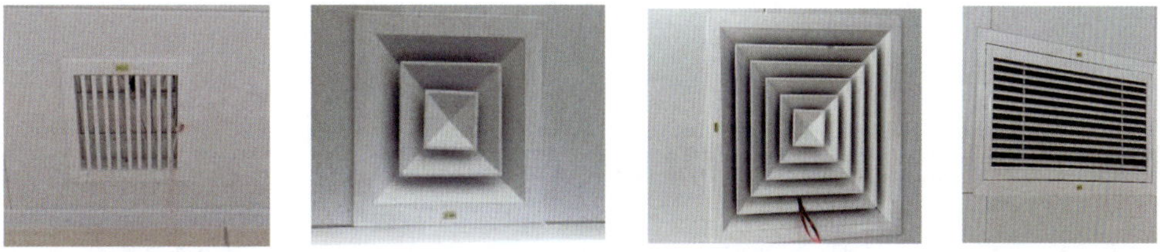

（排风口）　　（送风口）　　（空调送风口）　　（空调回风口）

图5-6　空调各种风口

（2）无人情况下。使用紫外线灯消毒：采用悬吊式或移动式紫外线灯（见图5-7）直接照射。安装时，紫外线灯应≥1.5W/m^3，照射时间≥30分钟，总照射时间不应超过1000小时，应定期更换紫外线灯管，定期测试紫外线灯照射强度。应注意保持紫外线灯表面清洁，每周用含70%～80%乙醇擦拭一次。发现灯管表面有灰尘、油污时，应及时擦拭。紫外线灯消毒室内空气时，房间内应保持清洁干燥，减少尘埃和水雾。温度＜20℃或>40℃，或相对湿度＞60%，应适当延长照射时间。室内有人时不应使用紫外线灯照射消毒。

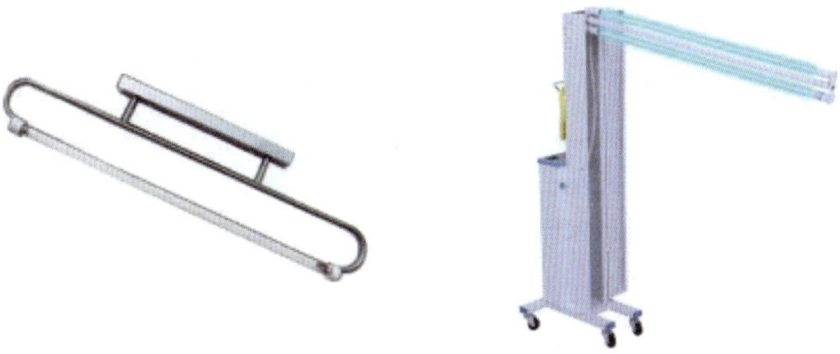

图5-7　紫外线灯

使用化学消毒法，如超低容量喷雾法：用3%过氧化氢、5000mg/L过氧乙酸、500mg/L二氧化氯等消毒剂，按照20～30mL/m^{3}的用量加入电动超低容量喷雾器中，接通电源，即可进行喷雾消毒。消毒前关好门窗，喷雾时按先上后下、先左后右、由里向外、先表面后空间的循序渐进的顺序依次均匀喷雾。作用时间：过氧化氢、二氧化氯为30～60分钟，过氧乙酸为1小时。消毒完毕，打开门窗彻底通风。

（3）特殊情况：负压隔离病房。病房采用负压通风，上送风、下排风。病房内的送风口应远离排风口，排风口应置于病床床头附近，排风口下缘靠近地面但应高于地面10cm。门窗应保持关闭，使病房区域空气由清洁区向污染区定向流动，并使病房空气静压低于周边相邻、相通区域空气静压，以防止病原微生物向外扩散。病房的气压宜为-30Pa，缓冲间的气压宜为-15Pa。负压程度由高到低依次为病房卫生间、病房房间、缓冲间与潜在污染区走廊。

（三）污染区清洁消毒顺序及流程（见图5-8）

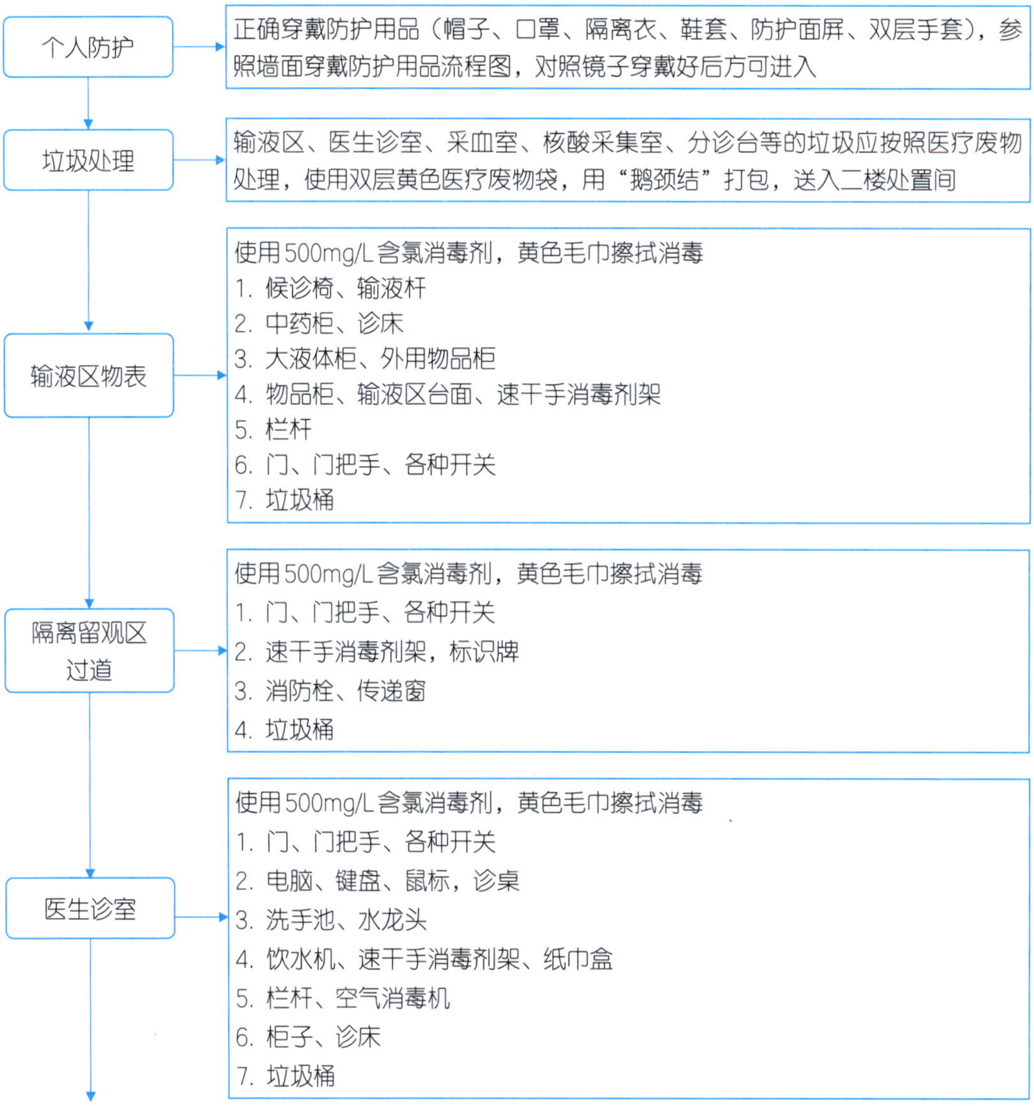

（a）

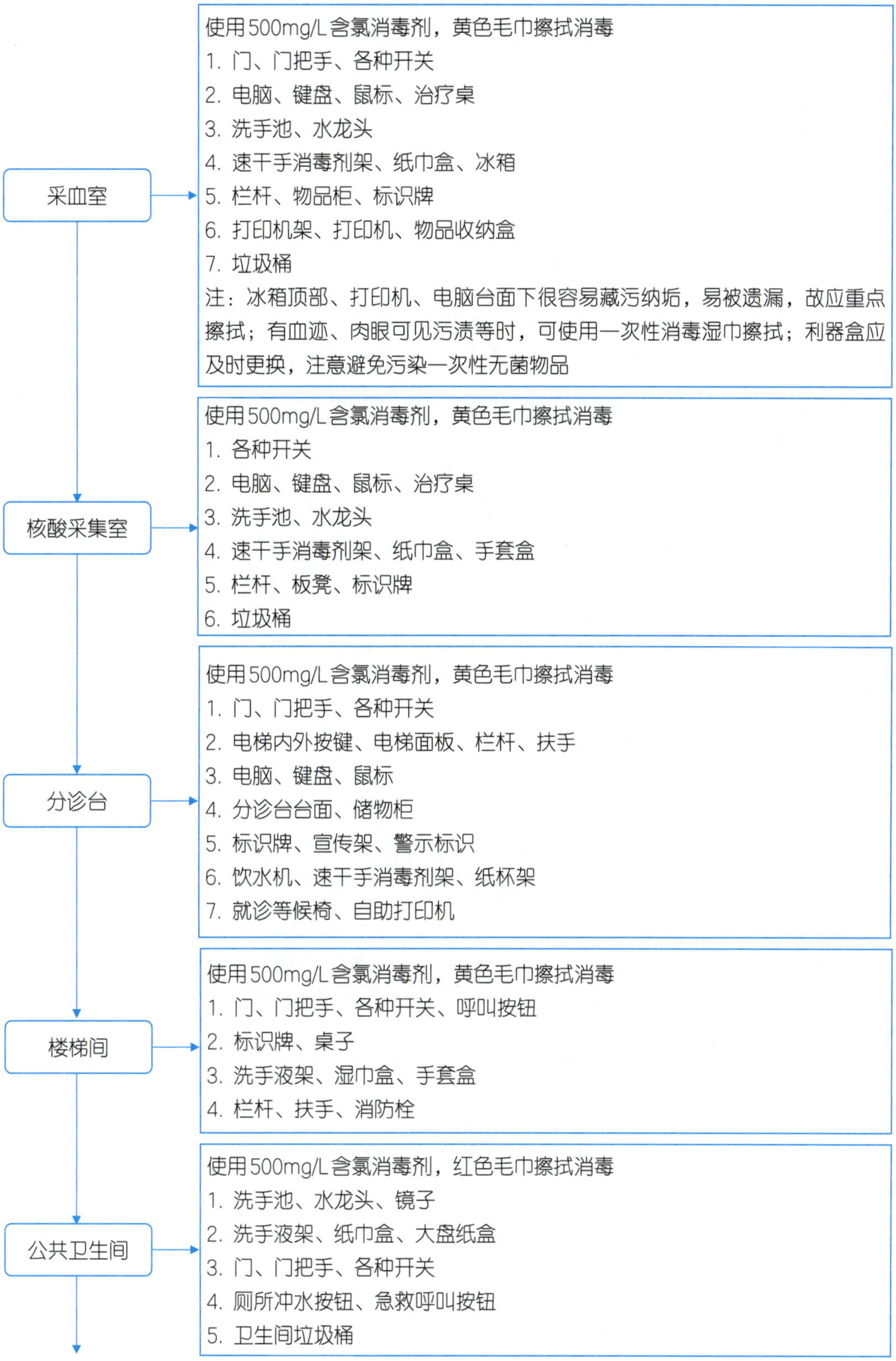
采血室
使用500mg/L含氯消毒剂，黄色毛巾擦拭消毒
1. 门、门把手、各种开关
2. 电脑、键盘、鼠标、治疗桌
3. 洗手池、水龙头
4. 速干手消毒剂架、纸巾盒、冰箱
5. 栏杆、物品柜、标识牌
6. 打印机架、打印机、物品收纳盒
7. 垃圾桶
注：冰箱顶部、打印机、电脑台面下很容易藏污纳垢，易被遗漏，故应重点擦拭；有血迹、肉眼可见污渍等时，可使用一次性消毒湿巾擦拭；利器盒应及时更换，注意避免污染一次性无菌物品
核酸采集室
使用500mg/L含氯消毒剂，黄色毛巾擦拭消毒
1. 各种开关
2. 电脑、键盘、鼠标、治疗桌
3. 洗手池、水龙头
4. 速干手消毒剂架、纸巾盒、手套盒
5. 栏杆、板凳、标识牌
6. 垃圾桶
分诊台
使用500mg/L含氯消毒剂，黄色毛巾擦拭消毒
1. 门、门把手、各种开关
2. 电梯内外按键、电梯面板、栏杆、扶手
3. 电脑、键盘、鼠标
4. 分诊台台面、储物柜
5. 标识牌、宣传架、警示标识
6. 饮水机、速干手消毒剂架、纸杯架
7. 就诊等候椅、自助打印机
楼梯间
使用500mg/L含氯消毒剂，黄色毛巾擦拭消毒
1. 门、门把手、各种开关、呼叫按钮
2. 标识牌、桌子
3. 洗手液架、湿巾盒、手套盒
4. 栏杆、扶手、消防栓
公共卫生间
使用500mg/L含氯消毒剂，红色毛巾擦拭消毒
1. 洗手池、水龙头、镜子
2. 洗手液架、纸巾盒、大盘纸盒
3. 门、门把手、各种开关
4. 厕所冲水按钮、急救呼叫按钮
5. 卫生间垃圾桶

(b)

污物处置间、暂存间 → 使用500mg/L含氯消毒剂，黄色毛巾擦拭消毒
1. 洗手池、水龙头、拖把池、洗手液架
2. 门、门把手、各种开关
3. 标识牌、工具架
4. 物品货架、清扫车
5. 垃圾桶

↓

紫外线灯 → 使用75%乙醇擦拭消毒紫外线灯管

↓

地面 → 1. 使用1000mg/L含氯消毒剂，红色地巾擦拭消毒卫生间地面
2. 使用500mg/L含氯消毒剂，橙色地巾擦拭消毒其余场所地面

↓

清水处理 → 消毒剂作用30分钟后，使用清水按照消毒顺序再次擦拭物表

↓

终末处理 → 所有使用的毛巾、地巾均放置于专用红桶内，用1000mg/L含氯消毒剂浸泡消毒30分钟。每日三次打扫结束，毛巾、地巾浸泡消毒好后，一起送至三楼洗消机，清洗、烘干后分别放入货架上相应箱子里面备用

(c)

图5-8 污染区清洁消毒流程图

二 缓冲间（潜在污染区）

缓冲间是位于污染区和清洁区之间的过渡区域，具体的环境清洁消毒内容如准备工作、不同环境清洁消毒参照本章第三节污染区进行。

缓冲间的清洁消毒顺序及流程见图5-9。

个人防护 → 正确穿戴防护用品（帽子、口罩、隔离衣、鞋套、防护面屏、双层手套），参照墙面穿戴防护用品流程图，对照镜子穿戴好后方可进入

↓

垃圾处理 → 缓冲间、一脱间、二脱间垃圾应按照医疗垃圾处理，使用双层黄色医疗废物袋，用“鹅颈结”打包，送入二楼处置间，将清扫车推至一脱间（缓冲间门口）准备打扫

↓

缓冲间物表消毒 → 使用500mg/L含氯消毒剂，白色毛巾擦拭消毒
1. 门、门把手、各种开关
2. 床头柜、物品箱
3. 洗手池、速干手消毒剂架、纸巾盒
4. 垃圾桶

↓

(a)

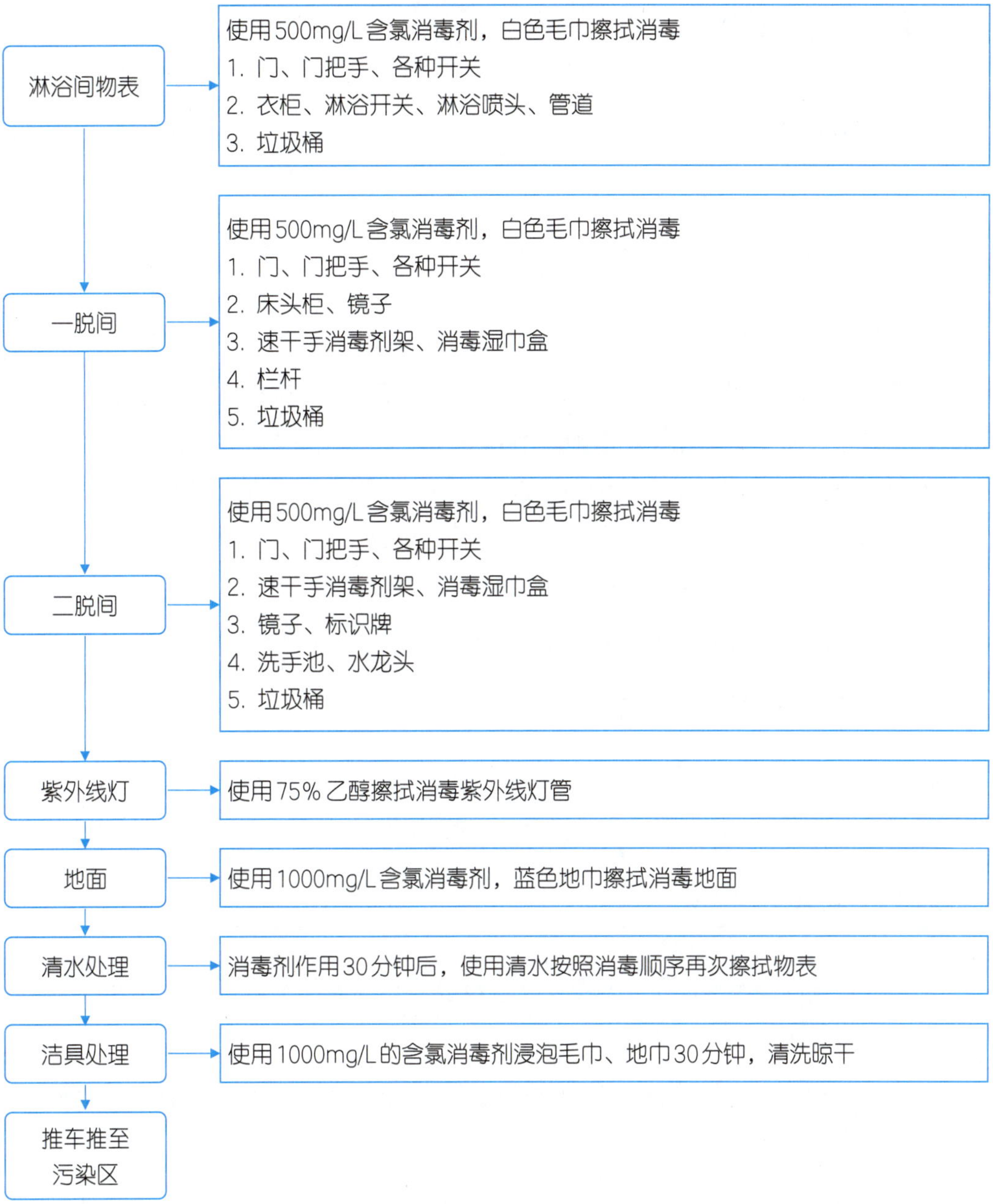

(b)

图5-9　缓冲间清洁消毒流程

三 清洁区

（一）准备工作

1. 保洁员准备：一次性工作帽、医用外科口罩、工作服、手套。

2. 用物准备：一次性消毒湿巾、消毒液配比桶、含氯消毒剂、毛巾、保洁车。

（二）不同环境清洁消毒

1. 地面：清洁区以清洁为主，采取湿式卫生清洁方式，根据情况随时或每日一次消毒，可选择500mg/L含氯消毒剂擦拭消毒。

2. 物体表面：清洁区以清洁为主，遵循先清洁再消毒的原则，采取湿式卫生清洁方式。根据情况随时或每日一次消毒，可选择500mg/L含氯消毒剂擦拭消毒或使用符合要求的一次性消毒湿巾擦拭消毒。

3. 空气消毒方法详见污染区第二部分内容。

（三）清洁消毒顺序及流程

清洁区主要为工作人员休息、无患者进出的区域，无具体清洁消毒流程，但须严格遵循清洁消毒原则（详见第五章第二节），按操作规范执行。

四 注意事项

第一，清洁区、缓冲间、污染区等不同区域所用的保洁工具应专区专用，严禁混淆，应做到分区使用，使用后必须消毒处理。

第二，建议使用可更换拖布头的拖布或地巾，宜一室一更换。为保证消毒效果，严禁将污染的拖布头或地巾重复投入消毒剂中。

第三，擦拭地巾使用后应置于专用密闭容器中，密闭运送至污洗间集中处置。

第四，遵循“一物一巾”的原则，不同物品之间、不同患者之间、不同区域之间、不同物体表面之间或布巾变脏时应更换布巾。使用过的布巾严禁二次浸泡，消毒剂中只能投入清洁、消毒、干燥后的布巾。

第六章　医疗废物管理

第一节　医疗废物概况

一　介绍

医疗废物是指医疗卫生机构在医疗、预防、保健以及其他活动中产生的具有直接或间接感染性、毒性以及其他危害性的废物。

感染性疾病科最常见的医疗废物为感染性废物，除清洁区外产生的废弃物，包括医疗废物和患者用过的纸巾、口罩、一次性手套及其他生活垃圾等容易携带病毒的废弃物，均应按照医疗废物进行分类收集，都列入涉疫医疗废物进行集中收集和安全处置。疑似或确诊传染病患者产生的废物也均应按感染性废物收集处理。

二　分类

根据《中华人民共和国传染病防治法》《中华人民共和国固体废物污染环境防治法》《医疗废物管理条例》《医疗卫生机构医疗废物管理办法》《国家危险废物名录》等法律法规、部门规章的规定，同时依据《医疗废物分类目录（2021年版）》中的内容。根据医疗废物的特性和处置方式，可分为5类。(见表6-1)

1. 感染性废物：携带病原微生物具有引发感染性疾病传播危险的医疗废物。常见的有被患者血液、体液、排泄物等污染的物品，医疗机构收治的隔离传染病患者或者疑似传染病患者产生的生活垃圾，使用后的一次性医疗用品及一次性医疗器械等均视为感染性废物。

2. 损伤性废物：能够刺伤或者割伤人体的废弃的医用锐器。常见的有医用针头、缝合针等各类医用锐器。

3. 病理性废物：诊疗过程中产生的人体废弃物和医学实验动物尸体等。常见的有手术及其他诊疗过程中产生的废弃的人体组织、器官等，病理切片后废弃的人体组织、病理蜡块等。

4. 药物性废物：过期、淘汰、变质或者被污染的废弃的药物。常见的有废弃的一般性药品，废弃的细胞毒性药物和遗传毒性药物，废弃的疫苗、血液制品，等等。

5. 化学性废物：具有毒性、腐蚀性、易燃性、反应性的废弃的化学物品。常见的有医学影像室、实验室废弃的化学试剂等。

表6-1　医疗废物分类目录

类别	特征	常见组分或废物名称	收集方式
感染性废物	携带病原微生物具有引发感染性疾病传播危险的医疗废物	1. 被患者血液、体液、排泄物等污染的除锐器以外的废物 2. 使用后废弃的一次性使用医疗器械，如注射器、输液器、透析器等 3. 病原微生物实验室废弃的病原体培养基、标本，菌种和毒种保存液及其容器；其他实验室及科室废弃的血液、血清、分泌物等标本和容器 4. 隔离传染病患者或者疑似传染病患者产生的废弃物	1. 收集于符合《医疗废物专用包装袋、容器和警示标志标准》（HJ421）的医疗废物包装袋中 2. 病原微生物实验室废弃的病原体培养基、标本，菌种和毒种保存液及其容器，应在产生地点进行压力蒸汽灭菌或者使用其他方式消毒，然后按感染性废物收集处理 3. 隔离传染病患者或者疑似传染病患者产生的医疗废物应当使用双层医疗废物包装袋盛装
损伤性废物	能够刺伤或者割伤人体的废弃的医用锐器	1. 废弃的金属类锐器，如针头、缝合针、针灸针、探针、穿刺针、解剖刀、手术刀、手术锯、备皮刀、钢钉和导丝等 2. 废弃的玻璃类锐器，如盖玻片、载玻片、玻璃安瓿等 3. 废弃的其他材质类锐器	1. 收集于符合《医疗废物专用包装袋、容器和警示标志标准》（HJ421）的利器盒中 2. 利器盒达到3/4满时，应当封闭严密，按流程运送、贮存

续表

类别	特征	常见组分或废物名称	收集方式
病理性废物	诊疗过程中产生的人体废弃物和医学实验动物尸体等	1. 手术及其他医学服务过程中产生的废弃的人体组织、器官 2. 病理切片后废弃的人体组织、病理蜡块 3. 废弃的医学实验动物的组织和尸体 4. 16周胎龄以下或重量不足500克的胚胎组织等 5. 确诊、疑似传染病或携带传染病病原体的产妇的胎盘	1. 收集于符合《医疗废物专用包装袋、容器和警示标志标准》（HJ421）的医疗废物包装袋中 2. 确诊、疑似传染病产妇或携带传染病病原体的产妇的胎盘应使用双层医疗废物包装袋盛装 3. 可进行防腐或者低温保存
药物性废物	过期、淘汰、变质或者被污染的废弃的药物	1. 废弃的一般性药物 2. 废弃的细胞毒性药物和遗传毒性药物 3. 废弃的疫苗及血液制品	1. 少量的药物性废物可以并入感染性废物中，但应在标签中注明 2. 批量废弃的药物性废物，收集后应交由具备相应资质的医疗废物处置单位或者危险废物处置单位等进行处置
化学性废物	具有毒性、腐蚀性、易燃性、反应性的废弃的化学物品	列入《国家危险废物名录》中的废弃危险化学品，如甲醛、二甲苯等；非特定行业来源的危险废物，如含汞血压计、含汞体温计，废弃的牙科汞合金材料及其残余物等	1. 收集于容器中，粘贴标签并注明主要成分 2. 收集后应交由具备相应资质的医疗废物处置单位或者危险废物处置单位等进行处置

注：因以下废弃物不属于医疗废物，故未列入此表中。如：非传染病区使用或者未用于传染病患者、疑似传染病患者以及采取隔离措施的其他患者的输液瓶（袋），盛装消毒剂、透析液的空容器，一次性医用外包装物，废弃的中草药与中草药煎制后的残渣，盛装药物的药杯，尿杯，纸巾、湿巾、尿不湿、卫生巾、护理垫等一次性卫生用品，医用织物以及使用后的大、小便器等。居民日常生活中废弃的一次性口罩不属于医疗废物。

三 注意事项

1. 医疗废物的分类收集应当与医疗废物处置的方式相衔接。在保证医疗安全的情况下，鼓励医疗卫生机构逐步减少使用含汞血压计和体温计，鼓励使用可复用的医疗器械、器具和用品替代一次性医疗器械、器具和用品，以实现从源头减量。

2. 废弃的麻醉、精神、放射性、毒性等的药品及其相关废物的分类与处置，按照国家其他有关法律、法规、标准和规定执行。

3. 患者截肢的肢体以及引产的死亡胎儿，纳入殡葬管理。

4. 药物性废物和化学性废物可分别按照《国家危险废物名录》中HW03类和HW49类进行处置。

5. 医疗废物豁免管理清单中的医疗废物，在满足相应的条件时，可以在其所列的环节按照豁免内容规定实行豁免管理。（见表6-2）

6. 重大传染性疾病疫情等突发公共卫生事件产生的医疗废物，可按照县级以上人民政府确定的工作方案进行收集、贮存、运输和处置等。

表6-2 医疗废物豁免管理清单

序号	名称	豁免环节	豁免条件	豁免内容
1	密封药瓶、安瓿瓶等玻璃药瓶	收集	盛装容器应满足防渗漏、防刺破要求，并有医疗废物标识或者外加一层医疗废物包装袋。标签为损伤性废物，并注明：密封药瓶或者安瓿瓶	可不使用利器盒收集
2	导丝	收集	盛装容器应满足防渗漏、防刺破要求，并有医疗废物标识或者外加一层医疗废物包装袋。标签为损伤性废物，并注明：导丝	可不使用利器盒收集
3	棉签、棉球、输液贴	全部环节	患者自行用于按压止血而未收集于医疗废物容器中的棉签、棉球、输液贴	全过程不按照医疗废物管理

续表

序号	名称	豁免环节	豁免条件	豁免内容
4	感染性废物、损伤性废物以及相关技术可处理的病理性废物	运输、贮存、处置	按照相关处理标准规范，采用高温蒸汽、微波、化学消毒、高温干热或者其他方式消毒处理后，在满足相关入厂（场）要求的前提下，运输至生活垃圾焚烧厂或生活垃圾填埋场等处置	运输、贮存、处置过程不按照医疗废物管理

注：本表收录的豁免清单为符合医疗废物定义、但无风险或者风险较低，在满足相关条件时，在部分环节或全部环节可不按医疗废物进行管理的废弃物。

第二节 医疗废物收集

一、在盛装医疗废物前，应当对医疗废物包装袋或者容器进行认真检查，确保无破损、渗漏和其他缺陷。保洁员应当在收集桶内套装双层包装袋，收集桶应当为脚踏式并带盖。

二、感染性废物、病理性废物、损伤性废物、药物性废物及化学性废物不能混合收集。少量的药物性废物可以混入感染性废物中，但应当在标签上注明。

三、隔离的传染病患者或者疑似传染病患者产生的医疗废物应当使用双层包装袋包装，并及时密封。

四、盛装的医疗废物达到包装袋或者容器的3/4时，应当使用1000mg/L的含氯消毒剂对包装袋表面喷洒消毒（注意要喷洒均匀），至包装袋表面湿润，作用15分钟。采用“鹅颈结”封口并分层封扎。

五、对使用后的一次性隔离衣、防护服等物品，严禁在分类收集过程中挤压。

六、打包好的医疗废物，放入专用的医疗废物收集桶，并在桶体周边用1000mg/L的含氯消毒剂喷洒消毒，密闭转运。

七、已经放入包装袋或者容器内的感染性废物、病理性废物、损伤性废物不得再次取出。

八、医疗卫生机构内医疗废物产生地点应当有医疗废物分类收集方法的示意图或者文字说明。

九、盛装医疗废物的每个包装袋、容器外表面应当有警示标志，在包装袋、容器上应当有中文标签，中文标签的内容应当包括：医疗废物产生单位、产生日期、类别及需要的特别说明等。

十、从事医疗废物收集的工作人员必须佩戴个人防护用品，如口罩、橡胶手套，必要时戴帽子、防护眼罩/防护面屏、防水围裙等。

第三节　医疗废物处理

一、 医疗废物的处置应当遵循《医疗废物管理条例》和《医疗卫生机构医疗废物管理办法》的要求，根据医疗废物的类别，将医疗废物分置于符合《医疗废物专用包装袋、容器和警示标志标准》的包装袋或者容器内。

二、化学性废物中批量的废化学试剂、废消毒剂应当交由专门机构处置。

三、医疗废物中病原体的培养基、标本和菌种、毒种保存液等高危险废物，应当首先在产生地点进行压力蒸汽灭菌或者化学消毒处理，然后按感染性废物收集处理。

四、隔离的传染病患者或者疑似传染病患者产生的具有传染性的排泄物，应当按照国家规定严格消毒，达到国家规定的排放标准后方可排入污水处理系统。

五、包装袋或者容器的外表面被感染性废物污染时，应当对被污染处进行消毒处理或者增加一层包装。

第四节　医疗废物暂存

一、医疗废物贮存间及拉运作业区域要单独分区设置和单独封闭管理，禁止与其他隔离封闭区混杂在一起建立医疗废物暂时贮存设施、设备，不得露天存放医疗废物；

医疗废物暂时贮存的时间不得超过2天。

二、感染性疾病科产生的医疗废物在医疗废物贮存间单独设置区域存放，设有专用医疗废物桶，粘贴明显的“感染性废物” 标志标识，医疗废物处置单位须在24小时内集中收集、转运、处置。

三、医疗废物产生地点应当有医疗废物分类收集方法的示意图或者文字说明。医疗废物贮存间应有严密的封闭措施，设有专职人员进行管理，防止非工作人员接触医疗废物。

四、保洁员要每日定时将医疗废物运送到医疗废物贮存间，投放进拉运公司提供的周转桶内。投放前，保洁员要先在周转桶内套装大的医疗废物专用包装袋。周转桶装满后，要将桶内医疗废物进行有效封口，盖上桶盖密封，禁止医疗废物溢出周转桶。

五、保洁员应使用1000mg/L的含氯消毒剂对医疗废物收集桶、贮存间墙面、贮存间地面等进行消毒，每天两次，做好记录。拉运车辆驶离后，保洁员要对作业区域进行消毒。

六、建立的医疗废物贮存间及其中的设施、设备应当达到以下要求：

1. 远离医疗区、食品加工区、人员活动区和生活垃圾存放场所，方便医疗废物运送人员及运送工具、车辆的出入；贮存间容量要满足24小时以上医疗废物贮存要求，内部安装照明和紫外线消毒等设施。

2. 有严密的封闭措施，设专（兼）职人员负责，加锁管理，防止非工作人员接触医疗废物；医疗废物拉运作业期间，管理人员要对作业区域进行封闭管理，禁止无关人员进入作业区域。

3. 有防鼠、防蚊蝇、防蟑螂的安全措施。

4. 防止渗漏和雨水冲刷。

5. 易于清洁和消毒；暂存点每天至少进行3次紫外线灯照射消毒，记录紫外线灯管每次使用时间，累计大于1000小时，则停止使用，使用时间要记录正确；每周对紫外线灯管进行清洁，每半年对紫外线强度进行检测，并进行记录。地面、瓷砖墙面每天至少进行2次清洁消毒，污物车每次运输结束后应清洁消毒。

6. 贮存间避免阳光直射，应有良好的照明设备和通风条件。

7. 贮存间外设有明显的医疗废物警示标志和“禁止吸烟、饮食”的警示标志。

8. 贮存病理性废物，应当具备低温贮存或者防腐条件。

9. 安装有监控视频，并实时上传至相关部门。

第五节　医疗废物转运

一、运送人员每天从医疗废物产生地点将分类包装的医疗废物按照规定的时间和路线运送至内部指定的暂时贮存地点。在运送医疗废物前，运送人员应当检查包装袋或者容器的标识、标签及封口是否符合要求。

二、严格执行医疗废物交接转运程序，运送感染性疾病科产生的医疗废物时须使用专用医疗废物运输车辆并由专人负责，不得与其他医疗废物混装混运；医疗废物运输路线要避开人口稠密地区，运输时间避开上下班高峰期。

三、运送医疗废物应当使用防渗漏、防遗撒、无锐利边角、易于装卸和清洁的专用运送工具。

四、运送人员在运送医疗废物时，应当防止造成包装袋或容器破损和医疗废物的流失、泄漏和扩散，并防止医疗废物直接接触身体。运送人员要用周转桶拉运医疗废物，拉运全过程禁止打开周转桶盖，禁止压缩和捅破桶内医疗废物收集袋。运送人员在运送过程中应做好个人防护，包括穿戴工作服、橡胶手套，必要时穿防水围裙，戴口罩。如果有眼睛或黏膜暴露可能时，应戴护目镜或防护面屏。

五、禁止在非收集、非暂时贮存地点倾倒、堆放医疗废物，禁止将医疗废物混入其他废物和生活垃圾。禁止医疗卫生机构及其工作人员转让、买卖医疗废物。

六、运送车应专用，不能用于其他转运目的，不能与其他推车混用，应设有明显标识，提醒行人注意避让；应易于清洗和排水，不能成为昆虫寄居的场所，每日运送结束后、被感染性废物污染时，应当及时消毒处理。

第六节　医疗废物交接

一、医疗废物暂存处工作人员移交医疗废物给医疗废物集中处置单位需填写《危险废物转移联单》，双方签字并加盖单位公章。联单至少保存5年。

二、医疗卫生机构应当对医疗废物进行登记，医疗废物产生部门、转运人员、暂存处工作人员以及医疗废物集中处置单位转运人员之间要逐层登记，登记内容应当包括医疗废物的来源、种类、重量或者数量、交接时间、最终去向以及经办人签名等项目。登记资料至少保存3年。

第七节　运送过程中意外撒落处理流程

一、如果包装袋或锐器盒仅仅从车内落到地上，包装袋和锐器盒完整未破裂，医疗废物和锐器没有撒落出来，则应按以下方式处理：

1. 运送人员在戴手套的情况下，抓住包装袋颈部或锐器盒手提部位，放入运送车内。

2. 运送车加盖扣紧，有效封闭，继续运送。

二、如果包装袋和锐器盒破裂，袋内或盒内的医疗废物和锐器撒落在地上，则应按以下方式处理：

1. 立即报告主管部门和科室负责人，请求派人到现场支援处理。

2. 利用周围可移动的任何物品和设备，建立警戒范围，竖立警示标志或进行口头警告，防止对路上的医务人员、患者和家属造成损害。

3. 运送人员必须借助扫把、火钳之类的清扫工具把医疗废物装入袋中。禁止直接用手把医疗废物捡入袋内。

4. 如果地面、墙面和其他物体表面被撒落的医疗废物上的血液、体液等污染时，必须进行清洁和消毒处理。采用2000mg/L的含氯消毒剂消毒30分钟，再用清水擦拭和拖地。

5. 现场警戒解除。

6. 用过的清扫工具应进行充分清洁和消毒。

第八节　医疗废物流失、泄漏、扩散和意外事故应急方案

一、如发生医疗废物流失、泄漏、扩散，则要做到早发现、早报告、早处理，确定流失、泄漏、扩散的医疗废物的类别、数量、发生时间、影响范围及严重程度，减少或防止污染扩散。

二、应当采取应急控制措施，对发生医疗废物泄漏、扩散的现场进行处理。

三、如发生医疗废物流失、泄漏、扩散，则应立即上报相关管理部门。医院相关管理部门人员接到报告后，立即组织安保人员对污染现场进行封锁，做好相应防护，并迅速组织人员对溢出、散落的医疗废物进行收集、清理，对污染地点进行清洁和消毒处理，尽可能减少污染扩散，保护好周围人群。

四、采取适当的安全处置措施，对泄漏物及受污染的区域、物品进行消毒或者其他无害化处置，必要时封锁污染区域，以防扩大污染。

五、对感染性废物污染区域进行消毒时，消毒工作应由污染较轻的区域向污染较重的区域进行；待彻底清洁和消毒后，再对清扫工具进行消毒。地面消毒方法：使用500～2000mg/L的含氯消毒剂喷洒，消毒时间30分钟，然后用清水彻底冲洗，去除残留消毒剂。清扫工具消毒方法：使用500mg/L的含氯消毒剂浸泡消毒，消毒时间30分钟，然后用清水彻底清洗，去除残留消毒剂。

六、清理人员在进行清理工作时，必须做好防护，视现场情况选择合适的防护用品。如可以穿防水围裙或隔离衣或防护服，戴橡胶手套，佩戴医用外科口罩或医用防护口罩，穿防水鞋。清理工作结束后，清理用品和用具必须进行消毒处理，使用的一次性物品应作为医疗废物处理。

七、如果在处理过程中，清理人员的身体不慎受到伤害，应及时按照职业防护应急处理流程进行紧急处理。

八、医院发生医疗废物流失、泄漏、扩散时，应按《医疗废物管理条例》和《医疗卫生机构医疗废物管理办法》的相关规定，在48小时内上报区卫生监督所及区环保局等有关上级主管部门。

九、发生医疗废物流失、泄漏、扩散等意外事故时，应立即将已致病的人员撤离现场，送往相关科室治疗。如出现导致1人死亡或者3人以上健康损害事故，应在12小时内报告市卫健委；如出现导致3人以上死亡或者10人以上健康损害，需要对已致病的人员提供医疗救护和现场救援的重大事故时，应当在2小时内报告市卫健委。

十、处理工作结束后，由医院相关部门人员协同院感部门人员及时对事件进行调查分析，确定事件性质，明确责任人应承担的责任，并按医院相关制度追究事件责任，采取有效的防护措施，预防类似事件再次发生。

第九节　人员培训和职业安全防护

一、应当对负责医疗废物处理工作的人员进行培训，提高全体工作人员对医疗废物管理工作的认识。对从事医疗废物分类收集、运送、暂时贮存、处置等工作的人员和管理人员，进行相关法律和专业技术、安全防护以及紧急处理等知识的培训。

二、医疗废物相关工作人员和管理人员应当达到以下要求。

1. 掌握国家相关法律、法规、规章制度和有关规范性文件的规定，熟悉医疗机构制定的医疗废物管理规章制度、工作流程和各项工作要求。

2. 掌握医疗废物分类收集、运送、暂时贮存的正确方法和操作程序。

3. 掌握医疗废物分类中的安全知识、专业技术、职业卫生安全防护等知识。

4. 掌握在医疗废物分类收集、运送、暂时贮存及处置过程中预防被医疗废物刺伤、擦伤等伤害的措施及发生后的处理措施。

5. 掌握发生医疗废物流失、泄漏、扩散和意外事故情况时的紧急处理措施。

6. 为从事医疗废物分类收集、运送、暂时贮存和处置等工作的人员和管理人员配备必要的防护用品，定期进行健康检查，必要时，对有关人员进行免疫接种，防止其受到健康损害。

7. 工作人员在工作中发生被医疗废物刺伤、擦伤等伤害时，应当采取相应的处理措施，并及时报告机构内的相关部门。

第七章 感染性疾病科的特色清洁消毒管理

随着医学的发展，医院清洁消毒质量越来越受到重视，医院环境卫生的质量直接影响患者治疗和康复的效果。

感染性疾病科作为医院传染性疾病患者接收科室，做好日常清洁消毒工作的质量把控是十分有必要的。清洁消毒工作也是预防交叉感染、避免疾病传播、减少医院内感染的重点环节。由于医务人员主要承担对患者的诊疗、护理、健康教育等工作，精力有限，而医院日常的清洁消毒工作主要由保洁员负责，因此，明确保洁员相关的工作内容和岗位职责具有重要意义。

第一节 保洁员的清洁消毒管理

一 清洁消毒服务内容

（一）基础性服务

1. 全方位的清洁、消毒保洁工作，包括地面、台面、天花板、顶棚、墙面、门窗、玻璃、桌、椅、床、柜、垃圾桶、输液杆、灯具、各种开关、摆设物、宣传栏、门牌、轮椅、扶手、护栏、消防设备、通风口、电视机表面、电脑显示器表面、呼叫系统显示器表面、各种自助设施表面、饮水机表面、空气消毒机表面、楼梯、走廊、通道、电梯、楼顶平台、挑檐、库房、茶水间、厕所、垃圾暂存站等。

2. 生活垃圾收集、清运和无害化处理及废品收集。

3. 卫生间的清洁与消毒。

4. 各类地面的专业清洁及周期性的维护。

5. 皮质家具清洁与消毒。

6. 不锈钢物体除锈去污（不限于电梯、扶手、垃圾桶以及治疗室、换药室等的不锈钢操作台）。

（二）专业性服务

1. 针对不同区域的低、中、高度环境感染危险度，采取不同的清洁方法、强度、频率，遵循“清洁单元”的原则实施清洁消毒，分区分色使用相应的清洁用具和清洁消毒制剂进行清洁与消毒、强化清洁与消毒，并对清洁工具的复用进行正确处理。

2. 包括医疗废物收集、暂存、转运、交接及医疗废物流失、泄漏、扩散等意外事故的应急处理。

3. 包括除“四害”及消毒消杀、蚊虫防治服务。

二 清洁消毒服务标准

（一）基础性服务保洁要求

经过保洁员清扫后，地面应无可见的任何垃圾杂物、积水及水渍，在正常光照条件下，应无明显的拖布擦拭痕迹。石材及聚氯乙烯地面正常目视条件下抛光面应光亮平滑，无明显的凹凸不平与毛钝感。桌、柜、椅、门框、窗台、墙壁、天花板、灯具等物品表面应无可视污渍、尘土、痕迹及异味，在物体转折处用手擦拭应无明显的尘埃。（见表7-1至表7-6）

表7-1 基础性服务清洁标准

序号	项目	标准	巡查响应时间
1	地面	无灰尘、碎纸、烟头、积水、污迹等	30分钟内
2	墙壁	无灰尘、污迹，无乱张贴（如有破损应及时上报）	30分钟内
3	门	无灰尘、污迹，门把手洁净	30分钟内
4	窗	无灰尘、污迹，拉手洁净（仅限人力可达处）	4小时内
5	灯具	无灰尘、污迹	4小时内
6	等候椅	无灰尘、污迹	30分钟内
7	柜、装饰物	洁净	4小时内

续表

序号	项目	标准	巡查响应时间
8	电器	洁净、无污迹，电线及各种开关洁净	4小时内
9	洗手池	池壁无污垢、痰迹、头发等不洁物	30分钟内
10	水龙头	光亮洁净，无任何污垢	30分钟内
11	手纸架	光亮洁净，无手印	15分钟内
12	纸篓	外表丁净，按需倾倒，污物量不能超过桶体3/4	30分钟
13	顶板	无灰尘、污迹	1天
14	隔板	无灰尘、污迹、手印	1天

表7-2　电梯、走廊清洁标准

序号	项目	标准	巡查响应时间
1	墙壁	无灰尘、污迹，无乱张贴（如有破损应及时上报）	4小时内
2	电梯壁	光亮洁净、无灰尘，无任何印迹	4小时内
3	电梯按键板面	无灰尘、污迹，贴膜破损及时更换	30分钟内
4	照明灯具	无灰尘、污迹，定期擦拭	4小时内
5	房间及通道门	无灰尘、污迹，定期擦拭	4小时内
6	电梯顶部	无灰尘、污迹，定期清扫	4小时内
7	不锈钢面	随时发现有脏、污立即清洁	1小时内

表7-3　办公室清洁标准

序号	项目	标准	巡查响应时间
1	地面	每日定时清洁，无灰尘、污迹、垃圾	30分钟内
2	墙壁	无灰尘、污迹，无乱张贴（如有破损应及时上报）	30分钟内
3	门	无灰尘、污迹，门把手洁净	1天

续表

序号	项目	标准	巡查响应时间
4	窗	无灰尘、污迹，拉手洁净，定期擦拭（仅限人力可达处）	1天
5	灯具	无灰尘、污迹	1天
6	洗手盆	无污迹，水龙头无污垢	30分钟内
7	垃圾桶	外表干净，每日倾倒，污物量不能超过桶体2/3	4小时内
8	电器	洁净、无污迹，电线及各种开关洁净	1天
9	柜、桌	洁净	1天

表7-4　会议室清洁标准

序号	项目	标准	备注	巡查响应时间
1	地面	无灰尘、污迹、垃圾	会议前、会议后各清理1次	1天
2	墙壁	无灰尘、污迹，无乱张贴（如有破损应及时上报）	—	1天
3	门	无灰尘、污迹，门把手洁净	—	1天
4	窗	无灰尘、污迹，拉手洁净，定期擦拭（仅限人力可达处）	—	1天
5	灯具	无灰尘、污迹	—	1天
6	座椅	无灰尘、污迹	会议前、会议后各清理1次	1天
7	柜、装饰物	洁净	—	1天
8	电器	洁净、无污迹，电线及各种开关洁净	—	1天
9	垃圾桶	外表干净，按需倾倒，污物量不能超过桶体3/4	会议前、会议后各清理1次	4小时内

表7-5　其他公共区域清洁标准

序号	项目	标准	备注	巡查响应时间
1	楼梯	地面无灰尘、痰迹、垃圾、杂物，扶手无灰尘	—	1天
2	消防设备	表面洁净、无灰尘	—	1天
3	雨污水井及井盖	排水通畅，井盖没有明显裂纹或破损，井壁没有塌裂	下雨前必须进行1次清理	1天
4	明、暗沟	沟体完好，明沟盖板齐全，沟渠通畅无阻碍	下雨前必须进行1次清理	1天
5	标识牌清理	无灰尘、污迹	—	1天
6	速干手消毒剂更换	候诊区、电梯间等公共区域内到期、已使用完的速干手消毒剂须在1个自然日内完成更换	—	30分钟内

表7-6　卫生间清洁标准及管理要求

序号	项目	标准	巡查响应时间
1	地面	无灰尘、垃圾、积水、污迹，凡含酸性的清洁剂不允许洒落在地面上	30分钟内
2	洗手池	池壁无污垢、痰迹、头发等不洁物	30分钟内
3	水龙头	光亮洁净，无任何污垢	30分钟内
4	烘手器	光亮洁净，无灰尘、污迹	30分钟内
5	小便器（尿缸）	无尿碱、水锈印迹（黄渍）、污垢，喷水嘴应洁净	30分钟内
6	大便器（马桶）	内外洁净，无大便痕迹，无污垢、黄渍	30分钟内
7	手纸架	光亮洁净，无手印	30分钟内
8	空气净化机、皂液机、扩香机、喷香机等设施	无灰尘、污迹，定期清洁	1小时
9	不锈钢设施	随时发现有脏、污立即清洁	1小时

续表

序号	项目	标准	巡查响应时间
10	垃圾桶	外表干净，每日倾倒，污物量不能超过桶体3/4	30分钟内
11	顶板、灯具、排风口	无灰尘、污迹，定期清洁	30分钟内
12	隔板	无灰尘、污迹、手印	30分钟内
13	墙壁	无灰尘、污迹，无乱张贴（如有破损应及时上报）	1小时
14	清洁剂、清扫工具等	按指定位置分类放置	1小时
15	香化处理	使用环保型天然抗菌芳香剂，使香味全天候均匀挥发于卫生间的每个角落；定期更换香味类型	3小时
16	洁具消毒	对卫生间的马桶、尿缸、洗手池、门把手、皂液机等高污染源上喷涂除菌剂，抑制病菌生长以减少感染机会；严格按照消毒流程操作	1天
17	洁具起渍清洁	利用环保清洁剂及专用工具将尿垢、矿物质、有机物等污垢彻底清除，包括螺丝位、绞位、厕所板及水箱，进行彻底清洁及翻新洁具表面，达到凹槽部位无明显污垢，表面光亮	1天
18	瓷面处理	对瓷面进行全天候的保护。瓷面排水快速，污垢不易附着，应保持瓷面光亮	1天
19	臭味处理	消除卫生间、排污管道内的有机腐化物，排除臭源，降低臭味；卫生间内无明显异味	1天
20	纸巾补充	用完随时补充，保证实时供给，下班前、上班后，第一时间补充纸巾	10分钟内
21	洗手液补充	皂液机全年不间断提供洗手液	10分钟内
22	绿化盆栽	盆栽无枯、黄叶，无灰尘；盆底无积水、泥土	15分钟内
23	设备维护	对皂液机、空气净化机、扩香机、喷香机等设施做好日常保养	1小时

（二）专业性服务标准

严格按照《医疗机构环境表面清洁与消毒管理规范》、医院保洁制度规范及其他院感要求开展保洁工作，专业性管理，防止医院内交叉感染。具体的专业性服务标准见表7-7。

表7-7　环境清洁卫生要求

序号	项目	区域范围	清洁频次要求及毛巾、地巾选择（随脏随擦）		日常清洁消毒方法
1	地面	病房	≥2次/日	橙色地巾	1. 常规清水或加含氯消毒剂拖地 2. 污染时执行“污点清洁消毒”
		公共区域		橙色地巾	
		卫生间		红色地巾	
2	病房	病房清洁单元（床头、床栏、床边桌、呼叫按钮）	≥2次/日	黄色毛巾	1. 常规清水或加含氯消毒剂擦拭 2. 污染时执行“污点清洁消毒”措施
		病房公共区域（电视和空调遥控器、电灯开关、门把手、椅、凳）	≥1次/日（门把手≥2次/日）		
		病房卫生间（洗手池、台面、马桶、扶手、花洒、窗台）	≥1次/日	红色毛巾	厕所清洁剂、含氯消毒剂擦洗
		病区公共区域（走廊扶手、窗台、磅秤、桌椅、消防设备、挂画、门牌等）	≥1次/日	黄色毛巾	1. 常规清水或加含氯消毒剂擦拭 2. 污染时执行“污点清洁消毒”措施
		病房清洁单元（床头、床栏、床边桌、呼叫按钮）及病床（含床轮、底架、床架、输液杆或挂钩、衣柜）大清洁	患者出院时终末消毒		500mg/L含氯消毒剂擦拭
		轮椅、转运床	≥1次/周		
		隔帘（病房）、窗帘（病房、治疗室、值班室）	≥1　次/月（随脏随换）	—	拆挂及收集交付洗衣房工作人员清洗、消毒

续表

序号	项目	区域范围	清洁频次要求及毛巾、地巾选择（随脏随擦）		日常清洁消毒方法
3	医护办公室	医护办公室、值班室、示教室（桌椅、文件柜、电话、电脑键盘等）	≥1次/日	白色毛巾	常规清水加清洁剂擦拭
		地面	≥1次/日	蓝色地巾	1. 常规清水或加清洁剂拖地； 2. 污染时执行“污点清洁消毒”措施
		卫生间洗手池及台面、马桶	1次/日	红色毛巾	厕所清洁剂、含氯消毒剂擦拭
4	治疗及准备区域	治疗室、换药室操作台面	≥1次/日	黄色毛巾	按科室培训要求执行
		药柜外表面、无菌物品柜外表面、冰箱外表面	≥1次/日		清水擦拭
		治疗操作台（治疗室、换药室等）	1次/月	—	物业公司专职人员除锈去污
5	茶水间	台面、开水器表面	≥1次/日	绿色毛巾	常规清水加清洁剂擦拭
6	处置室	台面、墙面、地面	≥1次/日	红色毛巾、红色地巾	500mg/L含氯消毒剂擦拭
7	垃圾收集、暂存、移交	生活垃圾、医疗废物的收集、暂存、移交场所	≥3次/日	生活垃圾使用黑色垃圾袋，感染性疾病科患者生活垃圾、医疗废物均使用黄色医疗废物袋	存放于指定地点
8	库房	库房地面及门窗	≥1次/周	—	常规清水加清洁剂拖地及擦拭

续表

序号	项目	区域范围	清洁频次要求及毛巾、地巾选择（随脏随擦）		日常清洁消毒方法
9	其他	窗户玻璃/墙面/天花板/挂钟/电视	≥1次/周	—	清扫、清水加清洁剂擦拭
10	通风系统	通风系统（分体空调表面、风扇、排气扇等）	≥1次/周	—	清水加清洁剂擦拭
		空气消毒机表面（天井机及挂机）	≥1次/周	—	

三 清洁消毒工具

根据各项清洁消毒指引，以颜色分区可视化的形式制订相关操作流程，确保清洁消毒流程图文并茂，通俗易懂，以便保洁员一看就懂、一学就会。

（一）毛巾、地巾

1. 使用原则：毛巾、地巾等清洁工具分区使用（见表7-8），实行颜色标记或区分，一用一更换，禁止交叉使用。根据感染性疾病科布局特点，对不同区域（清洁区、潜在污染区、污染区）分别使用不同颜色的毛巾、地巾。毛巾和地巾宜选择微细纤维材料。

表7-8　清洁工具分区使用

环境	分区	毛巾颜色	图例	地巾颜色	图例
公共区域	清洁区	绿色		绿色	
	潜在污染区	白色		蓝色	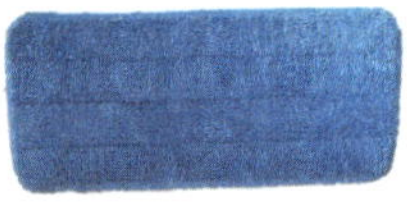
	污染区	黄色		橙色	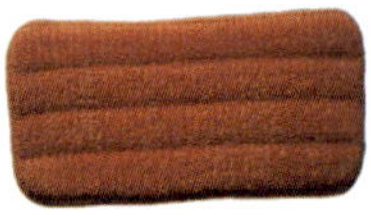

续表

环境	分区	毛巾颜色	图例	地巾颜色	图例
病房	床单元	黄色		橙色	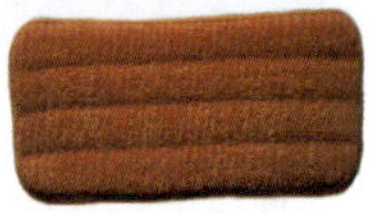
	卫生间（包括污染区、潜在污染区、清洁区的卫生间）	红色		红色	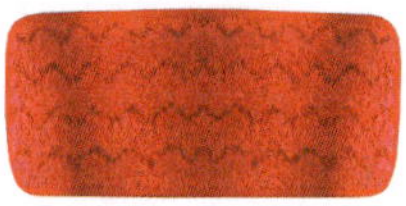

2. 复用处理要求：感染性疾病科在清洁区及污染区分别设立清洁工具复用处理的房间，均需具备相应的处理设施和储存条件，并保持环境干燥、通风换气。

清洁工具的数量、复用处理设施满足感染性疾病科的需要，工具使用后应及时清洁与消毒，干燥保存。

毛巾、地巾的复用处理方式包括手工清洗、机械清洗，清洁工具的手工清洗与消毒执行《医疗机构消毒技术规范》的要求，这里主要介绍机械清洗相关内容。

感染性疾病科主要采用机械清洗、热力消毒对使用过的毛巾、地巾进行清洁、消毒、干燥，主要包括热力清洗消毒机和热力烘干机。根据患者的疾病种类、毛巾和地巾的污染程度，分为高水平消毒、中水平消毒和低水平消毒，分别使用相应的温度及持续时间/AO值[①]，以保证消毒质量（见表7-9）。

表7-9　毛巾、地巾热力清洗消毒机对应消毒标准

热力消毒			对应程序
消毒登记	温度	持续时间/AO值	
高水平消毒	90℃	5分钟（AO值≥3000）	加强
中水平消毒	80℃	10分钟（AO值≥600）	标准
低水平消毒	68℃	15分钟（AO值≥60）	普通

①AO值是评价湿热消毒效果的指标。当以Z值表示的微生物杀灭效果为10k时，温度相当于80℃的时间（秒）。

3. 热力清洗消毒机和热力烘干机的具体操作流程：(1) 热力清洗消毒机（见图7-1）操作流程如下所示。

① 开机前检查电源是否正常，操作面板上显示“PUSH”表示待机正常。

② 将清洗消毒机舱门打开，放入地巾或者毛巾，舱体保留1/2~1/3的空间。注意应将地巾和毛巾分开清洗，不可以混在一起同时清洗消毒。

③ 如有需要可添加适量的低泡清洁液。

④ 关好舱门，选择对应清洗消毒程序，按“开始”键启动。程序运行过程中不准强行打开舱门，等待程序运行完毕后方可打开舱门。程序运行过程中不得更改程序，必须待程序运行完毕后方可选择其他程序。

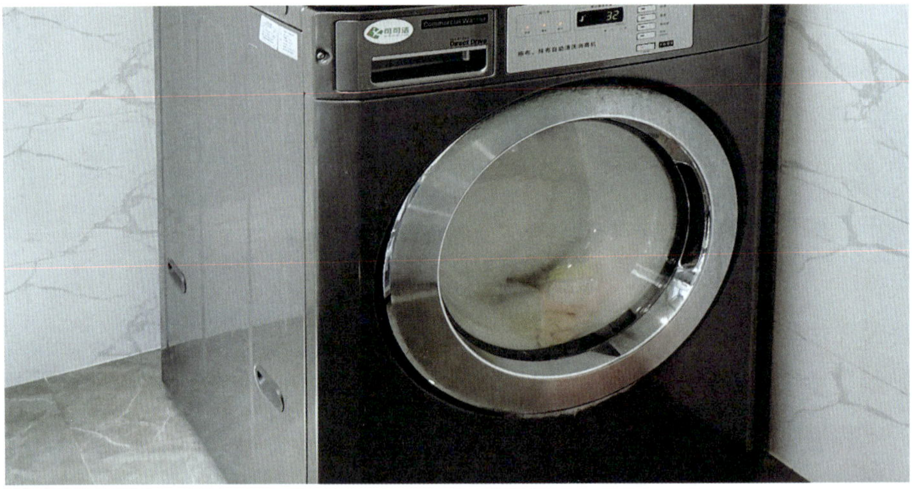

图7-1　热力清洗消毒机

(2) 热力烘干机（见图7-2）操作流程如下所示。

① 开机前检查电源是否正常，操作面板上显示“PUSH”表示待机正常。

② 将烘干机舱门打开，抽出过滤网，清除绒毛后放回原处。放入已清洗消毒完毕的地巾或者毛巾，舱体保留1/2~1/3的空间。注意应将地巾和毛巾分开烘干，不可以混在一起同时烘干。

③ 关好舱门，选择烘干程序，建议用“高温”烘干。通过烘干程序按键选择烘干时间，按一下是10分钟，再按一下是20分钟，如此累加最长可选择1小时40分钟。建议选择30分钟左右烘干时间，如果烘干完毕检查未达到烘干效果可再次选择适当的时间继续烘干。

④ 按“开始”键启动。程序运行过程中不准强行打开舱门，等待程序运行完毕后方可打开舱门。程序运行过程中不得更改程序，必须待程序运行完毕后方可选择其他程序。

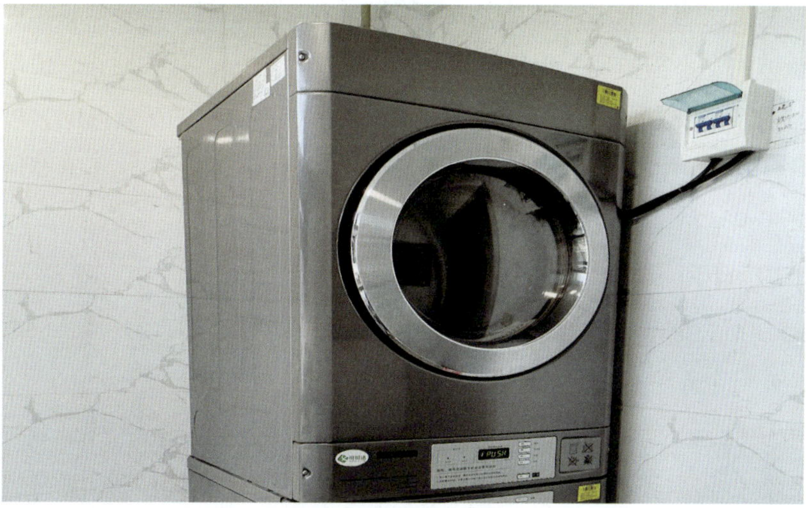

图7-2　热力烘干机

(3) 常见故障排除与定期维护：需定期对清洁工具复用处理质量进行考核，可参照《医院消毒卫生标准》执行。常见故障排除方法如下所示。

① 面板上显示“IE”，表示进水故障，检查进水管是否有水供应。

② 面板上显示“OE”，表示排水故障，打开机器左下角排水过滤槽口，逆时针旋转取出排水过滤槽，清除异物后将过滤槽安装复位。

③ 如仍未排除故障请致电售后工程师。

（二）溅洒箱

物体表面（物表）受到血液、体液、排泄物、分泌物等污染时，应采取清洁、消毒措施。启用溅洒箱，先用一次性吸湿材料去除可见污染物，再进行常规清洁、消毒。溅洒箱物品清单见表7-10，血液/体液等溅洒处理示范见图7-3。

传统上使用浸泡在2000g/L含氯消毒剂中的纱布或纱垫对污染物进行覆盖（30分钟），然后再按常规清洁。含氯消毒剂是指溶于水后能产生杀灭微生物的次氯酸的消毒剂，其杀灭微生物的有效成分常以有效氯表示。使用时必须现用现配，因氯溶于水后性质不稳定，易受光、热影响，丧失其有效成分，故每次使用前，均需测试含氯消毒剂的浓度是否达标。因配比过程比较烦琐，增加了污染物暴露在空气中的时间，且含氯消毒剂刺激性气味大，公共场所喷洒易影响患者就医体验，对保洁员手部亦会造成损伤。

目前感染性疾病科采用含氯固化消毒粉代替含氯消毒剂，小袋分装，可直接根据污染物的量取用，不需要现配现用，性质稳定，广谱抗菌，有效期长。使用前无需测试浓度，相对于传统方法更加简便快捷，大大缩短了污染物的暴露时间，可以快速地切断污染物的传播、扩散，且含氯固化消毒粉的刺激性气味较小，不需要保洁员直接接触，更利于保洁员操作。

注意事项如下所示：

1. 进行血液、体液、排泄物、分泌物等污染物溅洒处理前，必须正确选择和使用防护用品，做好个人防护。

2. 不要惊慌，沉稳应对，保护现场，避免人为造成污染扩散。

3. 处置时，根据溅洒量和污染物性质选用合适的吸水材料，动作要轻，避免自身被污染。

4. 一次性物品使用后应全部按照感染性废物处理。正确脱掉防护用品，做好手卫生。清洁洁具应及时清洁与消毒、干燥。

表 7–10　溅洒箱物品清单

序号	名称	规格	数量
1	一次性隔离衣	—	1件
2	乳胶手套	M	2双
3	医用防护面屏	—	1个
4	含氯固化消毒粉	—	1袋
5	一次性吸湿材料（医用棉垫）	30cm × 40cm、15cm × 20cm	各1个
6	一次性使用换药包	—	1个

注：1. 溅洒箱用于血液、体液等污染物的处理。

2. 每月检查物品有效期，及时更换及补充。

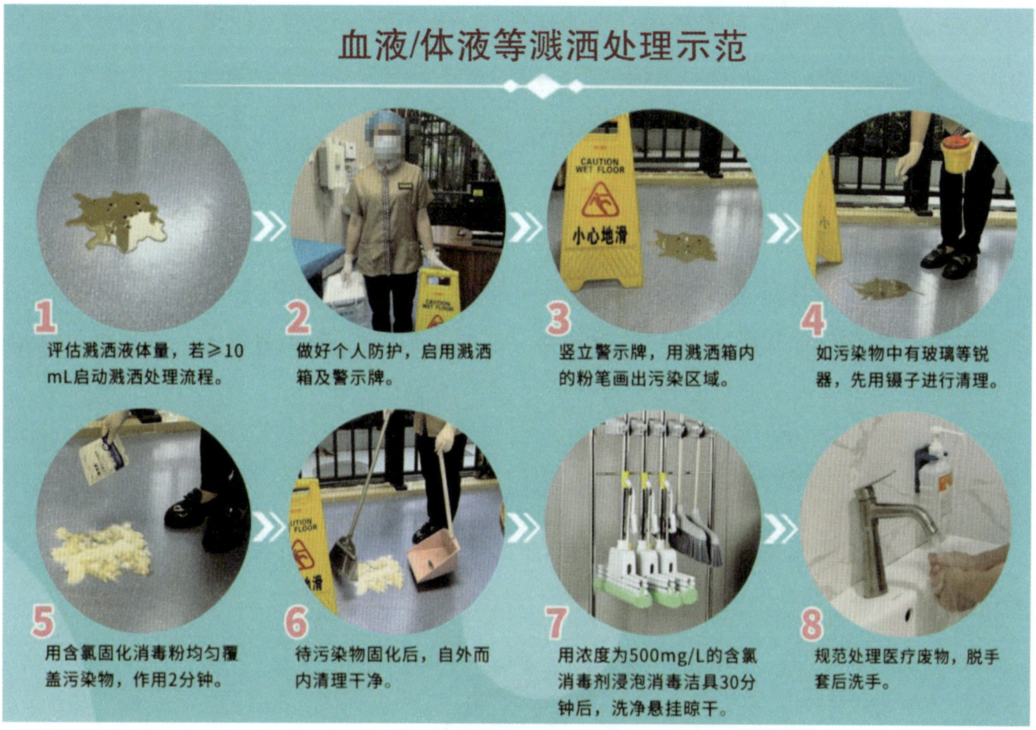

图7-3　血液/体液等溅洒处理示范

注：1. 溅洒量<10mL，戴手套、医用外科口罩、护目镜/医用防护面屏（必要时），用吸水纸或棉球等清除污染物，使用卫生湿巾或75%乙醇进行清洁消毒。

2. 如污渍已干涸，使用含有效氯500mg/L的消毒剂棉球、卫生湿巾或75%乙醇棉球先将污渍擦除。

3. 清洁消毒时应以污染部位为中心，由外向内进行。如被污染表面有缝隙，应对缝隙进行彻底清洁消毒。

（三）喷壶（见图7-4）

主要用于盛装含氯消毒剂、乙醇、过氧乙酸等常用液体消毒剂，以物体表面喷洒消毒为主。

临床上以1L、2L容量的喷壶为多，消毒剂现配现用。使用浓度指示卡，按规定测试消毒剂浓度，达标后将消毒剂装入喷壶，最好4小时内用完。在有人的情况下，不得喷洒消毒。

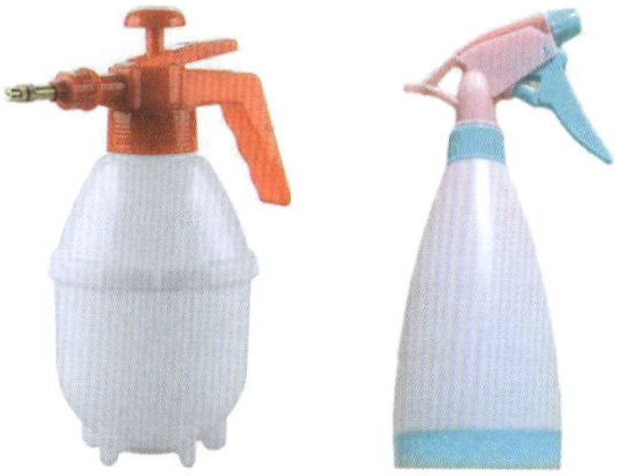

图7-4　喷壶

感染性疾病科的医疗废物、医用织物和血液、体液等常规标本打包封口后，均需用2000mg/L的含氯消毒剂喷洒医疗废物袋外口，直至表面湿润，作用15分钟，必要时可再套黄色医疗废物袋使用“鹅颈结”分层包扎。

医疗废物袋等放入整理箱、传递箱后，再次使用2000mg/L的含氯消毒剂喷洒箱体外表面，密闭运送。

传统方法上物体表面消毒常使用含氯消毒剂浸泡的毛巾擦拭，但往往会出现擦拭不全面的问题，尤其是各种接头连接处无法达到有效消毒的效果，且传统消毒方法烦琐。感染性疾病科使用喷壶进行喷雾消毒，效果良好，喷洒范围更均匀、合理，能减少卫生死角，也有利于保护医务人员，操作更加简单、方便。

（四）气溶胶喷雾器

指超低容量喷雾器或者超低容量电动喷雾器（见图7-5），主要用于空气及物表消毒。

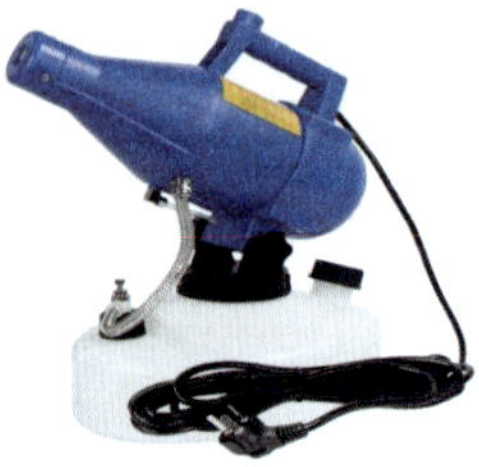

图7-5　超低容量电动喷雾器

气溶胶喷雾器是一种新型多用途的喷雾消毒器械，一般的手压式喷雾器对消毒剂的微化程度比较小，喷出的消毒剂颗粒比较大，很容易沉落到地面上，不能长时间飘浮在空气中，故不能起到空气消毒的效果。而气溶胶喷雾器的特点是喷出的雾滴细、药液浓度高，雾滴体积中径一般在50μm以下，这样雾滴在空气中飘浮的时间就会很长，能够杀死附着在空气灰尘颗粒上的病毒、细菌。

气溶胶喷雾器，其部件均采用耐腐蚀的工程塑料制作，雾化效率高，性能良好，粒谱集中，可喷洒氧化性较好的消毒、杀虫制剂（如过氧乙酸等）。特别适用于医院卫生、消毒工作，对切断传播途径有很大作用。

感染性疾病科采用气溶胶喷雾法，将含0.5%过氧乙酸或3%过氧化氢或500mg/L二氧化氯装入超低容量电动喷雾器中，按20mL/m^3进行气溶胶喷雾消毒。消毒前关好门窗，打开床头柜、卫生间门等密闭空间，喷雾时按先上后下、先左后右的顺序对表面及空间均匀喷雾，作用60分钟。在有人的情况下，不得喷洒消毒。喷雾前应将室内易腐蚀的仪器设备（如监护仪、显示器）等物品盖好。

（五）床单位消毒机（见图7-6）

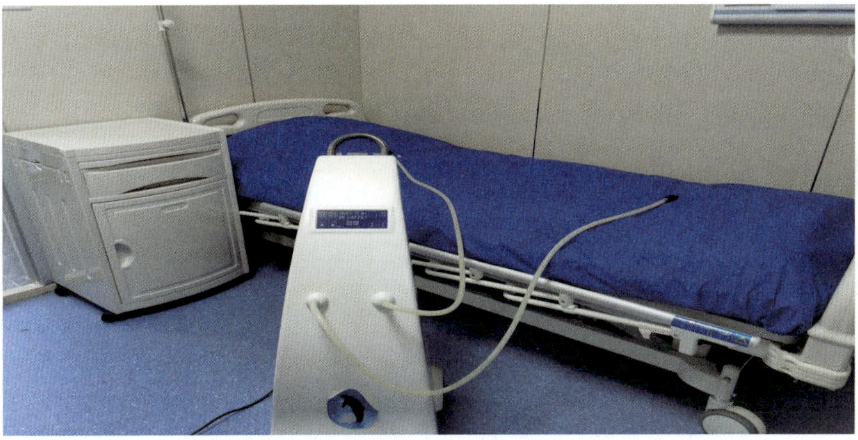

图7-6　床单位消毒机

床单位消毒机中产生的臭氧是一种弥散性气体，穿透力强，因而能快速杀灭各种微生物。床单位消毒机对床单位（床垫、被褥、床单、枕芯等）消毒具有使用方便、刺激性低、作用快速、无残留污染等优点。床单位消毒机操作指引如下：

1. 将床上的被褥平铺在床上，枕头放在床的中间部位，取出消毒床罩打开并平铺盖在待消毒的床上。

2. 将消毒床罩的四边卷入床垫下面用床垫压住。

3. 将床单位消毒机推至床边合适位置，把床单位消毒机的气管从机器上摘下，并把消毒床罩气嘴打开，然后将气管头插入打开的气嘴中。

4. 将附件袋中电源线取出插在机座后背下方电源插座上，然后将另一头插入附近的电源插座上。

5. 打开床单位消毒机电源开关。

6. 根据需要选择“单床”或“双床”模式。

7. 选择好消毒模式后按“开机”键。机器开始按设定状态自动投入工作。

第二节　保洁员的层级管理

感染性疾病科保洁相关人员，由保洁部长、保洁主管、保洁员、医疗废物转运人员、感控管理员构成，实施层级梯度管理，明确对应的岗位职责，有利于日常保洁工作开展。

一 岗位职责

（一）保洁部长岗位职责

1. 服从医院监管部门安排，全面负责保洁部的各项工作，拟定工作计划，报上级领导批准后实施并定期报告。

2. 负责组织实施医院室内外清洁卫生工作及对具体事项进行安排。制订不同区域标准作业规程和工作质量与考核奖罚规程。

3. 监督保洁部各项工作的落实情况，对本部门安全隐患及时提出整改措施。

4. 掌握人员动态情况，做好人员流失或紧急增援预警准备。

5. 全面了解及掌握感染性疾病科各项工作的细则，完善各项管理制度和各岗位工作流程。

6. 每周对各个区域至少巡查1次，提前发现问题，迅速找出解决方案，及时响应并积极与科室相关负责人进行沟通。

7. 定期组织各岗位管理人员对出现的问题进行讨论、分析、总结及整改，汇总各项问题，及时与医院后勤保卫部和临床科室进行沟通，必要时向医院后勤保卫部提出书面申请，获得审批通过后再进行后续工作。

8. 负责审核感染性疾病科保洁员的考勤、考核、奖惩工作。

9. 按时将感染性疾病科有关的日常工作记录和物料情况上交医院监管部门用于资料备案。

10. 完成医院监管部门交办的其他工作任务。

（二）保洁主管岗位职责

1. 在保洁部长的督导下，负责感染性疾病科的所有管理协调工作，并服从保洁部长的统筹调配。

2. 熟悉感染性疾病科内各岗位职责，清洁用品的使用方法、注意事项，以及各类清洁工作的操作流程。

3. 做好新入职人员岗前试工培训和集中培训，以及岗前考核和医院感染管理考核工作。

4. 负责感染性疾病科保洁员的日常督导、区域内存放清洁用品储物柜的管理、清洁用品的请领、考勤的申报工作。

5. 与科室主任、护士长保持密切的沟通联系，督导员工工作，经常巡查，发现问题及时处理，努力提高员工工作效率。

6. 每月按时完成科室评价表的发放及回收工作，做好保洁员岗位考勤统计及排班工作。

7. 定期组织员工培训，不断提高员工业务知识及操作水平。

8. 加强学习，不断提高业务水平和管理能力，努力做好本职工作，及时掌握员工的思想动态，搞好班组建设。

9. 及时传达医院监管部门交代的注意事项及新的工作安排。

（三）保洁员岗位职责

1. 服从保洁部长和主管的管理，在环境清洁消毒质量控制小组和科室指导下开展工作。遵守医院相关规定，努力、高效、高质量地完成各项工作任务。

2. 严格按照操作规程作业，清洁剂及清洁用品专用专放，专业分工清楚，责任明确。

3. 熟悉感染性疾病科各分工及各区域的清洁卫生情况，并对所承担的清洁工作负责。

4. 经常巡视，保持责任区的卫生状况，发现问题及时处理，并做好工作记录。

5. 定期进行环境消杀和灭菌工作。

6. 积极参加业务和各类专业知识的培训，不断提高业务水平、工作能力和自身素质。

7. 正确使用和维护清洁用具，保持用具的完好率，延长用具的使用寿命。

8. 服从并完成科室及医院监管部门交办的临时工作。

（四）医疗废物转运人员岗位职责

1. 在环境清洁消毒质量控制小组和科室监督指导下开展工作。负责感染性疾病科医疗废物的收集、运送、转存、移交。对医疗废物的处理严格按照《医疗废物管理条例》和《医疗卫生机构医疗废物管理办法》的规定要求，专人收集、专车运送。

2. 负责与科室进行医疗废物交接并在手持机上签字确认，将医疗废物运送至医院的医疗废物暂存处，每日与外送公司进行医疗废物数量确认及称重、签字确认的工作后，将医疗废物移交给外送公司。

3. 负责检查包装袋或容器的标识、标签及封口是否符合要求，不得将不符合要求的医疗废物运送至暂时贮存点。

4. 防止医疗废物的流失、泄漏和扩散，在处置过程中应做好相应的个人安全防护，并防止医疗废物直接接触身体。

5. 负责医疗废物日产日清，暂时贮存最长不得超过24小时，因外送公司原因造成的滞留，应每天定时进行上报，同时加强安全管控。

6. 严格做好医疗废物、收集袋、周转桶、贮存间、作业区域“五消毒”措施。每日运送工作结束后，负责对收集运送的车辆清洗干净，并按照规定及相关要求进行消毒。

7. 妥善保存危险废物转移联单至少三年。严禁转让、买卖医疗废物。严禁在非收集、非暂时贮存地点倾倒、堆放医疗废物。

（五）感控管理员岗位职责

1. 在环境清洁消毒质量控制小组指导下参与医院保洁相关感染防控的监督与管理工作，能发现并纠正发热门诊保洁员感控工作中存在的问题，以及发热门诊保洁员工作中个人防护、操作等存在的感染隐患，指导处理职业暴露风险，提高服务质量并保护员工安全。

2. 督导保洁员落实空气、物表、环境消毒和医疗废物处理等相关医院感染管理方面的工作。指导监督保洁员按《医疗机构环境表面清洁与消毒管理规范》中“清洁与消毒原则”进行环境表面的日常清洁与消毒、强化清洁与消毒，并对清洁工具复用正确处理。

3. 日常工作期间监督、指导、培训发热门诊保洁员做好个人防护，督促落实手卫生，及时更换公共区域速干手消毒剂。

4. 按照《环境清洁服务监督管理评分细则》及《医院各区域环境表面卫生质量考核表》自查自纠。接受环境清洁消毒质量控制小组的定期和不定期质量检查、抽查，积极汇总检查结果，分析原因，对医院监管部门提出的整改内容积极采取针对性措施进行整改。对职工反映的情况及时掌握，发现问题及时整改。

5. 每月将汇总的问题台账和整改措施上报环境清洁消毒质量控制小组及医院监管部门。

6. 疫情期间通过发热门诊监控设备实时观察隔离区域的保洁员是否正确穿戴和摘脱防护用品，发现问题及时纠正。指导保洁员按要求做好安全防护，督促落实手卫生。纠正进入隔离区域的保洁员进行各项操作行为时的危险因素。监测隔离区域保洁员的职业暴露情况，发生职业暴露时及时干预，并及时上报医院感染管理科。随时与隔离区域保洁员保持联系，及时缓解保洁员的紧张情绪。

二 职业技能要求

（一）保洁员职业技能要求（见表7-11）

1. 除达到相当于清扫保洁工职业技能四级或以上水平，能熟练运用基本技能、独立完成常规保洁工作外，还要掌握手卫生措施、个人防护装备的使用方法，并能正确处理职业暴露。

2. 能独立或与他人合作完成技术较为复杂的感染性疾病科环境清洁与消毒、卫生间清洁与消毒、医疗废物和医用织物收集、溅洒箱使用等工作。

3. 能识别和区分感染性疾病科所涉及的常用设备、材料，能做到清洁工具分区使用及处理，能带领、协调其他保洁员共同完成工作。

4. 能熟练操作超低容量电动喷雾器、热力清洗消毒机、床单位消毒机等设备，并能进行一般的维护保养。

表7-11 保洁员职业技能要求

项次	分类	专业内容
1	安全生产知识	1. 掌握手卫生措施、个人防护装备的使用，掌握感染性疾病科环境清洁与消毒、卫生间清洁与消毒、医疗废物和医用织物收集、溅洒箱使用等工作的安全作业规程 2. 熟悉超低容量电动喷雾器、热力清洗消毒机、床单位消毒机等设备安全生产常识及作业安全防护要求 3. 熟悉常用清洁剂、消毒剂安全使用知识 4. 了解职业暴露及作业安全事故预防措施 5. 了解安全生产基本法律法规
2	理论知识	1. 掌握手卫生措施、个人防护装备的使用等基本技能 2. 掌握环境清洁与消毒、卫生间清洁与消毒、医疗废物和医用织物收集、溅洒箱使用等操作规范 3. 熟悉常用清洁剂、消毒剂的基础知识及使用方法 4. 熟悉生活垃圾分类标准和标志，医疗废物的收集、运送、转存、移交规范 5. 了解医院感染及消毒隔离管理基础知识 6. 了解班组作业管理知识
3	操作技能	1. 熟练操作超低容量电动喷雾器、热力清洗消毒机、床单位消毒机等清扫保洁消毒设备 2. 熟练掌握发热门诊环境清洁与消毒、卫生间清洁与消毒、医疗废物和医用织物收集、溅洒箱使用等操作技术 3. 能够识别作业区域污染物的类别，能正确分区使用清洁工具和清洁材料及使用后处理 4. 能够根据环境清洁消毒作业质量要求进行作业质量自查 5. 会进行垃圾分类、收集、运送 6. 能对分区使用后的清洁工具和清洁材料正确处理，会对小型清扫保洁消毒设备进行保养维护 7. 会判断与排除小型清扫保洁消毒设备的一般故障 8. 会指导新进入感染性疾病科保洁员的操作

（二）医疗废物转运人员职业技能要求

1. 定期进行相关知识培训、考核，并参加医院组织的相关培训和考核。

2. 每年进行体检，定期接种乙肝疫苗。

3. 做好职业防护，发生职业暴露应按医院职业暴露处理报告流程进行处理和上报。

（三）感控管理员职业技能要求

1. 熟练掌握有关预防和控制医院内感染的各种规章制度。

2. 熟练掌握医院内感染及其相关因素的监测、分析，做好反馈。

3. 应了解本病区、本专业相关医院内感染的特点，包括感染率、感染部位、感染病原体多重耐药菌情况。

4. 熟练掌握不同区域消毒制剂的使用和配备，监督保洁员按医院《环境表面清洁与消毒实施方案》中的要求，根据环境风险等级类别和卫生等级管理要求选择清洁消毒的方法、强度、频率，以及相应的清洁用具和消毒制剂。

5. 在环境清洁消毒质量控制小组指导下不断完善操作规程、质量标准，制订标准化的工作程序及作业书并定期优化。

6. 遵循“清洁单元”的原则，实施清洁卫生的培训计划，不断完善培训内容，按管理人员、保洁员分层次培训，培训形式多样化、视频化，并定期进行常规演练和应急演练。

第三节 保洁员的教育培训

一 培训原则

1. 热爱本职工作，具有较强的团队协作精神，树立全心全意为医院服务的思想，尽心尽力、尽职尽责，保质保量完成医院各区域的清洁卫生工作。

2. 经院感部、科室、物业管理公司三方共同制订保洁员准入原则，确认培训目标、内容、方式等，并进行培训考核，经考核通过后方可上岗。

3. 严格做好个人防护，根据清洁、消毒场所及污染区域、污染物性质，正确选择防护用品，如出现职业暴露等情况，能正确处理。

4. 清楚“三区两通道”区域划分、医疗废物分类，了解相应清洁消毒流程及用具、消毒剂的选择与配制，不交叉使用清洁工具。

5. 在培训通过的保洁员及院感管理人员指导下，参加感染性疾病科日常清洁消毒工作至少一个月，独立处理病房终末质量消毒不得少于十次。

6. 具有医院保洁需要的专业技术能力，如“鹅颈结”包扎、“S”形擦拭以及血液、体液溅洒处理等。有独立完成感染性疾病科日常清洁、终末消毒工作的能力，清洁工作有条不紊，有秩序、不遗漏，保质保量。

7. 具有良好的慎独精神，严格执行操作流程指引，不偷工减料，不弄虚作假。身体健康，爱岗敬业，可以适应感染性疾病科工作强度，具有不怕苦、不怕累的奉献精神。

8. 了解医院感染与隔离消毒等相关基础知识。了解常见传染病的传播途径及消毒措施、隔离措施、个人防护要求等。

9. 严格执行消毒隔离制度，对需要清洁、消毒的物品、仪器、环境做到操作规范、件件到位。

二 培训目标

1. 加强保洁队伍建设，提高保洁员的自身素质、专业素质、清洁消毒隔离知识，建立一支高质量的保洁员队伍，全面提升环境清洁消毒质量。

2. 使保洁员认识到保洁工作对于预防医院内感染、维持环境清洁卫生的重要性，强化保洁员“人人都是感控实践者”的意识，将感染防控要求落实到清洁消毒工作的每一个环节，严防医疗机构内交叉感染。

3. 建立健全保洁管理制度，明确保洁员的基本条件及人员配置、岗位职责、服务规范、考核标准和奖惩机制等。制订标准化工作手册。

4. 保洁员明确工作流程，掌握各项操作技能，能承担不同情形下的应急处理工作，可以独立完成科室内的各项保洁工作。

三 培训内容

（一）相关知识

1. 职业道德教育、道德礼仪培训。包括职业道德、文明礼貌用语、工作服务态度、仪容仪表、行为举止等知识。

2. 岗位工作职责和工作流程、工作质量标准。

3. 日常工作安全须知。

4. 科室常用保洁用具使用方法及使用范围，仪器的位置及使用方法、注意事项。

5. 医院感染的相关知识及注意事项。

6. 病区环境、分区布局、物品摆放具体位置。病区消毒范围、先后顺序，不同环境、物品选择使用消毒方法的种类和消毒剂使用剂量。

7. 物表消毒的频次及规范，清洁消毒的检验标准。

8. 医疗废物的分类及处理原则。

9. 手卫生的指征、洗手的时刻及手卫生方法和基本要求。

（二）专业知识及操作技能

1. 科室常见传染病的临床表现、流行病学特点、传播途径，以及清洁消毒的频次和重点。

2. 个人防护的标准、防护用品的分类及选择原则、穿脱防护用品规范化流程。

3. 病区随时消毒、床单位消毒、物表消毒、终末消毒的原则、意义及操作流程标准。

4. 科室仪器设备消毒剂耐受度及消毒剂种类、浓度的选择，以及浓度的配置，超低容量喷雾器、床单位消毒机等机器的正确使用方法。

5. 感染性疾病科分区原则及区域构成，清洁消毒的顺序及方法。

6. 各区域清洁消毒使用的毛巾、地巾的颜色及种类，使用原则。

7. 物表消毒记录本、终末消毒记录本、送洗织物登记本、医疗废物管理记录等的书写、登记、记录的规范要求。

8. 感染性疾病科就诊不明原因发热患者，接触传播、呼吸道传播等传染病患者在解除隔离后，病房的终末消毒处理流程。

9. 职业暴露：呼吸道暴露，皮肤、黏膜暴露处理流程。

10. 消毒用具、物品的终末消毒处理。

11. 患者使用后的纺织物拆洗、打包，床单位整理规范。

12. 毛巾八面擦拭、物表“S”形擦拭消毒法，“鹅颈结”打包方法。

13. 消杀的作业规范及超低容量喷雾器用具、消毒剂的配比及浓度测试等正确使用方法。

四 培训方式

为了提高培训质量，减少人员聚集，采用小组培训、一对一培训、线上培训、多媒体培训相结合的形式，通过集中学习和自主学习相结合的方式开展理论与技能培训。设置专职督导员对保洁员进行考核，考核合格后经科室指定已通过考核、具备独立上岗资格的新入职保洁员进行一对一专人带班上岗。带班熟悉全部流程后通过OSCE[①]临床实践能力考核，合格后方可独立上岗。

针对医院保洁员文化水平偏低、接受能力差等问题，重点对医院保洁员进行医学、医院内感染等基础知识的培训，采用通俗易懂的语言进行授课，形成多种教学方式相结合的教学模式。

（一）理论教学

常见的理论教学方法有讲授法、展示法、讨论法、任务驱动法、体验法等。

1. 讲授法：讲授法是理论教学中经常用到的方法，主要特点是运用语言方式，系统地向学习人员传授知识，传播思想观念，发展学习人员思维能力。比如手卫生整章的内容中，会出现定义、概念等理论性较强的知识点。这时就需要采用讲授法，并适当穿插其他教学方法来对保洁员进行讲解。

2. 展示法：鉴于信息技术的教学过程主要基于计算机多媒体展开，当涉及信息的各种表现、获取、加工、表达形式时，为了更直观、写实地传达理论知识，便于理解掌握，这时就用到了展示法。此方法一般与其他教学方法结合使用。

3. 讨论法：在保洁员对某一流程、规范有所了解，掌握了一定知识基础时，可以采用讨论法。组织保洁员讨论，面对面交流，可以发言、提问，也可以立即做出回答，指导、组织和提供信息，总结观点，可以培养保洁员的批判思维能力、集思广益的技能和口头表达能力，另外还有助于转变保洁员对工作的态度。

4. 任务驱动法：所谓任务驱动法就是由质量控制小组成员根据教学要求提出“任务”，以完成一个个具体的“任务”为线索，把教学内容巧妙地隐含在每个“任务”之中。保洁员自己或者在教学人员的指导下提出解决问题的思路和方法，然后进行具体的操作，引导保洁员边学边完成相应的“任务”。因为保洁工作是一门实践性很强、具有明显时代发展特点的工作，理论与实践息息相关，有时候需要保洁员在实践中获取

①OSCE为客观结构化临床考试。

理论知识。这时就需要教学人员根据培训内容合理设置“任务”，采用任务驱动法，让保洁员学练结合，既能巩固、丰富和完善所学知识，又能培养其解决实际问题的能力和多方面的实践能力。

5. 体验法：体验教学模式是指教学人员以一定的理论知识为指导让保洁员自身去感知、领悟知识，通过实践来认识各种事物、环境，用亲身的经历去感知、理解、感悟、验证所学习的理论知识，避免出现学而不懂、学而不用的问题。

（二）实践教学

临床常见的实践教学方法有内部组织集中培训、参观学习、互动交流讨论、岗位轮训等。感染性疾病科由于感染概率大、风险高，除上述教学方法外，还增加了设定情景模拟等特色实践教学方式。

1. 标杆法：此法是将部门内保洁员与清洁消毒工作最佳者进行比较，从而提出行动方法，以弥补自身的不足。

(1) 确定内容：利用学习的标杆法理念，以最佳者示范的形式来规范需考核的质量标准，明确改进的方向。

(2) 选择目标：根据保洁员日常表现、内部员工评选、部门领导打分等综合评选出清洁消毒工作质量完成最佳者。

(3) 收集分析：多方面审核保洁员日常工作，了解保洁员日常操作是否符合规范，找到工作中的薄弱环节，进行重点改进。

(4) 确定行动计划：找到各保洁员日常操作中的差距，确定缩短差距的行动目标和应采取的行动措施，这些目标和措施必须融合到保洁员的日常培训学习中。

(5) 实施计划并跟踪：大家按照统一的标准去对照，就能找出哪里还做不到位，需要改进。整个计划实施过程必须包括定期衡量、评估达到目标的程度。如果没有达到清洁消毒目标，就需修正行动措施。

用标杆法将最佳者的操作示范给所有保洁员，有利于规范保洁工作的准确性和统一性，提高保洁员的责任心和竞争力，能最大程度地规范保洁工作，保证整洁干净的医院环境，避免医院感染的发生。

2. 一对一专职带教：新入职保洁员在接受理论、实践培训后，由具备独立上岗资格的保洁员进行一对一专人带班上岗。

(1) 此带教模式强调教授内容明确，日常保洁各项内容需具备一定的针对性，重点教授容易忽略或操作不当的地方，必要时可重复示范，讲解。

（2）注重新入职保洁员在整个准入培训过程中得到及时有效的监督、纠正、指导，确保其得以全方位发展。

（3）及时发现新入职保洁员的性格、特点，并根据其相关性格、特点进行因材施教，采用易于接受的方法进行带教。

（4）带教人员需每隔1周对新入职保洁员的工作质量进行全面评估，再根据评估结果，指出其工作中的薄弱环节，并施以专科知识、技能指导。

（5）一对一带教模式下，应对新入职保洁员进行及时的监督、纠正、指导，尽量避免批评性的话语或行为，以身作则，予以科学正确的操作示范，纠正其不良操作习惯，教导正确的操作标准流程，直至新入职保洁员可以独立完成所有清洁消毒操作。

3. 情景模拟教学：情景模拟是指根据保洁员工作过程中可能遇到的意外情况，编制一套与实际情况相似的测试项目，将保洁员安排在模拟的工作情境中处理可能出现的各种问题，用多种方法来测评其工作能力、掌握程度、心理素质。

（1）选择案例：由质量控制小组成员选择案例，设置工作场景，所选案例要同保洁员所学内容相衔接。这是由情景模拟教学法的教学目的和要求决定的。选择案例时，力求简洁，同时又要求具有一定的疑难性，塑造一个广阔的思维空间，让保洁员多角度、多层次地去发现问题、思考问题，然后提出多种见解，锻炼他们的分析问题、解决问题的能力，有利于保洁员之间的相互学习。

（2）演练准备：首先，根据保洁员的情况将其分为三到四个模拟演练小组。其次，各组要在组长的领导下对案例进行深入分析，并对本组活动的各个步骤进行安排。例如，对演练所要求的不同角色进行分工、安排练习等。最后，要加强各演练小组与质量控制小组之间的联系，以便能及时给予指导。为了发挥各小组的潜力，锻炼保洁员的独立思考和解决问题的能力，质量控制人员、主管领导应该采取引导的方式，而不是手把手地教学，同时还应尽可能地避免各小组之间的沟通。

（3）演练和答疑：当各小组经过一段时间的准备之后，就可以按照事先的安排进行正式的模拟演练。每组演练结束后，其他小组和质量控制人员均可针对演练内容和提出的方案、具体的操作方法进行质疑，演练小组答疑，双方都应充分发表自己的见解和观点。本阶段应当由保洁员主导，质量控制小组应把握以下几个原则：第一，不打断保洁员的演练。这主要是为了保证演练的完整。第二，暂不评论。每组演练结束以后，质量控制小组暂时不评论，以免对后面小组的演练产生影响。第三，要控制。

主要是指在答疑过程中质量控制小组要控制场面，使小组成员既保持讨论分析的热情，又不偏离主题，影响演练效果。

（4）分析总结：演练结束后，要进行分析总结。首先，各演练小组要对本组的演练情况进行介绍、分析和总结，以便相互了解。其次，质量控制小组要对案例进行深入分析，并对各演练小组的方案和演练内容进行评价，尤其要找出保洁员在演练过程中的闪光点和创新之处，及时予以鼓励和表扬。同时，也要对演练过程中出现的问题和不足加以分析，简单讲解有关理论知识，再次示范操作步骤，如此反复训练，启发保洁员自己发现演练过程中的错误和问题，查找根源，给予启迪。最后，由保洁员回答问题或通过讨论得出结论，务求每个保洁员充分理解操作步骤及含义。

4. 其他教学：多媒体教学是指在教学过程中，根据教学目标和教学对象的特点，通过教学设计，合理选择和运用现代媒体设备，并与传统教学手段有机结合，利用计算机、电视、录像、投影、幻灯片等媒介，通过文字、实物、图像、声音等多种形式向保洁员传递信息，形成合理的教学过程结构，有利于保洁员接受学习，以达到最优化的教学效果。

（1）录制六步洗手法、防护用品穿脱、含氯消毒剂配比等操作教学视频，可以采用多媒体放映组织集体学习，进行近距离细节性描述，针对疑问部分及时讲解；也可录制优秀培训者操作视频进行展示，方便呈现在保洁员手机屏幕上，可不受场地和时间的限制。

（2）六步洗手法图谱、毛巾地巾颜色标识、溅洒箱处理流程等，可以张贴在处置室、污物间等保洁员经常经过的场所，提醒每一位工作人员。

（3）制作消毒剂配制图谱，用简单明了的数字代替医学术语，如5000mL的水加5片含氯消毒剂片等，有利于保洁员接受并准确执行。

（4）用不同颜色来区分不同区域的地巾和毛巾，可在房间门口、地面、区域隔断等部位粘贴相应颜色的指示卡，提示保洁员。

（5）将保洁员使用的消毒剂配制容器按照浓度要求测量好，贴上醒目的刻度线，保洁员工作时按照刻度线进行配制，一目了然，无需计算。

（6）将医疗废物分类。传染病传播途径等院感知识用宣传栏的形式呈现出来，将图文海报张贴在工作场所让保洁员随时看到。

五 培训考核

（一）操作考核

操作考核评分表见附件一至附件七。

（二）理论考核

针对保洁员在医院感染相关知识、科室常见疾病的传播途径、医疗废物处理、相关制度等方面的理论知识培训进行考核，及时了解保洁员对相关知识的掌握程度，查缺补漏，有针对性地进行补充培训，以提高保洁员的素质与个人能力，使保洁员对工作范围、工作流程、工作频率和保洁应该达到的效果有明确的认识，使保洁员从简单的卫生清扫转变为符合卫生标准的专业化服务，具体如下。（院感知识题库见附件八）

1. 自行设计保洁员医院感染知识调查问卷，内容包括清洁、消毒、隔离制度，手卫生、医疗废物、终末消毒处理的方法，职业暴露，血液、体液溅洒等处理流程。一般为20道题目，正确率小于60%为不合格。

2. 对于不合格人员，应对试卷结果进行分析、总结，明确保洁员的薄弱环节，针对性地进行理论指导，确保保洁员充分理解相关知识。

3. 每月进行理论考核，定期更新题库，对反复出现的问题重点查验，对不合格人员再次培训后进行重考。

第四节 保洁工作质量控制

一 建立质量控制小组

为更好地进行保洁工作质量管理，成立由院感科、总务科和感染性疾病科共同组成的环境清洁消毒质量控制小组，小组人员均经过严格培训，具备一定清洁消毒知识和保洁员管理经验。开展多部门统一标准的联合督导机制，质量控制小组通过标准操作规程（standard operating procedure，SOP）加强医院环境卫生质量检查，进行现场考核，并对考核中存在的问题提出整改措施，使保洁员在接受考核的同时了解自身存在的问题和需要改进的地方，边督查、边指导、边整改，持续改进医院环境卫生，保障医疗安全，加深保洁员对院感专业知识的理解，熟悉和掌握保洁的流程和技能，具备独立上岗的能力。

二 明确小组人员职责

质量控制小组人员按职能可分为组长、副组长及其他成员。主要由院感科、总务科和感染性疾病科的人员构成，物业管理部门协助，多方联合设立专职负责人，建立对保洁质量进行监控的长效机制，负责对保洁员的工作质量进行监督及指导，具体职责如下：

1. 明确工作任务职责，掌握各个环节、区域质量控制明细要求及检查方法。

2. 要通过荧光标记检查、环境卫生采样等手段，辅以作业过程拍照、摄像等现场监控手段，采取日查、周查、月查、随机抽查等形式，对保洁员的工作内容、程序及质量进行督导和检查，评估保洁效果。

3. 质量控制小组应定期组织召开环境清洁消毒会议，针对质量控制检查中存在的问题进行具体分析，制订整改措施，追踪整改效果。

4. 建立质量评价结果与保洁员收入挂钩机制，督促保洁员重视环境物表的清洁消毒管理。

5. 设立保洁员奖惩机制，结合质量控制评价、满意度等结果给予保洁员精神、物质奖励，形成良性竞争，保证工作质量，提高工作效率。

6. 定期对环境物表及保洁员手表面进行微生物采样检测，感染性疾病科内高风险区域、高频接触表面应增加采样频次。

7. 运用PDCA循环[①]的科学管理程序对保洁工作进行控制与管理。

8. 针对医院保洁员管理规范，制订简单的图文手册。根据工作流程制作视频，并负责对检查标准和要求进行统一培训。

9. 根据感染性疾病科的诊疗服务特点和环境污染的风险等级，建立健全质量管理文件、程序性文件和作业指导书。开展清洁与消毒质量审核，并将结果及时进行分析、反馈。

---

①PDCA循环，术语为戴明环，是管理学中质量管理的一个通用模型。即按照计划（plan）、执行（do）、检查（check）、调整（action）的顺序进行质量管理。

10. 对所有环境清洁服务人员开展上岗培训和定期培训。培训内容应包括医院内感染预防的基本知识与基本技能。

11. 结合本科室的特点及发展趋势，制订及修订保洁员日常工作流程、规范，全面负责本科室保洁工作质量。

12. 起草科室保洁质量计划、总结，负责落实科室保洁质量管理方案，实施日常自查、自控和持续质量改进。

13. 根据科室的工作需要，完善、健全科室保洁质量管理，提高相关标准。

14. 组织保洁员学习卫生法律、法规及规章制度，强化质量意识、服务意识。

15. 树立良好科室风气，强化科室文化建设，努力营造“医疗质量、人人有责”“发展大计、质量第一”的氛围。

三 设置质量控制标准

（一）检查范围

1. 质量控制小组实时检查保洁员现场工作的每个质量环节、清洁频率以及隔离区域清洁消毒、终末消毒顺序，降低科室院感风险。

2. 专管员跟踪检查各保洁员的清扫现场，操作规范和质量，做好记录。

3. 抽查监控记录或随机现场抽查保洁员清扫情况。

（二）检查计划

1. 每周不定时按照质量控制的内容全面督查各项保洁工作的实施及完成情况，并将检查结果记录在保洁质量检查清单上。

2. 向被督查保洁员当面反馈情况，指出不足，责其进行整改，并注意追踪反馈，实现持续改进。

3. 采取日查、周查、月查、随机抽查等形式对保洁员进行督查和检查。

4. 定期调查保洁员消毒隔离知识掌握情况，如毛巾、地巾分区使用情况，消毒剂配置，病房终末消毒，医疗废物处理，等等。

5. 每月对保洁员的工作纪律、工作态度及患者满意度进行调查。

6. 每月至少组织召开一次集体例会，通报本月工作学习计划和重点管理事项，反馈质量控制工作情况，集体讨论。管理团队在会议上指出保洁工作中存在的差错事件及隐患问题，在此基础上拟定整改措施，提出合理的管控措施，修订质量控制管理规章制度。

（三）检查指标

1. 根据保洁环境卫生清洁质量考核表现场打分，当一个项目需要扣分时，仅扣完此项目分数即可。

2. 记录、对比保洁员培训前后消毒隔离知识掌握情况。

3. 对病房物表、保洁员手表面进行微生物检测。

4. 检查环境物表清洁消毒登记本、终末消毒登记本的填写、落实情况。

四 制订质量控制方法

（一）目测法

1. 术语与定义：采用格式化的现场检查表格，培训考核人员，统一考核评判方法与标准，以目测法检查环境是否干燥、无尘、无污垢、无碎屑、无异味等。

2. 操作方法：

（1）看——就是根据质量标准要求进行外观检查。例如，墙面是否洁净；擦拭物表是否有水渍，有无灰尘、碎屑；保洁员的操作流程是否规范；保洁质量是否符合要求。

（2）摸——就是通过触摸进行检查、鉴别。例如，用手触摸清洁后的物表有无颗粒感，有无隆起、灰尘堆积等。

（3）敲——就是运用敲击工具进行音感检查。例如，对地面、墙面进行检查。

（4）照——就是通过人工光源或反射光源照射，检查难以看到或光线较暗的部位。例如，电脑、打印机等内部管线清洁质量，空调过滤网、紫外线灯、冰箱底部有无灰尘等。

（二）白手套作战法

1. 术语与定义：白手套作战法即利用干净的白手套对科室各分区仪器设备、物品、桌面、卫生死角等进行全面触摸，通过白手套的脏污程度或使用的白手套的数量来验证保洁员清扫、清洁的效果。

2. 操作方法：

（1）检测人员戴上白手套，对检测区域进行全面触摸，白手套脏污表示清扫、清洁程度不够，区域负责人要再次清扫与清洁。

（2）每一双白手套完全被弄脏后应更换新的白手套，持续触摸，直到触摸不到脏污为止。

（3）检测人员检测完毕，将脏污的白手套数量进行清点，白手套越脏或脏污的手套数量越多表示清扫清洁程度越差。

（三）荧光标记法

1. 术语与定义：荧光标记法是利用荧光染料作为标志物对研究对象进行定性定位研究的方法。使用荧光标记法对病房进行清洁质量评估：在保洁员实施各项操作之前，对基线调查环境物体表面的清洁状况进行荧光标记，把握病区原始的清洁状况，等保洁员清洁工作结束后借助检测灯检查之前的荧光标记是否被有效清除。根据清洁基线调查结果对保洁员进行统一规范化培训，再进行环境清洁荧光标记考核，每月一次结果反馈和规范化培训工作，整个干预持续半年，干预期间采用荧光标记法对环境清洁的改善状况进行跟踪评价。

荧光标记法是一种便捷、客观的环境清洁评价方法，也是一种快速提高环境清洁依从性的管理工具。荧光检测套装操作简单、反馈结果快，专职人员或医务人员通过阅读说明书即可掌握操作方法。适用于医院感染控制专职人员及医务人员督导保洁员的日常清洁工作。可明显提高病房的清洁质量，显著减少病区细菌、病毒的数量，减少患者发生感染的概率。

2. 结果计算：

（1）用荧光标记法对清洁效果进行评价，结果分为荧光标记痕迹完整、荧光标记痕迹不完整、无荧光标记痕迹。计算公式如下：

$$\text{荧光监测依从性}=\frac{(\text{荧光标记痕迹不完整数}+\text{无荧光标记痕迹数})}{\text{荧光标记总数}}\times 100\%$$

（2）根据荧光标记法监测结果，考核环境清洁工作质量，无荧光标记痕迹视为清洁工作质量好，计算有效的荧光标记清除率。计算公式如下：

$$\text{荧光监测正确率}=\frac{\text{无荧光标记痕迹数}}{\text{荧光标记总数}}\times 100\%$$

3. 操作方法：

（1）注意事项：只适用于光滑、无孔的硬质物体表面，表面疏松多孔物体则不适合用荧光笔标记。使用前，先进行小面积测试以确保标记可被轻易擦拭干净。为了保证多次检查的公平，请务必在清洁后以及检查后擦除所有标记点。首次使用荧光笔，笔后部的旋转开关请转动大约10圈至笔尖看到凝胶。非首次使用，则转动1～2圈，笔尖即会出现凝胶。

为了保证监测的准确性，做标记的物体表面接触点应当经常更换。当使用一片湿巾擦拭完一个物体表面区域后，应当丢弃并更换新的湿巾擦拭其他物体。使用毛巾擦拭物体表面后应彻底清洁，谨防细菌转移。

（2）操作流程：

①找一个有单独两面且坚硬的物表，用已撒上荧光粉末的表面作为第一表面。

②用紫外线手电筒照射两个表面，第一表面会显示荧光粉末的标记，第二表面则没有。

③邀请接受培训的人员使用同一片湿巾清洁已预先做标记的第一表面及未被标记的第二表面。提醒他们完成清洁后需洗净并擦干双手。

④清洁完成后，用紫外线手电筒照射第一表面，大多数的粉末会被去除，剩下的粉末则表明物体表面未得到彻底的清洁，由此证明保洁员需要进一步的培训。

⑤用紫外线手电筒照射第二表面，即未被标记的一面，会显示有荧光粉末残留在第二表面。

⑥解释说明通过做这些标记能显示孢子类的细菌可直接或间接（通过手部接触）致使患者感染疾病。

⑦阐明“一物一巾”原则的重要性。

（四）荧光标记穿脱防护用品

1. 术语与定义：荧光标记法是利用荧光染料作为标志物对研究对象进行定性定位研究的方法。使用荧光标记法对保洁员穿脱防护用品进行质量评估，在各项操作实施之前，先对保洁员进行穿脱防护用品统一规范化培训，再进行荧光标记考核，每月进行一次结果反馈和规范化培训工作，整个干预持续半年，干预期间采用荧光标记法对保洁员穿脱防护用品的改善状况进行跟踪评价。

2. 结果计算：根据荧光标记法监测结果，考核保洁员穿脱防护用品流程。脱除防护用品后，身体表面各部位均无荧光标记痕迹视为合格，有任意一处荧光标记痕迹则视为不合格。

3. 操作方法：

（1）统一规范化培训穿脱防护用品流程。

（2）被考核者穿戴防护用品后，在手套、帽子、防护面屏、防护服、鞋套外层等易被污染的部位用荧光粉和（或）荧光笔进行标记。

（3）脱除防护用品后用紫外线手电筒检查全身体表荧光标记污染情况。

（4）检查人员对被考核者穿脱防护用品流程和体表荧光标记污染情况进行记录和反馈。

（五）物表微生物监测

1. 术语与定义：

（1）采样时间：潜在污染区（缓冲间）、污染区消毒后采样，清洁区采样需根据现场情况确定。

（2）采样面积：被采表面 $<100cm^2$ 时，取全部表面；被采表面 $\geq 100cm^2$，取 $100cm^2$。

（3）采样方法：将5cm×5cm灭菌规格板放在被检物体表面，用浸有无菌0.03mol/L磷酸盐缓冲液或生理盐水采样液的棉拭子1支，在规格板内横竖往返涂抹5次，并随之转动棉拭子，连续采样第1～4个规格板面积。剪去棉拭子手接触部分，将棉拭子放入装有10mL采样液的试管中送检。门把手等小型物体采用棉拭子直接涂抹物体采样的方法。当采样物体表面有消毒剂残留时，采样液应加入相应中和剂。

2. 结果计算：

$$物体表面菌落总数（CFU/cm^2）=\frac{平均每皿菌落数 \times 采样液稀释倍数}{采样面积（cm^2）}$$

3. 操作方法：把采样管充分振荡后，取不同稀释倍数的洗脱液1mL接种在各个平皿（培养皿）中，每平皿倒入15～20mL冷却至40℃～45℃的熔化营养琼脂培养基，在36℃±1℃恒温箱中培养48小时，计数菌落数，必要时分离致病性微生物。

4. 结果判定：医院环境的消毒：对不同的区域和环境，要求也不同。医院环境分4类，以下4类都不得检出致病性微生物。

（1）Ⅰ类环境：层流洁净手术室，层流洁净病房。

物体表面细菌菌落总数≤5CFU/cm²，未检出金黄色葡萄球菌、溶血性链球菌为消毒合格。

（2）Ⅱ类环境：普通手术室、产房、婴儿室、早产儿室、普通隔离室、供应室无菌区、烧伤病房、重症监护病房。

物体表面细菌菌落总数≤5CFU/cm²，未检出金黄色葡萄球菌、溶血性链球菌为消毒合格。

（3）Ⅲ类环境：母婴室、新生儿室、儿科病房、妇产科检查室、注射室、换药室、治疗室、供应室、清洁区、急诊抢救室、化验室、各类普通病房。

①物体表面细菌菌落总数≤10CFU/cm²，未检出金黄色葡萄球菌、溶血性链球菌为消毒合格。

②母婴室、新生儿室及儿科病房的物体表面不得检出沙门菌。

（4）Ⅳ类环境：传染科及病房。

物体表面细菌菌落总数<15CFU/cm²。

（六）手微生物监测

1. 术语与定义：

（1）采样对象：保洁员手部。

（2）采样时间：保洁员保洁操作前、后。

2. 结果计算：

（1）$\text{手细菌菌落总数（CFU/cm}^2\text{）}=\dfrac{\text{平皿上菌落的平均数}\times\text{采样液稀释倍数}}{60\text{（cm}^2\text{）}}$

（2）结果评价：

①外科手消毒：细菌总数≤5CFU/cm²，未检出金黄色葡萄球菌、溶血性链球菌为消毒合格。

②卫生手消毒：细菌总数≤10CFU/cm²，未检出金黄色葡萄球菌、溶血性链球菌为消毒合格。

3. 操作方法：

（1）被检人五指并拢，用浸有含相应中和剂的无菌洗脱液浸湿的棉拭子在双手指曲面从指根到指端往返涂擦2次，一只手涂擦面积约30cm²，涂擦过程中同时转动棉拭子；将棉拭子接触操作者的部分剪去，投入10mL含相应中和剂的无菌洗脱液试管内。

（2）把采样管充分振荡后，取不同稀释倍数的洗脱液1mL接种在各个平皿（培养皿）中，每平皿倒入15～20mL冷却至40℃～45℃的熔化营养琼脂培养基，在36℃±1℃恒温箱中培养48小时，计数菌落数，必要时分离致病性微生物。

（3）各医疗机构根据实际情况安排。有监测能力的医疗机构，要每周对感染性疾病科等重点科室、重点岗位进行手卫生监测；没有监测能力的医疗机构，可委托市、区疾病预防控制中心或第三方有资质的机构进行项目监测。

（七）全过程在线监控系统

1. 术语与定义：医疗就诊环境的清洁、消毒是持续的、动态的过程，全过程在线监控系统可以完整记录保洁员清洁、消毒的工作流程，以便质量控制小组成员通过实时视频、视频回放等，对保洁员工作质量进行持续监督。

定期收集有关保洁员工作质量、教学成果质量等方面的信息，在分析的基础上发现可能存在的质量问题，对保洁员行为进行调控，以稳定与提高保洁质量。

2. 操作方法：

（1）在留观病房、患者就诊区、接诊区、病区走廊、留观等候区等保洁员主要工作区域规划视频监控系统，接入分诊台、医护办公室电脑系统。

（2）由科室院感员/专职管理人员每天对视频监控进行实时查看，不定期回放，查看保洁员上班时的状态，进行清洁消毒的工作顺序、流程。

（3）每周组织质量控制会，针对日常清洁消毒相关问题进行反馈、分析、讨论、整改，提出解决问题的措施，避免再次发生类似的质量问题。

（八）云平台质量监测

1. 术语与定义：积极运用手机微信、钉钉平台及医院院感系统、医疗废物收集处理系统对保洁员工作进行质量控制，及时发现问题，进行反馈。加强保洁员与质量控制人员的交流，及时发现工作中与制订好的流程不符的地方，优化工作细节，重新制订工作流程。加强院方与保洁员的交流，认真听取保洁员的工作意见及看法，沟通协调，减少双方误解，贴近双方距离，增进保洁员的团队归属感。

2. 操作方法：

（1）建立科室、保洁员与物业的微信平台，工作中发现的问题，及时通过图片、文字、视频等形式发送，积极落实到每一位保洁员。

（2）给保洁员配置公用手机，放置在保洁车上。进入隔离病区的保洁员，遇到问题时，可及时与物业管理人员取得联系，以便得到有效的指导，提出可行的应对策略。

物业、保洁主管等质量控制人员，发现保洁员工作中出现的问题、遗漏的项目，也可以及时通知保洁员，即时处理，完善工作流程。

（3）将保洁员每个周期的考核评分结果、荧光标记监测合格率等以视频、图片等形式公示并排名，上传下达，引以为戒。

（4）通过医院院感系统、医疗废物收集处理系统，积极了解保洁员有无按照规定时间、路线进行操作，保洁质量是否达标，针对发现的问题与当事人直接沟通，提出不足及解决方法，追踪改善情况。

第八章　附　件

附件一　戴、摘医用外科口罩操作考核评分标准表

戴、摘医用外科口罩操作考核评分标准					
姓名：		科室：	考核人：	分数：	
考核项目		操作要点	分值	评分标准	扣分
准备	用物准备	准备用物：速干手消毒剂、合适的医用外科口罩（大小、种类、有效期）	5	缺少1件扣1分，未检查有效期扣1分	
	个人准备	清洁区更换大小合适的洗手衣裤、工作鞋	5	未更换工作鞋扣1分	
		摘除手上饰品，指甲修剪整齐	5	手上有饰品扣1分	
		环境整洁，光线明亮	5	—	
手卫生		六步洗手法快速手消毒，搓揉时间≥15秒	5	未正确揉搓扣1分，时长不达标扣1分	
戴医用外科口罩		检查医用外科口罩有效期、包装袋是否完整、有无潮湿	5	未做不得分	
		撕开医用外科口罩包装袋，勿触碰口罩内侧面，一手取口罩系带处	5	不符合要求每项扣2分	
		金属条朝上，深色面朝外	5	不符合要求每项扣2分	
		将口罩横贴在面部口鼻上，用双手将口罩两端的绳子挂在耳朵上	5	不符合要求每项扣2分	
		双手同时将口罩向上、下两个方向拉，拉开褶皱，使口罩能够完全覆盖住口鼻和下巴	5	不符合要求每项扣2分	
		检查口罩系带是否牢固	5	不符合要求每项扣2分	

续表

戴、摘医用外科口罩操作考核评分标准				
姓名：	科室：	考核人：	分数：	
考核项目	操作要点	分值	评分标准	扣分
戴医用外科口罩	双手示指尖放在金属鼻夹上，从中间位置开始，用手指向内按鼻夹，并分别向两侧移动和按压，根据鼻梁的形状塑造鼻夹	5	不符合要求每项扣2分	
	检查口罩密闭性	5	未做不得分	
脱医用外科口罩	六步洗手法快速手消毒，搓揉时间≥15秒	5	未正确揉搓扣1分，时长不达标扣1分	
	右手小指勾住口罩右侧系带，向左侧摘除口罩	5	碰触口罩外侧面扣1分	
	将口罩放入医疗废物桶内	5	未做不得分	
	六步洗手法快速手消毒，搓揉时间≥15秒	5	未正确揉搓扣1分，时长不达标扣1分	
整体要求	操作规范、熟练、准确	5	根据实际情况扣分	
	戴上口罩后，口罩不可悬挂于胸前，不可用污染的手触摸口罩	5	根据实际情况扣分	
	口罩潮湿或可疑污染时应立即更换	5	根据实际情况扣分	
总分	—	100	—	

附件二　戴、摘医用防护口罩操作考核评分标准表

戴、摘医用防护口罩操作考核评分标准					
姓名：		科室：	考核人：	分数：	
考核项目		操作要点	分值	评分标准	扣分
准备	用物准备	准备用物：速干手消毒剂、医用防护口罩（人小、种类、有效期）	5	缺少1件扣1分，未检查有效期扣1分	
	个人准备	清洁区更换大小合适的洗手衣裤、工作鞋	5	未更换工作鞋扣1分	
	手卫生	六步洗手法快速手消毒，搓揉时间≥15秒	5	未正确揉搓扣1分，时长不达标扣1分	
	摘医用外科口罩	一侧手指拉住同侧口罩带，摘除医用外科口罩	5	碰触口罩外侧面扣1分	
	手卫生	六步洗手法快速手消毒，搓揉时间≥15秒	5	未正确揉搓扣1分，时长不达标扣1分	
	戴帽子	完全拉开帽子，帽子应遮住全部头发	5	头发外漏扣1分，未完全拉开帽子扣1分	
戴医用防护口罩		一手托口罩，金属鼻夹的一面背向外	5	托拿不正确扣1分	
		罩住口鼻，紧贴面部，先拉上方系带于头后中部，再拉下方系带于颈后双耳下，调节系带松紧度	15	佩戴顺序不正确扣1分	
		根据鼻梁的形状给鼻夹塑形，做密合性实验	10	密合性实验未做扣1分，方法不正确扣1分	

续表

戴、摘医用防护口罩操作考核评分标准					
姓名：		科室：	考核人：	分数：	
考核项目		操作要点	分值	评分标准	扣分
摘口罩	手卫生	六步洗手法快速手消毒，搓揉时间≥15秒	5	未正确揉搓扣1分，时长不达标扣1分	
	摘医用防护口罩	先取下方系带并将其固定住，再取上方系带	5	触摸口罩污染面扣1分，脱口罩动作过大，口罩震动扣1分	
		捏住系带，将口罩放入指定医疗废物桶内	5	未放入指定医疗废物桶内扣1分	
	脱帽子	手捏住帽子外侧面，从后向前轻轻摘除帽子	5	触及帽子内层扣1分	
	手卫生	六步洗手法快速手消毒，搓揉时间≥15秒	5	未正确揉搓扣1分，时长不达标扣1分	
	戴医用外科口罩	佩戴前分辨口罩的前后与上下，捏住挂绳挂在耳后，打开口罩的褶皱处，进行塑形。注意手不要触及口鼻	5	动作不规范扣3分，口罩被污染扣3分（分数扣完为止）	
整体要求		操作规范、熟练、准确	5	根据实际情况扣分	
		清洁面与污染面无交叉污染	5	根据实际情况扣分	
总分		—	100	—	

附件三　六步洗手法操作考核评分标准表

六步洗手法操作考核评分标准					
姓名：		科室：	考核人：	分数：	
考核项目		操作要点	分值	评分标准	扣分
准备	用物准备	准备用物：速干手消毒剂、擦手纸、洗手液	5	缺少1件扣1分，未检查有效期扣1分	
	个人准备	清洁区换大小合适的洗手衣裤、工作鞋	2	未更换工作鞋扣1分	
		摘除手上饰品、指甲修剪整齐	5	手上有饰品扣1分	
		环境整洁，光线明亮	5	—	
评估		有可见污染时用流动水洗手，无可见污染时可用速干手消毒剂消毒	10	评估不清楚，条理不清晰扣5分	
六步洗手法		淋湿双手，取适量洗手液（速干手消毒剂）	7	洗手液（速干手消毒剂）取量不合理扣1分	
		内：双手掌心相对，手指并拢，相互揉搓	7	未正确揉搓扣3分	
		外：一手掌心对另一手手背，张开手指沿指缝相互揉搓，交换进行	7	未正确揉搓扣3分	
		夹：双手掌心相对，双手五指张开交叉，沿指缝相互揉搓	7	未正确揉搓扣3分	
		弓：弯曲一手手指使关节在另一手掌心内旋转揉搓，交换进行	7	未正确揉搓扣3分	
		大：一手握住另一手大拇指旋转揉搓，交换进行	7	未正确揉搓扣3分	
		立：将一手的5个手指尖并拢放在另一个手掌心旋转揉搓，交换进行	7	未正确揉搓扣3分	
		腕（必要时洗手腕）：一手握着另一手手腕回旋摩擦，交换进行	7	未正确揉搓扣3分	
		揉搓时间＞20秒	7	时长不达标扣3分	
整体要求		操作规范、熟练、准确	10	根据实际情况扣分	
总分		—	100	—	

附件四　穿、脱隔离衣操作考核评分标准表

穿、脱隔离衣操作考核评分标准					
姓名：		科室：	考核人：	分数：	
考核项目		操作要点	分值	评分标准	扣分
准备	用物准备	准备用物（速干手消毒剂、帽子、医用防护口罩、隔离衣、手套、防护面屏、鞋套）	4	缺少1件扣1分，未检查效期扣1分	
	个人准备	清洁区换大小合适的洗手衣裤、工作鞋	2	未更换工作鞋扣1分	
穿隔离衣	手卫生	六步洗手法快速手消毒，搓揉时间≥15秒	2	未正确揉搓扣1分，时长不达标扣1分	
	脱医用外科口罩	手指拉住一侧口罩带，脱下医用外科口罩	2	碰触口罩外侧面扣1分	
	手卫生	六步洗手法快速手消毒，搓揉时间≥15秒	2	未正确揉搓扣1分，时长不达标扣1分	
	戴帽子	完全拉开帽子，帽子应遮住全部头发	2	头发外漏扣1分，未完全拉开帽子扣1分	
	戴医用防护口罩	一手托口罩，金属鼻夹的一面背向外	2	托拿不正确扣1分	
		罩住口鼻，紧贴面部，先拉上方系带于头后中部，再拉下方系带于颈后双耳下，调节系带松紧度	4	佩戴顺序不正确扣1分	
		根据鼻梁的形状给鼻夹塑形，做密合性实验	4	密合性实验未做扣1分，方法不正确扣1分	
	穿隔离衣	双手提拉衣领，依次穿入两侧衣袖，粘贴背部衣领胶条，系内层系带，系外层系带	4	顺序错误扣1分，隔离衣掉地上扣1分，未粘贴背部衣领胶条扣1分	
	戴防护面屏	撕去防护面屏内、外层保护膜，佩戴稳妥，不易滑落	4	未撕除防护面屏内、外层保护膜扣1分	

续表

穿、脱隔离衣操作考核评分标准					
姓名：		科室：	考核人：	分数：	
考核项目		操作要点	分值	评分标准	扣分
穿隔离衣	戴内层手套	选择大小合适的手套，检查气密性，内层手套包裹于隔离衣袖口内	5	尺码不合适、未做手套气密性检查扣1分，未将手套包裹于隔离衣袖口内扣1分	
	戴外层手套	选择大小合适的外层手套，检查气密性，将隔离衣袖口包裹在手套内	5	尺码不合适、未做手套气密性检查扣1分，未将隔离衣袖口包裹在手套内扣1分	
	穿鞋套	选择合适的鞋套或靴套	2	尺码不合适扣1分	
	检查穿戴	穿戴完毕后检查身体部位有无暴露，是否活动自如	5	未检查活动性扣1分	
脱隔离衣	手卫生	六步洗手法快速手消毒，搓揉时间≥15秒	2	未正确揉搓扣1分，时长不达标扣1分	
	脱外层手套	翻转脱外层手套，将污染面包裹在内	5	未将污染面包裹在内扣1分	
	手卫生	六步洗手法快速手消毒，搓揉时间≥15秒	2	未正确揉搓扣1分，时长不达标扣1分	
	脱防护面屏	单手拉住防护面屏系带，轻轻向前脱下防护面屏	2	接触防护面屏正面扣1分，不正确摘脱扣1分	
	脱鞋套	脱鞋套	1	污染鞋面扣1分	
	脱隔离衣	解开隔离衣外层系带，将外层系带于胸前打结	2	手碰触隔离衣污染面扣1分	
		六步洗手法快速手消毒，搓揉时间≥15秒	2	未正确揉搓扣1分，时长不达标扣1分	
		解开隔离衣内层系带，解开背部衣领胶贴	5	手碰触隔离衣污染面扣1分	
		将隔离衣袖口和手套一起脱下抓在手中，将隔离衣内层包裹外层，卷好后丢弃	5	污染洗手衣扣2分，手碰触隔离衣污染面扣1分	

续表

穿、脱隔离衣操作考核评分标准					
姓名：		科室：	考核人：	分数：	
考核项目		操作要点	分值	评分标准	扣分
脱隔离衣	洗手	流动水洗手两次，擦干	2	未正确揉搓扣1分，时长不达标扣1分	
摘口罩和脱帽子	手卫生	六步洗手法快速手消毒，搓揉时间≥15秒	2	未正确揉搓扣1分，时长不达标扣1分	
	摘医用防护口罩	先取下方系带并将其固定住，再取上方系带	2	触摸口罩污染面扣1分，脱口罩动作过大、口罩震动扣1分	
		捏住系带，将口罩放入指定医疗废物桶内	2	未放入指定医疗废物桶内扣1分	
	脱帽子	手捏住帽子外侧面，从后向前轻轻摘除帽子	2	触及帽子内层扣1分	
	手卫生	六步洗手法快速手消毒，搓揉时间≥15秒	2	未正确揉搓扣1分，时长不达标扣1分	
	戴医用外科口罩	佩戴前分辨口罩的前后与上下，捏住挂绳挂在耳后，打开口罩的褶皱处，进行塑形。注意手不要触及口鼻	3	动作不规范扣3分，口罩被污染扣3分（分数扣完为止）	
整体要求		操作规范、熟练、准确	5	根据实际情况扣分	
		清洁面与污染面无交叉污染	5	根据实际情况扣分	
总分		—	100	—	

附件五　穿、脱防护服操作考核评分标准表

<table>
<tr><th colspan="6">穿、脱防护服操作考核评分标准</th></tr>
<tr><td colspan="6">姓名：　　　　科室：　　　　考核人：　　　　分数：</td></tr>
<tr><td colspan="2">考核项目</td><td>操作要点</td><td>分值</td><td>评分标准</td><td>扣分</td></tr>
<tr><td rowspan="2">准备</td><td>用物准备</td><td>准备用物（速干消毒剂、帽子、医用防护口罩、防护服、手套、防护面屏、鞋套）</td><td>5</td><td>缺少1件扣1分，未检查效期扣1分</td><td></td></tr>
<tr><td>个人准备</td><td>清洁区换大小合适的洗手衣裤、工作鞋</td><td>2</td><td>未更换工作鞋扣1分</td><td></td></tr>
<tr><td rowspan="9">穿防护服</td><td>手卫生</td><td>六步洗手法快速手消毒，搓揉时间≥15秒</td><td>2</td><td>未正确揉搓扣1分，时长不达标扣1分</td><td></td></tr>
<tr><td>脱医用外科口罩</td><td>手指拉住一侧口罩带，脱下医用外科口罩</td><td>2</td><td>碰触口罩外侧面扣1分</td><td></td></tr>
<tr><td>手卫生</td><td>六步洗手法快速手消毒，搓揉时间≥15秒</td><td>2</td><td>未正确揉搓扣1分，时长不达标扣1分</td><td></td></tr>
<tr><td>戴帽子</td><td>完全拉开帽子，帽子应遮住全部头发</td><td>2</td><td>头发外漏扣1分，未完全拉开帽子扣1分</td><td></td></tr>
<tr><td rowspan="3">戴医用防护口罩</td><td>一手托口罩，金属鼻夹的一面背向外</td><td>2</td><td>托拿不正确扣1分</td><td></td></tr>
<tr><td>罩住口鼻，紧贴面部，先拉上方系带于头后中部，再拉下方系带于颈后双耳下，调节系带松紧度</td><td>5</td><td>佩戴顺序不正确扣1分，未调整系带松紧度扣1分</td><td></td></tr>
<tr><td>根据鼻梁的形状给鼻夹塑形，做密合性实验</td><td>5</td><td>密合性实验未做扣1分，方法不正确扣1分</td><td></td></tr>
<tr><td>穿防护服</td><td>双手握住双侧衣袖及帽子，将裤腿挽起，先穿裤子，再穿上衣，然后戴好帽子，最后拉上拉链，撕去双面胶纸条密封胸前和颈口</td><td>10</td><td>顺序错误扣1分，防护服掉地上扣1分，未用胶纸密封胸前及颈口条扣1分，防护服帽子未完全包裹内层帽子扣1分</td><td></td></tr>
</table>

续表

穿、脱防护服操作考核评分标准					
姓名：		科室：	考核人：	分数：	
考核项目		操作要点	分值	评分标准	扣分
穿防护服	戴防护面屏	撕去防护面屏内、外层保护膜，佩戴稳妥，不易滑落	5	未撕除防护面屏内、外层保护膜扣1分	
	戴内层手套	选择大小合适的手套，检查气密性，内层手套包裹于防护服袖口内	5	尺码不合适、未做手套气密性检查扣1分，未将手套包裹于防护服袖口内扣1分	
	戴外层手套	选择大小合适的外层手套，检查气密性，将防护服袖口包裹在手套内	2	尺码不合适、未做手套气密性检查扣1分，未将防护服袖口包裹在手套内扣1分	
	穿鞋套	必要时选择合适的鞋套或靴套	2	尺码不合适扣1分	
	检查穿戴	穿戴完毕后检查身体部位有无暴露，是否活动自如	2	未检查活动性扣1分	
脱防护服	手卫生	六步洗手法快速手消毒，搓揉时间≥15秒	2	未正确揉搓扣1分，时长不达标扣1分	
	脱外层手套	翻转脱外层手套，将污染面包裹在内	5	未将污染面包裹在内扣1分	
	手卫生	六步洗手法快速手消毒，搓揉时间≥15秒	2	未正确揉搓扣1分，时长不达标扣1分	
	脱防护面屏	单手拉住防护面屏系带，轻轻向前脱下防护面屏	2	接触防护面屏正面扣1分，不正确摘脱扣1分	
	脱防护服	撕开胶纸条，拉开拉链，手不碰触防护服污染面，上提防护服帽子使帽子脱离头部，向外翻转	5	碰触防护服污染面扣1分	
		双手抓住防护服腰部两侧，将防护服从内向外翻转，稍拉向腰部	5	碰触防护服污染面扣1分	

续表

穿、脱防护服操作考核评分标准					
姓名：	科室：		考核人：	分数：	
考核项目		操作要点	分值	评分标准	扣分
脱防护服	脱防护服	在背后将左侧防护服袖口和手套一起脱下抓在手中，同法处理右侧	2	碰触防护服污染面扣1分，手套未一起脱下扣1分	
		将防护服内层包裹外层，将鞋套一起卷下，卷好后丢弃	5	污染洗手衣扣2分，手碰触防护服污染面扣1分，污染鞋面扣1分	
	洗手	流动水洗手两次，擦干	2	未正确揉搓扣1分，时长不达标扣1分	
摘口罩和脱帽子	手卫生	六步洗手法快速手消毒，搓揉时间≥15秒	2	未正确揉搓扣1分，时长不达标扣1分	
	摘医用防护口罩	先取下方系带并将其固定住，再取上方系带	2	触摸口罩污染面扣1分，脱口罩动作过大、口罩震动扣1分	
		捏住系带，将口罩放入指定医疗废物桶内	2	未放入指定医疗废物桶内扣1分	
	脱帽子	手捏住帽子外侧面，从后向前轻轻摘除帽子	1	触及帽子内层扣1分	
	手卫生	六步洗手法快速手消毒，搓揉时间≥15秒	2	未正确揉搓扣1分，时长不达标扣1分	
	戴医用外科口罩	佩戴前分辨口罩的前后与上下，捏住挂绳挂在耳后，打开口罩的褶皱处，进行塑形。注意手不要触及口鼻	3	动作不规范扣3分，污染扣3分（分数扣完为止）	
整体要求		操作规范、熟练、准确	5	根据实际情况扣分	
		清洁面与污染面无交叉污染		根据实际情况扣分	
总分		—	100	—	

附件六　保洁终末质量操作评分标准表

保洁终末质量操作评分标准				
姓名：	科室：	考核人：	分数：	
考核项目	评分标准	分值	存在问题（扣分）	得分
办公室清扫终末质量	地面洁净、光亮、无污迹、无水渍	2		
	桌椅、设备摆放有序	2		
	桌面、洗手池、拉手洁净且无灰尘、杂物、污渍	5		
公共卫生间清扫终末质量	地面干净，无污迹、水迹、积尘	2		
	蹲位槽池无黄渍、脚位干净，门、间隔设施干净、无灰尘	2		
	洗手盆无积水、污物，镜面洁净明亮	2		
	卫生间气味清新，无异味	2		
	纸巾、洗手液等干燥清洁，补充及时	2		
	及时打扫、倾倒厕所垃圾筐	2		
电梯清扫终末质量	轿厢地面无垃圾，坑槽无泥沙、污渍	2		
	按键板、应急灯、门表面干净、无灰尘、无手印	2		
	灯饰物、镜面干净无手印，顶面无蜘蛛网、按键膜及时更换	2		
病房清扫终末质量	患者出院后按照规范对床单位、床头柜、马桶、设备带等单元进行擦拭消毒	10		
	地面、墙面清洁干燥、无异物、无污渍，标识清楚	2		
	卫生间干燥，洁净无异味、无积水，垃圾倾倒规范、及时	2		
	床单位擦拭仔细，无遗漏，无锈迹	2		

续表

保洁终末质量操作评分标准				
姓名：	科室：	考核人：	分数：	
考核项目	评分标准	分值	存在问题（扣分）	得分
病房清扫终末质量	物表用含氯消毒剂擦拭消毒时间充分	2		
	污染织物“鹅颈结”打包规范，拆卸过程无抖动，运送及时	2		
	“s”形擦拭物表，一面一换一巾	5		
诊室、检验室清扫终末质量	电脑等设施干净无尘，键盘膜无水印，镜面无雾面、水印	2		
	诊疗文书、办公用品摆放整齐、归类放置，无杂物	2		
	地面干燥清洁，无污物、纸屑，边角部位无积尘	2		
	桌面、诊床、就诊椅干净整洁，及时更换一次性床单	2		
分诊台清扫终末质量	桌面整齐干净，用物摆放有序，标识清楚	2		
	电脑等设施干净、无尘，键盘膜无水印	2		
公共区域清扫终末质量	门、窗、墙擦拭干净整洁，无灰尘、脚印、蜘蛛网	2		
	地面清洁干燥，无异物、灰尘、污渍、积水	2		
	墙体标语、指示牌等无污渍、破损	2		
	垃圾桶保持封闭状态，表面干净无脏污，垃圾清理及时，无满溢现象	2		
	灯具无灰尘、污渍、损毁，干净明亮	2		
	步梯地面及梯级无泥沙、垃圾、杂物，扶手无灰尘	2		
	通风良好、空气清新，无异味	2		

续表

保洁终末质量操作评分标准				
姓名：	科室：	考核人：	分数：	
考核项目	评分标准	分值	存在问题（扣分）	得分
公共区域清扫终末质量	座椅摆放整齐、干净卫生，标识清楚；饮水机、纸杯架补充完备，表面无浮尘	2		
作业要求	物表消毒剂浓度准确、规范，经测试合格	5		
	区域消毒使用的毛巾、地巾颜色清楚，无混用	5		
	毛巾、地巾消毒浸泡合理规范，分类放置	3		
行为规范	按操作规程安全作业，工作服整齐清洁，做好个人防护	5		
	保洁员按时上下班，不迟到、早退	2		
总分	—	100	—	

附件七　环境卫生清洁质量考核表

环境卫生清洁质量考核表									
区域选择	区域范围	清洁频次要求及毛巾、地巾选择（随脏随擦）		日常清洁消毒方法	卫生质量审核标准	分值（共10分）	评分标准	考核办法	得分（评分扣分原因）
病区地面	病房地面	≥2次/日	橙色地巾	1. 常规清水加含氯消毒剂拖地 2. 污染时执行“污点清洁消毒”措施	1. 整洁卫生，无尘、无碎屑 2. 分区使用地巾，每条地巾清洁面积不超过20m²，使用过的地巾按要求浸泡消毒后方可重复使用	1	1. 清洁、频次、消毒每一处未落实扣1分 2. 清洁工具未按要求配备、使用、存放扣1分	1. 目测法 2. 白手套作战法 3. 荧光标记法 4. 物表微生物监测 5. 其他观察法	
	公共区域地面		橙色地巾						
	卫生间地面		红色地巾						

续表

环境卫生清洁质量考核表

区域选择	区域范围	清洁频次要求及毛巾、地巾选择（随脏随擦）		日常清洁消毒方法	卫生质量审核标准	分值（共10分）	评分标准	考核办法	得分（评分扣分原因）
病房	病房清洁单元（床头、床栏、床边桌、呼叫按钮）	≥2次/日	黄色毛巾	1. 常规清水加含氯消毒剂擦拭 2. 污染时执行“污点清洁消毒”措施	1. 整洁卫生，无尘、无碎屑、无污渍 2. 分区使用毛巾，使用过的毛巾收集后集中清洗消毒 3. 巡视所有病房，每小时至少1次，随脏随擦 4. 门把手、走廊扶手、马桶至少一天擦两次	1	1. 清洁、频次、消毒每一处未落实扣0.5~1分 2. 清洁工具未按要求配备、使用、存放扣1分	1. 目测法 2. 白手套作战法 3. 荧光标记法 4. 物表微生物监测 5. 其他观察法	
	病房公共区域（电视和空调遥控器、电灯开关、门把手、椅、凳）	≥1次/日（门把手≥2次/日）				0.5			
	病房卫生间（洗手池、台面、马桶、扶手、花洒、窗台）	≥1次/日	红色毛巾	厕所清洁剂、含氯消毒剂擦洗		1			

续表

环境卫生清洁质量考核表

区域选择	区域范围	清洁频次要求及毛巾、地巾选择（随脏随擦）		日常清洁消毒方法	卫生质量审核标准	分值（共10分）	评分标准	考核办法	得分（评分扣分原因）
病房	病区公共区域（走廊扶手、窗台、磅秤、桌椅、消防设备、挂画、门牌等）	≥1次/日	黄色毛巾	1. 常规清水或加含氯消毒剂擦拭 2. 污染时执行“污点清洁消毒”措施	1. 整洁卫生，无尘、无碎屑、无污渍 2. 分区使用毛巾，使用过的毛巾收集后集中清洗消毒 3. 巡视所有病房，每小时至少1次，随脏随擦 4. 门把手、走廊扶手、马桶至少一天擦两次	0.5	1. 清洁、频次、消毒每一处未落实扣0.5~1分 2. 清洁工具未按要求配备、使用、存放扣1分	1. 目测法 2. 白手套作战法 3. 荧光标记法 4. 物表微生物监测 5. 其他观察法	
	病房清洁单元（床头、床栏、床边桌、呼叫按钮）及病床（含床轮、底架、床架、输液杆或挂钩、衣柜）大清洁	患者出院时终末消毒		500mg/L含氯消毒剂擦拭		1			
	轮椅、转运床	≥1次/周				0.5			
	隔帘（病房）、窗帘（病房、治疗室、值班室）	≥1次/月（随脏随换）		拆挂及收集交付洗衣房工作人员清洗、消毒	1. 干净、整洁、无污渍2. 拆洗后在拆挂记录本上登记并请科室负责人签名	0.5	清洁、消毒、频次符合科室要求，悬挂整齐、美观，每一处未落实扣0.5分	1. 查阅洗涤登记 2. 目测法 3. 其他观察法	

续表

环境卫生清洁质量考核表

区域选择	区域范围	清洁频次要求及毛巾、地巾选择（随脏随擦）		日常清洁消毒方法	卫生质量审核标准	分值（共10分）	评分标准	考核办法	得分（评分扣分原因）
医护办公室	医护办公室、值班室、示教室（桌椅、文件柜、电话、键盘等）	≥1次/日	白色毛巾	常规清水加清洁剂擦拭	整洁卫生，无尘、无碎屑、无异味	1	1. 清洁、频次、消毒每一处未落实扣0.5~1分 2. 清洁工具未按要求配备、使用、存放扣1分	1. 目测法 2. 白手套作战法 3. 荧光标记法	
	地面	≥1次/日	蓝色地巾	1. 常规清水或加清洁剂拖地 2. 污染时执行“污点清洁消毒”措施		0.5			
医护办公室	卫生间洗手池及台面、马桶	1次/日	红色毛巾	厕所清洁剂、含氯消毒剂擦拭	整洁卫生，无尘、无碎屑、无异味	0.3	1. 清洁、频次、消毒每一处未落实扣0.5~1分 2. 清洁工具未按要求配备、使用、存放扣1分	1. 目测法 2. 白手套作战法 3. 荧光标记法	

续表

环境卫生清洁质量考核表

区域选择	区域范围	清洁频次要求及毛巾、地巾选择（随脏随擦）		日常清洁消毒方法	卫生质量审核标准	分值（共10分）	评分标准	考核办法	得分（评分扣分原因）
治疗及准备区域	治疗室、换药室操作台面	≥1次/日	—	按科室培训要求执行	整洁卫生，无尘、无碎屑、无异味、无霉点	0.5	按科室培训要求执行	1. 目测法 2. 白手套作战法 3. 荧光标记法 4. 物表微生物监测	
	药柜外表面、无菌物品柜外表面、冰箱外表面	≥1次/日	黄色毛巾	清水擦拭	1. 整洁卫生，无尘、无霉点 2. 在科室培训记录本上登记并请科室负责人签名	0.3	按科室培训要求执行	1. 目测法 2. 白手套作战法 3. 荧光标记法 4. 物表微生物监测	
	治疗操作台（治疗室、换药室等）	1次/月		物业公司专职人员除锈去污	1. 整洁卫生，无尘、无霉点 2. 除锈去污后在清洗记录本上登记并请科室负责人签名	0.2	1. 清洁、频次、消毒每一处未落实扣0.1分 2. 清洁工具未按要求配备、使用、存放扣0.2分 3. 无记录无科室负责人签名扣0.1分	1. 目测法 2. 白手套作战法 3. 荧光标记法 4. 查阅记录法	

续表

环境卫生清洁质量考核表									
区域选择	区域范围	清洁频次要求及毛巾、地巾选择（随脏随擦）		日常清洁消毒方法	卫生质量审核标准	分值（共10分）	评分标准	考核办法	得分（评分扣分原因）
茶水间	台面、开水器表面	≥1次/日	绿色毛巾	常规清水加清洁剂擦拭	整洁卫生，无尘、无碎屑、无异味、无霉点	0.1	1. 清洁、频次、消毒每一处未落实扣0.1分	1. 目测法 2. 白手套作战法 3. 荧光标记法	
处置室	台面、墙面、地面	≥1次/日	红色毛巾、红色地巾	500mg/L含氯消毒剂擦拭	各类工具摆放整齐，无乱摆、乱挂现象，并有明显的标识；水池无垃圾、无积水，整洁卫生，无尘、无霉点	0.1	1. 清洁、频次、消毒每一处未落实扣0.1分	1. 目测法 2. 白手套作战法 3. 荧光标记法	

续表

环境卫生清洁质量考核表									
区域选择	区域范围	清洁频次要求及毛巾、地巾选择（随脏随擦）		日常清洁消毒方法	卫生质量审核标准	分值（共10分）	评分标准	考核办法	得分（评分扣分原因）
垃圾收集、暂存、移交	生活垃圾、医疗废物的收集、暂存、移交场所	≥3次/日	生活垃圾使用黑色垃圾袋，感染性疾病科患者生活垃圾、医疗废物均使用黄色医疗废物袋	存放于指定地点	1. 垃圾收集及时，病房垃圾筐内的垃圾不能超过3/4 2. 垃圾存放处屋内墙面无垃圾附着物，垃圾桶摆放整齐，地面洁净无积水	0.3	1. 清洁、频次、消毒每一处未落实扣0.1分 2. 垃圾袋未按要求配备、存放保管扣0.2分	1. 目测法 2. 白手套作战法 3. 荧光标记法	

续表

环境卫生清洁质量考核表								
区域选择	区域范围	清洁频次要求及毛巾、地巾选择（随脏随擦）	日常清洁消毒方法	卫生质量审核标准	分值（共10分）	评分标准	考核办法	得分（评分扣分原因）
库房	库房地面及门窗	≥1次/周	常规清水加清洁剂拖地及擦拭	按科室培训要求执行	0.1	按科室培训要求执行	1. 目测法 2. 白手套作战法	
其他	窗户玻璃/墙面/天花板/挂钟/电视	≥1次/周	清扫、清水加清洁剂擦拭	1. 整洁卫生，无尘、无蜘蛛网 2. 清洗后在清洗记录本上登记并请护士长签名	0.3	1. 清洁、频次、消毒每一处未落实扣0.1分 2. 清洁工具未按要求配备、使用、存放扣0.1分 3. 无记录无科室护士长签名扣0.1分	1. 目测法 2. 白手套作战法 3. 荧光标记法 4. 查阅记录法 5. 其他观察法	

续表

环境卫生清洁质量考核表

区域选择	区域范围	清洁频次要求及毛巾、地巾选择（随脏随擦）	日常清洁消毒方法	卫生质量审核标准	分值（共10分）	评分标准	考核办法	得分（评分扣分原因）
通风系统	通风系统（分体空调表面、风扇、排气扇等）	≥1次/周	清水加清洁剂擦拭	1. 整洁卫生，无尘、无碎屑、无异味 2. 清洗后在清洗记录本上登记并请科室负责人签名	0.2	1. 清洁、频次、消毒每一处未落实扣0.1分 2. 未正确使用清洁剂扣0.1分 3. 无记录无科室负责人签名扣0.1分	1. 目测法 2. 白手套作战法 3. 荧光标记法 4. 查阅记录法 5. 物表微生物监测	
	空气消毒机表面（天井机及挂机）	≥1次/周			0.1		1. 目测法 2. 白手套作战法 3. 荧光标记法 4. 查阅记录法	

注：1. 低度风险区域为医护值班室、办公室、示教室、库房。

2. 中度风险区域为治疗室、换药室、护士站、病房、走廊、处置室。

3. 高度风险区域每科根据实际情况定（例：呼吸科气管镜室）。

4. 如遇突发公共卫生事件或政策调整等情况，按医院相关要求执行。

附件八 院感知识题库

一、单选题

1. 清洁与消毒应遵循先（　　）再（　　）的原则，采取（　　）的清洁方式。

A. 清洁、消毒、干式卫生　　B. 消毒、清洁、湿式卫生

C. 消毒、清洁、干式卫生　　D. 清洁、消毒、湿式卫生

正确答案：D

2. 终末消毒时，清洁病房后，开启紫外线灯进行空气消毒至少（　　）小时。

A. 0.5　　B. 1　　C. 1.5　　D. 2

正确答案：B

3. 厕所的拖把颜色：（　　）。

A. 黑色　　B. 蓝色　　C. 白色　　D. 红色

正确答案：D

4. 属于清洁区的是（　　）。

A. 走廊　　B. 诊室

C. 医务人员值班室　　D. 病房卫生间

正确答案：C

5. 医用织物分类收集过程中，应对脏污物和感染性织物进行分类收集，且在收集过程中注意（　　）。

A. 工作人员无需穿戴个人防护用品

B. 在病房内即刻清点织物数量，避免丢失

C. 收集时减少抖动

D. 无特殊感染时盛装织物的收集袋可用黑色垃圾袋

正确答案：C

6. 清洁工具应分区使用，实行颜色标记；擦拭物体表面的布巾，不同患者之间和洁污区域之间应更换；擦拭地面的地巾不同区域之间应更换，用后集中清洗、消毒、干燥。清洁用具用后使用含有效氯浓度为（　　）的消毒剂浸泡（　　）后冲洗晾干备用。

A. 1000mg/L，30分钟　　B. 500mg/L，30分钟

C. 1000mg/L，20分钟　　D. 500mg/L，20分钟

正确答案：A

7. 发生职业暴露后的应急处理流程以下哪项是正确的（　　）。

A. 局部挤压伤口—肥皂液及流动水冲洗—消毒伤口—包扎或缝合

B. 由近心端向远心端轻轻挤压伤口，用流动水冲洗—消毒伤口—必要时包扎或缝合

C. 肥皂液流动水冲洗—伤口旁轻轻挤压—再冲洗—消毒伤口

D. 肥皂液流动水冲洗—伤口旁轻轻挤压—消毒伤口

正确答案：B

8. 三区两通道中的三区是指（　　）。

A. 清洁区、缓冲区和半污染区

B. 清洁区、潜在污染区和半污染区

C. 清洁区、潜在污染区和污染区

D. 清洁区、潜在污染区和半污染区

正确答案：C

9. N95口罩佩戴时间一般不超过（　　）小时。当口罩出现破损、潮湿，或是沾染上分泌物时，应立即更换。

A. 4小时　　B. 6小时　　C. 6~8小时　　D. 10小时

正确答案：C

10. 采用湿式卫生的清洁方式，遵循先清洁，后消毒的原则；清洁时由上到下、由轻度污染到重度污染，按“S”形顺序，避免重复往返擦拭，一般使用500mg/L含氯消毒剂擦拭，并视情况增加使用浓度到1000～2000mg/L。医疗器械、仪器和物品清洁消毒遵循（　　）。实施清洁消毒时做好个人防护（手套+口罩+帽子）。

A. 一人一用一清洁或一消毒　　B. 一人一用一消毒或一灭菌

C. 一人一用一清洁或一灭菌　　D. 多人一用一清洁或一灭菌

正确答案：B

11. 病房地面上有一名普通患者的少量呕吐物，下面处理方法正确的是（　　）。

A. 用消毒粉等覆盖呕吐物，放置警示标识，作用30分钟后，清除呕吐物，清水擦拭

B. 立即用≥5000mg/L含氯消毒剂拖地，以达到彻底消毒目的

C. 先用含氯消毒剂反复拖地，再用清水去除消毒剂残留

D. 先用清水反复拖地再用含氯消毒剂进行消毒

正确答案：A

12. 含氯消毒剂宜现配现用，最长使用时效不超过（　　）。

A. 12小时　　B. 24小时　　C. 8小时　　D. 36小时

正确答案：B

13. 医疗废物在院内医疗废物暂存间暂存时间不超过（　　）。

A. 24小时　　B. 48小时　　C. 72 小时　　D. 12小时

正确答案：B

14. 当手部有血液或其他体液等肉眼可见的污染时，应采用下列哪种方式洗手（　　）。

A. 使用速干手消毒剂消毒双手　　B. 卫生手消毒

C. 流动水洗手　　D. 外科手消毒

正确答案：C

15. 普通病房，当地面无明显污染情况下，通常采用湿式卫生的清洁方式，用含有效氯（　　）消毒剂拖地，每天2次。

A. 500mg/L　　B. 1000mg/L　　C. 清水　　D. 2000mg/L

正确答案：A

16. 六步洗手法洗手、揉搓双手的时间是（　　）。

A. 10秒　　B. 15秒　　C. 20秒　　D. 5秒

正确答案：B

17. 一次性防护用品用过后应丢弃在（　　）废物桶里。

A. 生活　　B. 医疗　　C. 药物　　D. 锐器

正确答案：B

18. 盛装医疗废物的包装袋达到（　　）时应封口。

A. 1/2　　B. 2/3　　C. 4/5　　D. 3/4

正确答案：D

19. 飞沫传播是一种近距离传播，近距离是指（　　）。

A. 1m以内　　B. 1.2m以内　　C. 1.5m以内　　D. 2m以内

正确答案：A

20. 如何进行口罩气密性检查，下列描述正确的是（　　）。

A. 查看口罩产品包装袋生产日期

B. 查看口罩产品包装袋是否有破损

C. 打开口罩看大小尺寸，越宽松越好

D. 双手捂住口罩，呼气、吸气，观察感觉口罩有略微鼓起或塌陷

正确答案：D

21. 配置500mg/L的含氯消毒剂，需要1L水+（　　）含氯消毒剂泡腾片（每片有效氯含量500mg）。

A. 4片　　B. 3片　　C. 2片　　D. 1片

正确答案：D

22. 以下属于医疗机构环境表面采取强化消毒方式是（　　）。

A. 应用专用消毒剂

B. 强化清洁与消毒时，应落实接触传播、空气传播的隔离措施

C. 提高清洁消毒频率

D. 以上都是

正确答案：D

23. 常用仪器、设备、物品消毒不合理的是（　　）。

A. 电子血压计、血压计袖带用清水擦拭

B. 听诊器每次使用后用75%乙醇擦拭2遍，作用3分钟

C. 血糖仪每次使用后用75%乙醇擦拭2遍，作用3分钟

D. 水银体温计用75%乙醇浸泡

正确答案：A

二、多选题

1. 戴双层手套时外层手套破损应（　　）。

A. 在当前所在区域实施手卫生　　B. 脱外层手套

C. 手卫生　　D. 重新戴外层手套

正确答案：ABCD

2. 穿戴防护用品的注意事项包括（　　）。

A. 工作人员穿戴防护用品前应实施手卫生

B. 穿医用防护服前需检查医用防护服大小是否合适，有无破损，检查拉链是否能正常使用

C. 穿戴全过程宜在镜前完成，一边穿戴一边检查

D. 防护用品穿戴完毕应检查完整性和伸展性

正确答案：ABCD

3. 戴医用防护口罩时的注意事项包括（　　）。

A. 佩戴前检查头带是否完好及连接点固定是否牢固

B. 先将下头带拉过头顶，放于颈后部

C. 再将上头带拉过头顶，放于脑后较高位置

D. 用双手指尖沿鼻梁形状给鼻夹塑形，双手从内向外移动按压

正确答案：ABCD

4. 脱防护服的注意事项包括（　　）。

A. 从上到下拉开防护服拉链，拉链要完全拉开

B. 双手从外侧抓住防护服头顶后部向上拉，同时双手向后翻转，使清洁面向外

C. 双手抓住双肩外侧后翻脱出双肩

D. 从背后抓住帽子外表面向内旋转，抓帽子及翻脱防护服时应避免手抓过高触及清洁面

E. 在腰部分别解放双手，手在防护服内侧抓住手套

F. 手在内侧一边向下脱一边外翻，待到脚踝部时，连同靴套一起脱下

正确答案：ABCDEF

5. 下列手卫生描述正确的是（　　）。

A. 用手取足量洗手液

B. 内：掌心相对，手指并拢，相互揉搓

C. 外：一手掌心对另一手手背，张开五指沿指缝相互揉搓，交换进行

D. 夹：双手掌心相对并紧贴，双手五指张开交叉，沿指缝相互揉搓

E. 弓：弯曲一手手指关节在另一手掌心内旋转揉搓，交换进行

F. 大：一手握住另一手大拇指旋转揉搓，交换进行

G. 立：将一手的五个手指尖并拢放在另一手掌心旋转揉搓，交换进行

H. 腕：一手握着另一手手腕回旋摩擦，交换进行

正确答案：ABCDEFGH

6. 关于佩戴一次性口罩，下列哪些说法是正确的？（　　）

A. 口罩要区分正反面，深色面朝外，浅色面朝内

B. 有鼻夹条的朝上，按压鼻夹条，使口罩贴合

C. 口罩要完全遮住口、鼻和下巴

D. 摘口罩时不能用手接触口罩外面，捏住系带摘下来

正确答案：ABCD

7. 医疗废物打包要求：盛装的医疗废物达到包装物或者容器的（　　）时，应当使用有效的封口方式：用塑料绳进行（　　）式打结，使包装物或者容器的封口紧实、严密。

A. 1/2

B. 2/3

C. 3/4

D. 鹅颈式

E. 麻花式

正确答案：CD

8. 以下哪项可以有效灭活新型冠状病毒（　　）。

A. 紫外线

B. 含氯消毒剂

C. 氯己定

D. 过氧乙酸

正确答案：ABD

9. 新型冠状病毒感染传播途径（　　）。

A. 经呼吸道飞沫和密切接触传播

B. 在相对封闭的环境中经气溶胶传播

C. 接触被病毒污染的物品后也可造成传播

正确答案：ABC

10. 用于清洁、消毒的毛巾、地巾的使用要求有（　　）。

A. 不同区域、不同患者之间，毛巾应更换

B. 不同病房、不同区域之间需要更换地巾

C. 所有清洁待用的毛巾浸湿后拧干，每擦拭完一个床单位或清洁区域，丢弃于回收桶内，最后集中送洗/清洗、消毒

D. 毛巾数量应多于住院患者数量

E. 不应将使用后或污染的毛巾重复浸泡至使用中的清洁剂/消毒剂内反复使用

正确答案：ABCDE

11. 关于含氯消毒剂使用正确的是（　　）。

A. 每次在含氯消毒剂配置完毕后均应用浓度测试纸检测消毒剂浓度

B. 配置消毒剂前需正确佩戴口罩，选择佩戴合适码数的手套

C. 为避免含氯消毒剂对物体表面的腐蚀，作用30分钟后应用清水擦拭一遍

D. 含氯消毒剂配置后有效期为48小时

正确答案：ABC

12. 清洁与消毒原则（　　）。

A. 先清洁再消毒

B. 由上到下

C. 由里到外

正确答案：ABC

13. 个人健康监测包括（　　）。

A. 及时排查本单位工作人员和共同生活的亲属有无传染病

B. 进行每日健康监测

C. 定期体检

D. 按时完成预防接种

正确答案：ABCD

14. 应用紫外线消毒时应注意（　　）。

A. 室内空气消毒时，房间应清洁、干燥、无灰尘、无水雾。紫外线灯管沾有油渍、灰尘时会影响其消毒效果，应每1~2周用75%乙醇棉球擦拭

B. 杀菌作用只限于直接照射，在距灯管2m以外，照射时间要延长。2.5m以外杀菌作用更差，最好用移动灯管，距地面1.5~2m

C. 紫外线照射剂量及时间：一般每10~15m²的空间面积需用一支30W紫外线灯，照射时间30分钟

D. 室内温度的影响，在25℃~40℃时输出量最高；温度在4℃时，输出量会下降65%~80%。相对湿度对紫外线杀菌力也有影响，相对湿度在40%以下或70%以上时杀菌力骤减

正确答案：ABCD

15. 疑似/确诊新型冠状病毒感染者病房的终末消毒注意事项有哪些？（　　）

A. 处理顺序：先上后下，先里后外，先病房后厕所

B. 严格一桌一巾，清洁用具严格分区使用，注意个人防护及手卫生

C. 医疗废弃物严格分类收集、放置

正确答案：ABC

16. 关于隔离病区卫生间消毒方法描述正确的是（　　）。

A. 马桶、卫生间地面、洗手盆用2000mg/L含氯消毒剂喷洒或擦拭消毒，作用30分钟后再清洗干净

B. 在马桶投放足量（10～20片）含氯消毒剂泡腾片，使其最终浓度达1000mg/L，盖上马桶盖，作用1小时后冲水排放

C. 卫生间排风口用含氯消毒剂喷洒，其他滤网、过滤器全部拆除，作为医疗废物处理

D. 地漏加入1000mg/L含氯消毒剂或者5000mg/L季铵盐类消毒剂进行水封消毒，后续结合水封的深度，每周添加一次清水，持续1个月。为防止水封干燥，1个月内禁止对地漏、下水道系统进行维修或施工

E. 换下来的气扇及附属管道消毒后按医疗废物处理

正确答案：ABCDE

三、判断题（在正确的选项前打钩）

1. 清洁工具使用后应及时清洁与消毒，干燥保存。

（　　）对　　　　（　　）错

正确答案：对

2. 如果地上有患者的呕吐物，应先消毒（覆盖法），作用30分钟后再进行擦拭，避免污染区域扩大。

（　　）对　　　　（　　）错

正确答案：对

3. 清洁工具应分区使用，实行颜色标记。

（　　）对　　　　（　　）错

正确答案：对

4. 对治疗车、床栏、床头柜、传呼器、门把手、灯开关、水龙头等高频接触的物体表面应每天使用500mg/L含氯消毒剂清洁消毒后，再用清水擦拭。对天花板、窗台、

墙壁等低频接触的物体表面应每周使用500mg/L含氯消毒剂清洁消毒后，再用清水擦拭。

（　　）对　　　　　（　　）错

正确答案：对

5. 对床单位进行日常清洁消毒时，应每个病房使用一条毛巾。

（　　）对　　　　　（　　）错

正确答案：错

6. 医疗机构环境清洁、消毒的原则：先清洁再消毒，采取湿式卫生的清洁方式，根据环境表面和污染的程度选择适宜的清洁剂。清洁病房或诊疗区域时，应有序进行，按照由上到下、由里到外、由轻度污染到重度污染的顺序进行。实施清洁与消毒时应做好个人防护，工作结束，做好手卫生与人员卫生处理。

（　　）对　　　　　（　　）错

正确答案：对

7. 有关单位和个人获许后可以转让、买卖医疗废物。

（　　）对　　　　　（　　）错

正确答案：错

8. 擦拭地面的地巾在不同病房及区域之间应更换，擦拭方式应采用“S”形擦拭。

（　　）对　　　　　（　　）错

正确答案：对

9. 医疗废物由医院专人、定时、定线、使用密封容器进行收集、运送，不污染环境。收集人员应做好必要的防护，每天运送结束后，应对运送工具进行清洁和消毒。

（　　）对　　　　　（　　）错

正确答案：对

10. 只要手套没破就不用担心有害微生物会污染到手。

（　　）对　　　　　（　　）错

正确答案：错

11. 终末处理过程中必须避免动作过大，防止产生大量的浮尘，同时必须注意避开同室病友的治疗、换药或进餐等活动。

（　　）对　　　　　（　　）错

正确答案：对

参考文献

[1] 李兰娟，任红．传染病学［M］．8版．北京：人民卫生出版社，2013.

[2] 李兰娟，任红．传染病学［M］．9版．北京：人民卫生出版社，2018.

[3] Dennis L. Kasper，Anthony S. Fauci. 哈里森感染病学［M］．胡必杰，潘珏，高晓东，译．上海：上海科学技术出版社，2019.

[4] 中华人民共和国国家卫生健康委员会办公厅，中华人民共和国国家中医药管理局综合司．新型冠状病毒感染诊疗方案（试行第十版）[J]．中国医药，2023，18（2）：161-166.

[5] 国务院联防联控机制综合组．新型冠状病毒感染防控方案（第十版）[J]．中国病毒病杂志，2023，13（2）：108-110.

[6] 国务院应对新型冠状病毒肺炎疫情联防联控机制综合组．关于印发医疗机构内新型冠状病毒感染预防与控制技术指南（第三版）的通知［J］．中华人民共和国国家卫生健康委员会公报，2021，215（9）：5-18.

[7] 国家卫生和计划生育委员会，国家中医药管理局．流行性感冒诊疗方案（2018年版）[J]．中国感染控制杂志，2018，17（2）：181-184.

[8] 国家卫生健康委办公厅，国家中医药管理局办公室．流行性感冒诊疗方案（2020年版）[J]．中国病毒病杂志，2021，11（1）：1-5.

[9] 胡必杰，高晓东，韩玲样，等．医院感染预防与控制标准操作规程［M］．上海：上海科学技术出版社，2019.

[10] 国家卫生健康委员会．手足口病诊疗指南（2018年版）[J]．传染病信息，2018，31（3）：193-198.

[11] 广东省卫生和计划生育委员会办公室．广东省手足口病防控相关指引（2015年版）［R/OL］．（2015-04-27）［2020-09-27］．http：//cdcp. gd. gov. cn/jkjy/jkzt/crbyfykz/crbjswj/content/post_3439296. html.

[12] 中华医学会感染病学分会，中华医学会热带病与寄生虫学分会，中华中医药学会急诊分会．中国登革热临床诊断和治疗指南 [J]．传染病信息，2018，31 (5)：385-392.

[13] 国家传染病医学中心撰写组，李兰娟，张文宏，等．疟疾诊疗指南 [J]．中国寄生虫学与寄生虫病杂志，2022，40 (4)：419-427.

[14] 高歌，付婷霞．输入性疟疾的护理及预防 [J]．寄生虫病与感染性疾病，2016，14 (1)：8-10.

[15] 李晓梅，周涛，卢莉．北京市狂犬病暴露预防处置技术指南（试行）[J]．首都公共卫生，2018，12 (3)：113-119.

[16] 王军．狂犬病暴露预防处置工作规范（2009 年版）[J]．中国工作犬业，2010，178 (2)：60-61.

[17] 中国疾病预防控制中心．狂犬病预防控制技术指南（2016版）[J]．中国病毒病杂志，2016，6 (3)：161-188.

[18] 国家卫生健康委员会．猴痘防控技术指南（2022年版）[J]．中国病毒病杂志，2022，12 (4)：245-254.

[19] 国家卫生健康委员会，国家中医药管理局．猴痘诊疗指南（2022年版）[J]．传染病信息，2022，35 (3)：193-194.

[20] 杨绍基，任红．传染病学 [M]．7版．北京：人民卫生出版社，2007.

[21] 向锁玉，孙希，吴忠道．中国鼠疫的疫情及防治进展 [J]．中国热带医学，2020，20 (5)：486-490.

[22] 徐光勋．细菌性痢疾中医内科临床诊疗指南 [J]．北京中医药，2020，39 (6)：521-525.

[23] 高璐．细菌性痢疾研究现状 [J]．职业与健康，2017，33 (2)：277-281.

[24] 韩捷思．甲乙类肠道传染病的流行病学特征及变化趋势 [J]．医学信息，2022，35 (18)：173-175.

[25] 袁文友，胡敏．伤寒患者的临床观察与护理 [J]．中国医学创新，2010，7 (6)：94.

[26] 莫翠云．伤寒传染病预防及护理 [J]．中西医结合心血管病电子杂志，2018，6 (18)：122-123.

[27] 中华预防医学会医院感染控制分会．中国艰难梭菌医院感染预防与控制指南

[J]. 中华医院感染学杂志，2018，28（23）：3674-3680.

[28] 廖巧红，冉陆，靳淼，等. 诺如病毒感染暴发调查和预防控制技术指南（2015版）[J]. 中国病毒病杂志，2015，5（6）：448-458.

[29] 倪晓平，项海青，徐虹，等. 诺如病毒医院内消毒隔离措施的制定与实施[J]. 中国预防医学杂志，2008（5）：377-379.

[30] 冯亮，谢雯. 诺如病毒感染性腹泻的诊断与防治 [J]. 中国临床医生杂志，2007，355（3）：6-8.

[31] 中华医学会感染病学分会艾滋病丙型肝炎学组，中国疾病预防与控制中心. 中国艾滋病诊疗指南（2018版）[J]. 传染病信息，2018，31（6）：481-499+504.

[32] 李炳旻，邹先彪. 2015年英国梅毒管理指南解读 [J]. 实用皮肤病学杂志，2016，9（4）：253-255.

[33] 程明浩，邹先彪. 2014年欧洲梅毒管理指南解读 [J]. 中国临床医生杂志，2015，43（8）：87-90.

[34] 王志永，姜汶伶，朱思行. 1988年上海应对甲肝的措施与反思 [J]. 中医药管理杂志，2022，30（21）：214-216.

[35] 贾荣曼，詹磊. 病毒性肝炎家族的“五兄弟”[J]. 中医健康养生，2020，6（7）：48-51.

[36] 王贵强，王福生，庄辉，等. 慢性乙型肝炎防治指南（2019年版）[J]. 中国病毒病杂志，2020，10（1）：1-25.

[37] 中华预防医学会医院感染控制分会，中华医学会感染病学分会，中华预防医学会感染性疾病防控分会. 中国丙型病毒性肝炎医院感染防控指南（2021年版）[J]. 中国感染控制杂志，2021，20（6）：487-493.

[38] 邵惠训. 一种缺陷病毒：丁型肝炎病毒 [J]. 首都公共卫生，2011，5（3）：115-119.

[39] 蒋荣猛. 麻疹诊断标准（2017年版）解读 [J]. 传染病信息，2017，30（4）：189-191.

[40] 中华医学会感染病学分会艾滋病丙型肝炎学组，中国疾病预防控制中心. 中国艾滋病诊疗指南（2021年版）[J]. 协和医学杂志，2022，13（2）：203-226.

[41] 中华医学会，中华医学会杂志社，中华医学会全科医学分会，等. 肺结核基层诊疗指南（2018年）[J]. 中华全科医师杂志，2019，18（8）：709-717.

[42] 葛均波，徐永健，王辰. 内科学 [M]. 9版. 北京：人民卫生出版社，2018.

[43] 黄象安. 传染病学 [M]. 北京：中国中医药出版社，2017.

[44] 李六亿，吴安华. 新冠肺炎疫情常态化下感染预防与控制实践指引 [M]. 北京：北京大学医学出版社，2021.

[45] 陈小艳，王莹，何文斌，等. 基于风险识别与聚类分析的医疗机构保洁人员手卫生监测指标研究 [J]. 中国感染控制杂志，2022，21 (2)：147-152.

[46] 左双燕，陈玉华，曾翠，等. 各国口罩应用范围及相关标准介绍 [J]. 中国感染控制杂志，2020，19 (2)：109-116.

[47] 国务院应对新型冠状病毒肺炎疫情联防联控机制综合组. 关于印发公众和重点职业人群戴口罩指引（2021年8月版）的通知 [R/OL]. (2021-08-09) [2021-08-13]. http：//www.gov.cn/xinwen/2021-08/13/content_5631097. htm.

[48] 李春辉，黄勋，蔡虻，等. 新冠肺炎疫情期间医疗机构不同区域工作岗位个人防护专家共识 [J]. 中国感染控制杂志，2020，19 (03)：199-213.

[49] 关雪. 医用手套使用中存在的问题与分析 [J]. 解放军护理杂志，2005 (3)：43-45.

[50] 孙岩，高斌. 医用手套临床应用存在的问题与对策 [J]. 中国感染控制杂志，2018，17 (10)：940-944.

[51] 王莉，闫新. 探析医用外科口罩 [J]. 产业用纺织品，2020，38 (9)：1-4.

[52] 胡必杰，高晓东，索瑶，等. 医务人员血源性病原体职业暴露预防与控制最佳实践 [M]. 上海：上海科学技术出版社，2012.

[53] 国务院应对新型冠状病毒肺炎疫情联防联控机制综合组. 关于进一步优化新冠肺炎疫情防控措施 科学精准做好防控工作的通知 [R/OL]. (2022-11-11) [2022-11-11]. http：//www.gov.cn/xinwen/2022-11/11/content_5726122.htm.

[54] 邓丽丽，刘旭生，韩云. 中医诊疗技术感染防控手册 [M]. 北京：人民卫生出版社，2021.

[55] 国务院应对新型冠状病毒肺炎疫情联防联控机制综合组. 关于进一步加强新冠肺炎疫情防控消毒工作的通知 [R/OL]. (2021-08-31) [2021-09-01]. http：//www. nhc.gov.cn/jkj/s7923/202109/4c99f219126f4024809607b0f96fbdb1.shtml.

[56] 阮晶晶，陶秀彬，彭辉，等. 医院环境物体表面清洁方法与效果评价研究进

展 [J]. 中华医院感染学杂志，2016，26 (20)：4788-4791.

[57] 慕彩妮，戈伟，许文，等. 荧光标记法在医院环境清洁质量评估中的试验研究 [J]. 中国感染控制杂志，2016，15 (11)：872-875.

[58] 胡慧芳，郭金凤，孔立，等. 荧光标记法在评价及改进医院环境清洁质量中的应用 [J]. 中华医院感染学杂志，2017，27 (18)：4261-4264.

[59] 齐学宏，刘丽萍，朱媛媛，等. 借鉴新加坡医院管理知识优化后勤保洁中心的管理 [J]. 内蒙古中医药，2014，33 (36)：79-80.

[60] 陈沪生. 中德医院后勤科学化管理对比研究 [J]. 中国医院管理，2002 (3)：46-47.

[61] 沈益，李丽娟，周琪. 跨理论模型提升保洁人员对高频接触物体表面清洁度 [J]. 护理学杂志，2019，34 (19)：92-95.

[62] 李会芳，许梅笛，佟柳，等. ATP生物荧光法在ICU环境物体表面清洁消毒效果评价中的应用 [J]. 中华医院感染学杂志，2017，27 (3)：699-701+720.

[63] 李雪君，蒋学武，冯战桂等. 某院保洁员的医院感染控制工作调查及管理对策分析 [J]. 中国卫生标准管理，2021，12 (8)：124-127.

[64] 顾兰，茆顺翠. 浅谈精细化管理在提高保洁人员感控意识中的应用 [J]. 基层医学论坛，2021，25 (12)：1767-1768.